DIAGNOSTICS INFIRMIERS
DÉFINITIONS ET CLASSIFICATION
2015–2017

NANDA International, Inc.

Traduction française par l'AFEDI
Association francophone européenne
des diagnostics, interventions
et résultats infirmiers

Sous la coordination de
Marie-Thérèse Celis-Geradin

ELSEVIER
MASSON

ISBN : 978-2-294-74757-1
e-ISBN : 978-2-294-74847-9

Sommaire

Directives de NANDA International pour une autorisation de reproduire du matériel protégé par droit d'auteur

Les éléments présentés dans ce livre sont protégés par les droits d'auteur et toutes les lois concernant ces derniers sont d'application. Pour un usage autre que la lecture ou la consultation de ce livre dans sa version anglaise, une licence émanant de Wiley est requise.

Exemples de tels usages (liste non limitative) :

- Une maison d'édition ou une autre organisation ou un individu qui souhaite traduire le livre ou certaines parties.
- Un auteur ou une maison d'édition qui souhaite utiliser la totalité ou une partie de la taxonomie des diagnostics infirmiers dans un livre ou un manuel de soins infirmiers commercialisé.
- Un auteur ou une société qui souhaite utiliser la taxonomie des diagnostics infirmiers dans du matériel audiovisuel.
- Un développeur ou un vendeur de logiciel destiné à l'enregistrement des données des patients qui souhaite utiliser la taxonomie des diagnostics infirmiers en anglais dans un logiciel ou un programme (par exemple un dossier d'enregistrement électronique de santé, ou une application électronique pour un smartphone, ou un agenda électronique).
- Une école de soins infirmiers, des chercheurs, une organisation professionnelle ou une organisation de soins de santé qui souhaitent utiliser la taxonomie des diagnostics infirmiers dans des programmes éducatifs.
- Un chercheur qui, en vue d'une recherche, souhaite utiliser la taxonomie dans un but non commercial. Il devra d'abord soumettre sa proposition à Wiley qui la transmettra à NANDA-I avant d'accorder son autorisation. NANDA-I encourage les chercheurs à publier leurs résultats dans la revue *International Journal of Nursing Knowledge* et à les présenter lors d'une conférence NANDA-I si cela s'avère opportun.
- Un hôpital qui souhaite intégrer la taxonomie des diagnostics infirmiers dans son dossier de santé électronique.
- Tout usage décrit ci-dessus dans une langue autre que l'anglais.

Toutes les demandes sont à envoyer par e-mail à : nanda@wiley.com, ou par la poste à :

NANDA International Copyright Requests
Global Rights Department
John Wiley & Sons Ltd
The Atrium
Southern Gate
Chichester
West Sussex
PO19 8SQ
Royaume-Uni

Conditions générales de traduction

Les conditions générales de traduction sont les suivantes.

- Il n'y aura pas de rachat par Wiley ou NANDA-I des invendus des traductions au moment où l'édition suivante est réalisée.
- Les éditeurs ne peuvent ajouter ou remplacer aucun élément de la version originale fournie par Wiley. Cela concerne l'ajout d'avant-propos, de nouvelles préfaces ou de commentaires par les traducteurs ou d'autres personnes. La seule exception est l'ajout, sous le nom de l'éditeur, des personnes ayant traduit chaque version et qui sont clairement identifiées comme traducteurs (et non comme auteurs ou éditeurs).
- Nous demanderons aux éditeurs de nous fournir les noms, qualifications et le curriculum vitae du coordinateur de la traduction pour approbation préalable avant de commencer tout travail de traduction.
- Les éditeurs doivent aussi soumettre la maquette de la couverture et le livre traduit à Wiley pour approbation par NANDA-I avant l'impression de la traduction. NANDA-I prévoit environ 12 semaines pour terminer ce processus d'approbation ; il faudra donc en tenir compte pour les délais de production.
- Tout changement demandé par NANDA-I doit être inclus dans la traduction et les éditeurs devront soumettre des épreuves pour une évaluation finale avant d'imprimer la traduction.

Il est attendu des éditeurs qu'ils attribuent à Wiley le droit de réutiliser et d'accorder une licence de traduction à des tierces parties pour un format électronique. À cette fin, une version personnalisée de la clause suivante sera reprise dans toutes les licences de traduction :

> Le Propriétaire aura le droit non exclusif d'utiliser la traduction sous n'importe quelle forme électronique connue actuellement ou développée par la suite (« Droits électroniques ») ; lorsque de nouvelles éditions de l'ouvrage seront

disponibles, il pourra actualiser ou prévoir pour d'autres la version électronique de la traduction et accorder une sous-licence pour ces droits à des tierces parties. L'éditeur communiquera au Propriétaire les coordonnées de n'importe quel tiers pouvant être intéressé par une licence des droits électroniques du Propriétaire. L'éditeur fournira au Propriétaire dans un format convenu les fichiers numériques pour la traduction, dans un délai raisonnable, mais pas plus de XX mois après la signature de cet accord. Compte tenu des droits précédents dans la clause 1(e), le Propriétaire payera à l'éditeur une redevance annuelle à convenir.

Pour éviter toute ambiguïté, nous souhaitons préciser que cela n'inclut pas les droits d'un e-book (copie intégrale, mot pour mot de la traduction écrite) et concerne uniquement, par exemple, l'utilisation pour le développement de logiciels.

Préface

L'édition 2015–2017 du livre de NANDA International, Inc., *Diagnostics infirmiers. Définitions et classification*, propose davantage de diagnostics applicables cliniquement ; c'est le résultat de l'attention portée par le Comité de développement des diagnostics aux traductions possibles du titre du diagnostic, de la définition, des caractéristiques, des facteurs favorisants et des facteurs de risque. Par le passé, un certain nombre d'infirmier(e)s nous ont interpellées sur l'applicabilité de notre travail dans leurs pays ou juridictions. Les changements apportés à l'édition 2015–2017 ont été mis en œuvre pour intégrer la diversité culturelle et les différences de pratique à travers le monde. Cette dernière édition est non seulement considérée comme un langage, mais de plus elle constitue un véritable corps de connaissances en soins infirmiers. Les nouveaux diagnostics ainsi que les diagnostics révisés s'appuient sur des données probantes provenant du monde entier ; ils sont soumis par des infirmier(e)s, examinés et révisés par des infirmier(e)s, approuvés par des infirmier(e)s expert(e)s en diagnostics, des chercheur(e)s et des enseignant(e)s. Cette dernière édition accroît l'applicabilité culturelle avec 26 nouveaux diagnostics infirmiers et 13 diagnostics révisés. En outre, elle reprend les changements des définitions officielles des catégories de diagnostics infirmiers de NANDA International (focalisé sur le problème, de type risque, de promotion de la santé) et de la définition générale du diagnostic infirmier.

NANDA International Inc. (NANDA-I) est une organisation associative à but non lucratif. Cela signifie qu'à l'exception des fonctions administratives et de gestion, tous nos travaux sont réalisés par des bénévoles. Quelques chercheurs et universitaires infirmiers parmi les plus reconnus au monde sont ou ont été bénévoles pour NANDA-I. Ainsi, contrairement à une croyance répandue, il n'y a pas quelque part un ensemble de bureaux avec des chercheurs qui travaillent sur les diagnostics infirmiers. Nos bénévoles sont des gens comme vous et moi qui donnent de leur temps et partagent leur expertise pour NANDA-I, du fait de leurs profondes convictions quant à l'importance des soins aux patients et de la contribution que les soins infirmiers et les infirmier(e)s peuvent et doivent apporter à la société.

À l'occasion de la publication de chaque nouvelle édition de notre travail, celui-ci fait l'objet de plus en plus de traductions. Je suis fière que ce travail soit publié dans de nombreuses langues différentes, comme il convient à une organisation internationale. La relation avec notre éditeur, Wiley Blackwell, a évolué ces cinq dernières années. Une des dispositions consiste à garantir que chacune des traductions soit précise et exacte. Avec nos éditeurs, nous avons maintenant un solide dispositif d'assurance qualité bien établi qui assure l'exactitude de chaque traduction. Le document de référence de chaque traduction reste le même : la version en anglais américain. Nous sommes résolument engagés à garantir l'intégrité de notre travail dans le monde entier et nous vous invitons à nous soutenir dans cette quête en vue d'améliorer la sécurité des patients et la cohérence des soins fondés sur des données probantes de haute qualité. En tant qu'association à but non lucratif, il nous faut évidemment disposer de revenus pour la gestion de l'organisation, pour faciliter les réunions de nos comités et conseils d'administration, pour parrainer notre site internet et la base de connaissances, ainsi que pour les aides aux projets éducatifs et les conférences à travers le monde. Ces revenus proviennent des licences que nous vendons pour la publication et de l'utilisation de notre travail sous forme électronique. Cette année, pour la première fois, nous offrirons une application électronique de la terminologie NANDA-I, avec une fonction de collecte de données et d'aide à la décision pour certains des diagnostics les plus couramment utilisés. Ce type de travail nécessite aussi des fonds pour le développement et les tests.

En tant qu'organisation internationale, nous attribuons une grande valeur à la diversité culturelle et aux différences de pratiques. Cependant, en tant que fournisseur du langage standardisé en termes de diagnostics infirmiers et de connaissance le plus prisé au monde, nous avons le devoir de vous fournir exactement cela : une connaissance standardisée du diagnostic infirmier. Nous ne sommes pas favorables aux modifications des diagnostics demandées par des traducteurs et des spécialistes cliniques juste pour une seule édition dans une langue particulière, même si le diagnostic en question ne s'applique pas dans cette culture particulière. En effet, nous sommes profondément déterminées à faire prendre conscience des avantages cliniques qu'offrent les connaissances contenues dans les diagnostics infirmiers pour des cultures et des spécialités diverses. Nous estimons que nous ne devons pas modifier l'information clinique que vous trouvez dans ce texte. En tant qu'infirmier(e) diplômé(e), vous êtes responsable du choix du diagnostic approprié et de l'utilisation des termes appropriés dans votre pratique. De toute évidence, ce serait inopportun que chacun(e) de nous utilise chacun des diagnostics de cette édition, car aucun(e) de nous ne peut prétendre qu'il(elle) possède simultanément des compétences dans chaque sphère de la pratique des soins infirmiers. Les infirmier(e)s cliniquement prudent(e)s sont des praticien(ne)s réflexifs(ves) ; le point central d'une pratique sécuritaire consiste à connaître parfaitement nos propres compétences cliniques. Il est hautement probable qu'il y ait de nombreux diagnostics dans cette édition que vous n'emploierez jamais dans votre propre pratique, alors que vous emploierez quotidiennement certains autres. Cela renvoie à la question de l'applicabilité culturelle parce que si, lors de l'utilisation de cette édition, vous trouvez un diagnostic qui n'est pas applicable à votre pratique ou à votre culture, vous pouvez tout simplement ne pas l'utiliser. Néanmoins, si je me réfère à mes propres expériences cliniques en tant qu'infirmier(e) diplômé(e), je vous conseille de ne pas complètement écarter ces diagnostics qui pourraient sembler à première vue culturellement peu opportuns. Nous vivons dans une société transculturelle et très mobile, et l'exploration de ces diagnostics qui peuvent sembler initialement inhabituels peut stimuler votre réflexion et ouvrir de nouvelles perspectives et plus de compréhension. Cela participe pleinement au fait d'être un praticien réflexif en formation tout au long de la vie.

Chaque diagnostic résulte du travail d'un(e) ou de plusieurs bénévoles de NANDA-I ou des utilisateurs de NANDA-I, et la plupart des diagnostics reposent sur un niveau de preuve défini. Chaque diagnostic nouveau ou révisé a été l'objet d'un débat et a été amélioré au sein de notre Comité de développement des diagnostics avant d'être finalement soumis au vote des membres de NANDA-I. L'insertion d'un diagnostic nouveau ou révisé dans une édition est réalisée seulement si les membres votent positivement. Cependant, si vous trouvez qu'un diagnostic en particulier est incorrect et nécessite une révision, votre point de vue est le bienvenu. Vous pouvez contacter la présidente de notre Comité de développement des diagnostics via notre site internet. Veuillez fournir le plus de preuves possibles pour étayer vos remarques. En travaillant de cette façon, plutôt que de changer une seule traduction ou une édition, nous pouvons nous assurer que notre base de connaissance en matière de diagnostic infirmier continue à faire preuve d'intégrité et de cohérence, et bénéficie de la sagesse et du travail des chercheurs. Nous vous invitons à soumettre de nouveaux diagnostics ainsi que des révisions de diagnostics actuels en suivant les recommandations relatives aux soumissions figurant sur notre site internet.

L'une des clés de l'accroissement des membres adhérents au cours des dernières années a été la publication du contenu pédagogique par Artmed/Panamericana Editora Ltda. (Porto Alegre, Brésil). Celui-ci compile des modules de formation, publiés en portugais, connus sous le nom de PRONANDA. Une offre similaire sera bientôt fournie en espagnol. D'autres développements sont en cours, notamment la base de données NANDA-I utile aux chercheurs et à toute personne qui doit concevoir des contenus électroniques. Le Comité pour l'éducation et la recherche est en train de préparer de nouveaux matériels pédagogiques pour soutenir le processus éducatif. L'objectif de cette nouvelle édition est de soutenir ceux qui apprennent à diagnostiquer, et de permettre aux décideurs d'avoir accès à des informations sur les diagnostics qui décrivent les problèmes, les risques et les besoins de promotion de la santé des personnes, des familles, des groupes et des collectivités. Personnellement, j'ai été très intéressée par le fait de devenir membre de NANDA-I parce que le contenu du corps de connaissance en soins infirmiers est essentiel dans la conception de la logique de soutien à la décision clinique des systèmes de dossiers de santé électroniques et d'analyse des données.

Je tiens à féliciter tous les bénévoles de NANDA-I pour leur travail, les membres du comité, les présidents et les membres du conseil d'administration pour le temps consacré, leur engagement et leur enthousiasme ainsi que leur soutien continu. Je tiens à remercier notre personnel, dirigé par notre PDG/Directeur exécutif, le Dr T. Heather Herdman, pour ses efforts et son soutien. Je remercie le partenariat d'édition avec Wiley Blackwell ainsi que nos partenaires de traduction et de publication à travers le monde, qui soutiennent la diffusion du contenu de connaissances et la base de données développée par NANDA-I.

Je remercie particulièrement les membres du Comité de développement des diagnostics pour leurs efforts exceptionnels et opportuns fournis afin de réviser et modifier les diagnostics qui constituent la partie centrale de ce livre. J'adresse notamment mes remerciements au Dr Shigemi Kamitsuru, Présidente depuis 2010 du Comité de développement des diagnostics. Cet extraordinaire comité, composé de représentants de l'Amérique du Nord, de l'Amérique latine, d'Europe et d'Asie, est la véritable « centrale électrique » alimentant le contenu des connaissances NANDA-I. Je suis très impressionnée par le travail incroyablement exhaustif de ces bénévoles au fil des années.

Enfin, quand j'ai d'abord appris à connaître et ensuite appris à utiliser les diagnostics infirmiers il y a 30 ans, je ne pensais pas que je serai un jour la présidente de NANDA-I, celle qui définit l'ordre du jour pour cet incroyable corps de connaissance en soins infirmiers. J'ai profité de l'opportunité de faire du bénévolat pour NANDA-I parce que je trouvais une valeur ajoutée dans le fait de soutenir l'avancée de connaissances pertinentes et utiles pour aider les infirmier(e)s et les étudiant(e)s en soins infirmiers. Tous(tes) les infirmier(e)s diplômé(e)s et les infirmier(e)s en pratique avancée prennent des décisions cliniques dans la pratique, l'éducation, dans les processus de pensée critique, dans la conception des systèmes informatiques d'aide à la prise de décision. Pour toutes ces raisons, NANDA International, Inc. a eu, et continue à avoir un rôle dans l'amélioration de la qualité des soins sécuritaires aux patients fondés sur des données probantes, et constitue le cœur du développement des connaissances pour les professionnels de soins infirmiers.

Jane M. Brokel, PhD, RN, FNI
Présidente, NANDA International, Inc.

Introduction

Ce livre est divisé en quatre parties.

- La **partie 1** présente une introduction à la Taxonomie des diagnostics infirmiers de NANDA International, Inc. (NANDA-I). La Taxonomie II organise les diagnostics en domaines et classes. Les nouveaux diagnostics ou ceux qui ont été retirés de la taxonomie depuis la dernière révision sont également proposés dans cette partie.
- La **partie 2** comprend des chapitres sur les bases du diagnostic infirmier, l'évaluation infirmière et le jugement clinique. Ces chapitres ont principalement été rédigés pour les étudiant(e)s, les enseignant(e)s et les infirmier(e)s praticien(ne)s. Le site internet proposé reprend du matériel pédagogique destiné à aider les étudiant(e)s et les écoles dans l'utilisation de ce matériel. Les changements effectués dans ces chapitres sont fondés sur l'aide incroyable fournie par les commentaires des lecteurs à travers le monde et les questions que nous recevons quotidiennement à notre siège NANDA International, Inc.
- La **partie 3** reprend le contenu principal de l'ouvrage de NANDA International, *Diagnostics infirmiers. Définitions et classification* : les 235 diagnostics eux-mêmes, comprenant les définitions, précisant les caractéristiques, les facteurs de risque et les facteurs favorisants, si approprié. Les diagnostics sont classés selon la Taxonomie II par domaine d'abord, puis par classe et ensuite par ordre alphabétique au sein de chaque classe selon le cœur de chaque diagnostic. Nous insistons pour que les différentes traductions conservent cet ordre (domaine, classe, ordre alphabétique dans leur propre langue) afin de faciliter les échanges entre des groupes de langages différents.
- La **partie 4** comprend des informations spécifiques à NANDA International. Les démarches et les procédures liées à la révision des diagnostics, le processus de soumission et les critères du niveau de preuve sont fournis, ainsi qu'un glossaire des termes. Enfin, une information spécifique sur l'organisation et les avantages de devenir membre est proposée.

Comment utiliser ce livre ?

Comme mentionné précédemment, nous avons listé les diagnostics infirmiers par domaine, puis par classe et ensuite par ordre alphabétique dans chaque classe selon le cœur de chaque diagnostic. Par exemple, *position debout altérée* est repris dans le domaine 4 (Activité/repos), classe 2 (Activité/exercice) :

Domaine 4 : Activité/repos
  Classe 2 : Activité/exercice
    Position debout altérée (00238)

Nous espérons que cette présentation des *Diagnostics infirmiers. Définitions et classification* de NANDA-I 2015–2017 rendra son utilisation pratique et efficace. Nous apprécierons vos commentaires et suggestions. Veuillez nous les faire parvenir à l'adresse execdir@nanda.org.

Note au lecteur

L'ensemble des références de la partie 3, « Diagnostics infirmiers de NANDA International », sont disponibles à l'adresse http://www.em-consulte.com/em/e-complement/474757/emm017.pdf.

La version originale américaine de cet ouvrage propose un site compagnon sur Internet.

Partie 1
Changements dans la terminologie de NANDA International

Introduction

T. Heather Herdman, RN, PhD, FNI

Cette section présente la nouvelle édition de la Taxonomie de NANDA International 2015–2017. Elle comprend un aperçu des changements majeurs dans cette édition : les diagnostics nouveaux et révisés, les changements d'emplacement dans la taxonomie, les modifications du titre de certains diagnostics, ainsi que les diagnostics qui ont été retirés ou mis en attente.

Les personnes qui ont soumis des nouveaux diagnostics ou une révision de diagnostic pour approbation sont identifiées. La liste des personnes engagées dans le développement de la Taxonomie de NANDA-I depuis ses débuts, élaborée par Betty Ackley pour l'édition précédente de ce livre, a été actualisée et est maintenant disponible sur notre site internet www.nanda.org.

Une description des modifications rédactionnelles est également présentée; les lecteurs noteront que presque tous les diagnostics ont subi des changements. En effet, nous avons œuvré à la révision de la standardisation des termes utilisés pour les indicateurs qui composent le diagnostic infirmier (caractéristiques, facteurs favorisants, facteurs de risque).

J'adresse un remerciement particulier au Dr Susan Gallagher-Lepak, de l'Université du Wisconsin (Green Bay College of Professional Studies), qui a travaillé avec moi durant plusieurs mois à la standardisation de ces termes. Mes remerciements vont aussi à ma co-éditrice, le Dr Shigemi Kamitsuru, qui a maintes fois examiné et révisé notre travail, et finalement assuré le consensus. Avec plus de 5600 termes à réviser, ce processus fut une tâche gigantesque! Toutefois, la standardisation de ces termes a permis le codage de tous les indicateurs qui composent les diagnostics, ce qui facilite leur utilisation comme données d'évaluation dans les dossiers de santé électroniques, conduisant à l'élaboration, au sein de ces dossiers, d'outils d'aide à la décision clinique critique pour les infirmier(e)s. Ces codes sont maintenant disponibles sur le site internet de NANDA-I.

Qu'y a-t-il de nouveau dans l'édition 2015–2017 de la *Classification des diagnostics* ?

Des modifications ont été apportées à cette édition en fonction des commentaires des utilisateurs, pour répondre aux besoins des étudiant(e)s et des clinicien(ne)s, ainsi que pour fournir un soutien supplémentaire aux enseignant(e)s. Tous les chapitres de cette édition sont nouveaux, à l'exception du chapitre *Taxonomie de NANDA-I : Spécificités et définitions* car il a été révisé dans l'édition précédente. Des présentations à destination des étudiant(e)s et des enseignant(e)s sont disponibles sur le site internet en compléments des chapitres; des icônes apparaissent dans les chapitres qui ont ces outils d'accompagnement.

Un nouveau chapitre traite des *Questions les plus fréquemment posées*. Ces questions sont les questions les plus courantes posées via le site internet de NANDA-I ou lors de conférences présentées dans le monde entier.

Remerciements

Le dévouement de plusieurs personnes qui ont consacré beaucoup de travail et de temps pour l'amélioration de la terminologie et de la Taxonomie de NANDA-I va sans dire. Ce texte est le point culminant du travail bénévole d'un groupe de personnes dévouées et extrêmement talentueuses qui ont développé, révisé et étudié les diagnostics infirmiers depuis plus de 40 ans.

Nous profitons de l'opportunité qui nous est donnée pour remercier personnellement les personnes suivantes pour leur contribution à cette édition particulière de NANDA-I.

Auteur d'un chapitre

- « Les bases du diagnostic infirmier » – Susan Gallagher-Lepak, PhD, RN

Personnes ayant révisé un chapitre

- « Introduction à la Taxonomie de NANDA-I » – Kay Avant, PhD, RN, FNI, FAAN; Gunn von Krogh, RN, PhD

Personne ayant effectué la révision en vue de la standardisation des termes des diagnostics

- Susan Gallagher-Lepak, PhD, RN

Contactez-nous sur execdir@nanda.org si vous avez des questions sur le contenu ou si vous trouvez des erreurs. De cette façon, nous pourrons les corriger dans les publications et traductions futures.

T. Heather Herdman, PhD, RN, FNI
Shigemi Kamitsuru, PhD, RN, FNI
Éditeurs
NANDA International, Inc.

Modifications des diagnostics de promotion de la santé et des diagnostics de type risque

Les définitions générales des diagnostics ont été modifiées depuis la dernière édition. Ces changements ont eu des répercussions sur la façon dont les diagnostics de type risque et de promotion de la santé actuels doivent être définis; ainsi, vous noterez des changements à chaque définition de ces diagnostics. Ces modifications ont été présentées aux membres de NANDA-I, et approuvées par un vote en ligne.

Les diagnostics de type risque ont été modifiés pour éliminer le terme « risque » de la définition, terme qui a maintenant été remplacé par l'utilisation du mot « vulnérabilité ».

Les diagnostics de promotion de la santé ont été modifiés pour s'assurer que les définitions soient le reflet de leur adéquation pour une utilisation à tout moment sur le continuum santé–maladie, et ce lorsqu'un état d'équilibre ou de santé n'est pas requis. De même, les caractéristiques définissant ces diagnostics ont été modifiées, car dans de nombreux cas, elles représentaient des états sains ou stables. Toutes les caractéristiques qui les définissent commencent maintenant par la phrase « Exprime le désir d'améliorer », parce que la promotion de la santé nécessite la volonté du patient d'améliorer son état actuel, quel qu'il soit.

Nouveaux diagnostics infirmiers 2015–2017

Les nouveaux diagnostics ou les diagnostics révisés soumis au Comité de développement des diagnostics de NANDA-I représentent une somme de travail importante. Une part substantielle de ce travail a été soumise à l'appréciation des membres de NANDA-I. NANDA-I voudrait profiter de l'opportunité qui lui est donnée pour féliciter les personnes ayant soumis ces diagnostics qui ont atteint avec succès le niveau de preuve déterminé par les critères de soumission. Vingt-six nouveaux diagnostics ont été approuvés par le Comité de développement des diagnostics, le Conseil d'administration et les membres de NANDA-I (tableau I.1).

Diagnostics révisés 2015–2017

Quatorze diagnostics ont été révisés pendant ce cycle ; cinq ont été approuvés par le Comité de développement des diagnostics lors d'une procédure d'examen accélérée et neuf ont été révisés lors de la procédure standard de révision. Le tableau I.2 reprend ces diagnostics et met en évidence les révisions qui ont été effectuées pour chacun d'entre eux ainsi que les personnes qui ont proposé ces révisions.

Tableau I.1 *Nouveaux diagnostics infirmiers de NANDA-I 2015–2017*

Diagnostics approuvés (nouveaux)	*Personnes ayant soumis le diagnostic*
Domaine 1. Promotion de la santé	
Syndrome de fragilité chez la personne âgée	Margarita Garrido Abejar ; Mª Dolores Serrano Parra ; Rosa Mª Fuentes Chacón
Risque de **syndrome de fragilité chez la personne âgée**	Margarita Garrido Abejar ; Mª Dolores Serrano Parra ; Rosa Mª Fuentes Chacón
Domaine 2. Nutrition	
Obésité	T. Heather Herdman, PhD, RN, FNI
Surpoids	T. Heather Herdman, PhD, RN, FNI
Risque de **surpoids**	T. Heather Herdman, PhD, RN, FNI
Domaine 3. Élimination/échange	
Constipation fonctionnelle chronique	T. Heather Herdman, PhD, RN, FNI
Risque de **constipation fonctionnelle** chronique	T. Heather Herdman, PhD, RN, FNI
Domaine 4. Activité/repos	
Risque de diminution du **débit cardiaque**	Eduardo Ribeiro dos Santos, PhD, RN ; Vera Lúcia Regina Maria, PhD, RN ; Mariana Fernandes de Souza, PhD, RN ; Maria gaby Rivero de Gutierrez, PhD, RN ; Alba Lúcia Bottura Leite de Barros, PhD, RN
Risque d'altération de la **fonction cardiovasculaire**	Maria Begoña Sanchez Gómez PhD(c), RN ; Gonzalo Duarte Clíments PhD(c), RN
Position assise altérée	Christian Heering, EdN, RN
Position debout altérée	Christian Heering, EdN, RN
Domaine 5. Perception/cognition	
Contrôle émotionnel instable	Gülendam Hakverdioğlu Yönt, PhD, RN ; Esra Akin Kordhan, PhD, RN ; Leyla Khorshid, PhD, RN

Domaine 9. Adaptation/tolérance au stress	
Régulation de l'humeur perturbée	Heidi Bjørge, MnSc, RN
Domaine 10. Principes de vie	
Prise de décision émancipée perturbée	Ruth Wittmann-Price, PhD, RN
Risque de **prise de décision émancipée** perturbée	Ruth Wittmann-Price, PhD, RN
Motivation à améliorer une **prise de décision émancipée**	Ruth Wittmann-Price, PhD, RN
Domaine 11. Sécurité/protection	
Risque de **blessure à la cornée**	Andreza Werli-Alvarenga, PhD, RN; Tânia Couto Machado Chianca, PhD, RN; Flávia Flaci Ercole, PhD, RN
Risque de **blessure des voies urinaires**	Danielle Cristina Garbuio, MS; Elaine Santos, MS, RN; Emília Campos de Carvalho, PhD, RN; Tânia Couto Machado Chianca, PhD, RN; Anamaria Alves Napoleão, PhD, RN
Risque d'**escarre**	T. Heather Herdman, PhD, RN, FNI; Cássia Teixeira dos Santos, MSN, RN; Miriam de Abreu Almeida, PhD, RN; Amália de Fátima Lucena, PhD, RN
Risque d'**hypothermie**	T. Heather Herdman, PhD, RN, FNI
Risque d'**hypothermie péri-opératoire**	Manuel Schwanda, BSc., RN; Prof. Marianne Kriegl, Mag.; Maria Müller Staub, PhD, EdN, RN, FEANS
Risque d'atteinte de la **muqueuse buccale**	Emilia Campos de Carvalho, PhD, RN; Cristina Mara Zamarioli, RN; Ana Paula Neroni Stina, RN; Vanessa dos Santos Ribeiro, undergraduate student; Sheila Ramalho Coelho Vasconcelos de Morais, MNSc, RN
Risque de **rétablissement postopératoire** retardé	Rosimere Ferreira Santana, PhD, RN; Dayana Medeiros do Amaral, BSN; Shimmenes Kamacael Pereira, MSN; Tallita Mello Delphino, MSN, RN; Deborah Marinho da Silva, BSN; Thais da Silva Soares, BSN
Risque d'atteinte à l'**intégrité des tissus**	Katiucia Martins Barros, MNS, RN; Daclé Vilma Carvalho, PhD, RN
Domaine 12. Bien-être	
Douleur lors de l'accouchement	Simone Roque Mazoni, PhD, RN; Emilia Campos de Carvalho, PhD, RN
Syndrome de douleur chronique	T. Heather Herdman, PhD, RN, FNI

Tableau I.2 *Diagnostics infirmiers révisés en 2015–2017*

Diagnostics approuvés (révisés)	*Révision*						
	Caractéristiques retirées	*Caractéristiques ajoutées*	*FF/FR retirés*	*FF/FR ajoutés*	*Définition révisée*	*Commentaires*	*Personnes ayant soumis la révision*
Domaine 2. Nutrition							
Allaitement maternel inefficace	1	1	1	10	X	– La définition reflète le changement du cœur de processus d'attachement/lien vers celui de la nutrition – 2 caractéristiques replacées dans les facteurs favorisants	T. Heather Herdman, RN, PhD, FNI
Allaitement maternel interrompu	6	1		1	X	– La définition reflète le changement du cœur de processus d'attachement/lien vers celui de la nutrition – 1 caractéristique replacée dans les facteurs favorisants	T. Heather Herdman, RN, PhD, FNI
Motivation à améliorer l'**allaitement** maternel	1	2			X	– La définition reflète le changement du cœur de processus d'attachement/lien vers celui de la nutrition	T. Heather Herdman, RN, PhD, FNI
Excès de **volume liquidien**		2					Eneida Rejane Rabelo da Silva, ScD, RN; Quenia Camille Soares Martins, ScD, RN; Graziella Badin Aliti, ScD, RN

Diagnostics approuvés (révisés)	Révision						
	Caractéristiques retirées	Caractéristiques ajoutées	FF/FR retirés	FF/FR ajoutés	Définition révisée	Commentaires	Personnes ayant soumis la révision
Domaine 4. Activité/repos							
Mobilité physique réduite		1					Eneida Rejane Rabelo da Silva, ScD, RN; Angelita Paganin, MSc, RN
Domaine 7. Relations et rôles							
Risque de **tension dans l'exercice du rôle d'aidant naturel**					X	La définition a été révisée pour être plus cohérente avec la définition du diagnostic focalisé sur le problème	
Domaine 10. Principes de vie							
Détresse spirituelle	4	7		11	X		Sílvia Caldeira, Phd, RN; Emilia Campos de Carvalho, PhD, RN; Margarita Vieira, PhD, RN
Domaine 11. Sécurité/protection							
Hyperthermie		9	1	3	X	Le diagnostic a été révisé pour inclure les caractéristiques néonatales	T. Heather Herdman, RN, PhD, FNI

(Suite)

Tableau I.2 *Suite*

Diagnostics approuvés (révisés)	*Révision*						
	Caractéristiques retirées	*Caractéristiques ajoutées*	*FF/FR retirés*	*FF/FR ajoutés*	*Définition révisée*	*Commentaires*	*Personnes ayant soumis la révision*
Domaine 11. Sécurité/protection							
Hypothermie		24	4	8	X	Le diagnostic a été révisé pour inclure les caractéristiques néonatales	T. Heather Herdman, RN, PhD, FNI
Atteinte à l'**intégrité des tissus**			3	10	X		Katiucia Martins Barros, MNS, RN; Daclé Vilma Carvalho, PhD, RN
Rétablissement postopératoire retardé	6	4	1	8			Rosimere Ferreira Santana, Associate PhD, RN; Shimmenes Kamacael Pereira, MSN, RN; Tallita Mello Delphino, MSN, RN; Dayana Medeiros do Amaral, BSN; Deborah Marinho da Silva, BSN; Thais da Silva Soares, BSN. Marcos Venicius de Oliveira Lopes, PhD, RN
Risque de **température corporelle** anormale				10		Le diagnostic a été révisé pour inclure les caractéristiques néonatales	T. Heather Herdman, RN, PhD, FNI
Domaine 12. Bien-être							
Douleur aiguë	6	6	1	3	X		T. Heather Herdman, RN, PhD, FNI
Douleur chronique	10	5	2	35	X		T. Heather Herdman, RN, PhD, FNI

FF : facteurs favorisants; FR : facteurs de risque.

Tableau I.3 *Changement d'emplacement de diagnostics de NANDA-I 2015–2017*

Diagnostic infirmier	Emplacement précédent		Nouvel emplacement	
	Domaine	Classe	Domaine	Classe
Non-observance	Principes de vie	Congruence entre les valeurs/ croyances/actes	Promotion de la santé	Prise en charge de la santé
Allaitement maternel inefficace[1]	Relations et rôles	Rôles de l'aidant naturel	Nutrition	Ingestion
Allaitement maternel interrompu[1]	Relations et rôles	Rôles de l'aidant naturel	Nutrition	Ingestion
Motivation à améliorer l'**allaitement** maternel[1]	Relations et rôles	Rôles de l'aidant naturel	Nutrition	Ingestion
Motivation à accroître son **espoir**	Principes de vie	Valeurs	Perception de soi	Conception de soi
Risque de **sentiment de solitude**	Perception de soi	Conception de soi	Bien-être	Bien-être au sein de la société

1. Nouveau changement suite à la révision du diagnostic, y compris le changement de définition.

Changement d'emplacement de diagnostics actuels dans la Taxonomie II de NANDA-I 2015–2017

La révision de la structure actuelle de la taxonomie et le changement de l'emplacement des diagnostics au sein de cette structure ont conduit à effectuer quelques changements dans la façon dont certains diagnostics sont maintenant classés dans la Taxonomie de NANDA-I. Six diagnostics ont changé d'emplacement dans la Taxonomie de NANDA-I. Ils sont repris dans le tableau I.3 avec leur ancien et leur nouvel emplacement.

Révision des titres de diagnostics infirmiers dans la Taxonomie II de NANDA-I 2015–2017

Des changements ont été effectués pour cinq titres de diagnostics. Ces changements et leur justification sont repris dans le tableau I.4.

Tableau I.4 *Révision des titres de diagnostics infirmiers de NANDA-I 2015–2017*

Titre précédent	*Nouveau titre*	*Raison*
Prise en charge inefficace **de sa santé**	**Prise en charge** inefficace **de la santé**	Il n'est pas nécessaire d'inclure le pronom personnel « sa » dans le titre, étant donné que le cœur du diagnostic concerne l'individu, sauf indication contraire
Motivation à améliorer la **prise en charge de sa santé**	Motivation à **améliorer la prise en charge de la santé**	Il n'est pas nécessaire d'inclure le pronom personnel « sa » dans le titre, étant donné que le cœur du diagnostic concerne l'individu, sauf indication contraire
Prise en charge inefficace du **programme thérapeutique** par la famille	**Prise en charge** inefficace de **la santé** par la famille	La définition est la même que pour la prise en charge de la santé par l'individu ; c'est la raison pour laquelle le titre du diagnostic doit refléter le même cœur de diagnostic
Résilience individuelle réduite	**Résilience** réduite	Il n'est pas nécessaire de préciser « individuelle » dans le titre du diagnostic, étant donné que le cœur du diagnostic concerne l'individu, sauf indication contraire
Risque d'un manque de **résilience**	Risque de **résilience** réduite	Le diagnostic focalisé sur le problème porte le titre de résilience réduite, et la définition du diagnostic de type risque est ainsi cohérente avec ce diagnostic

Diagnostics infirmiers retirés de la Taxonomie II de NANDA-I 2015–2017

Sept diagnostics infirmiers ont été retirés de la taxonomie soit parce qu'il était prévu qu'ils soient retirés s'ils n'étaient pas actualisés pour obtenir un niveau de preuve de 2.1, en raison d'un changement dans la classification du niveau de preuve pour appuyer le diagnostic, soit parce que de nouveaux diagnostics les remplacent. Le tableau I.5 fournit l'information pour chaque diagnostic qui a été retiré de la taxonomie.

Standardisation des termes des indicateurs qui composent les diagnostics

Au cours des deux derniers cycles de ce livre, un lent travail a été entrepris afin de réduire la diversité des termes utilisés pour définir les caractéristiques, les facteurs favorisants et les facteurs de risque. Ce travail a été sérieusement

Tableau I.5 *Diagnostics infirmiers retirés de la Taxonomie II de NANDA-I 2015–2017*

Titre du diagnostic retiré	*Nouveau titre du diagnostic*	*Raison*
Champ énergétique perturbé (00050)	–	Retiré de la taxonomie, mais on lui a réassigné un niveau de preuve (N.P.) 1.3, niveau théorique, en vue du développement et de la validation (le N.P. 1.2 n'est pas accepté pour la publication et l'inclusion dans la taxonomie; toute la littérature fournie actuellement pour ce diagnostic concerne plus l'intervention que le diagnostic en lui-même)
Perte d'élan vital chez l'adulte (00101)	**Syndrome de fragilité chez la personne âgée**	Ce nouveau diagnostic remplace le précédent
Motivation à améliorer son **immunisation** (00186)	–	Comme annoncé dans l'édition 2012–2014, ce diagnostic a été retiré. De plus, son contenu est actuellement repris dans le diagnostic Motivation à améliorer la **prise en charge de la santé**
Alimentation excessive (00001)	**Surpoids** **Obésité**	Ces nouveaux diagnostics remplacent le précédent
Risque d'**alimentation** excessive (00003)	Risque de **surpoids**	Ce nouveau diagnostic remplace le précédent
Syndrome d'**interprétation erronée de l'environnement** (00127)	–	Comme annoncé dans l'édition 2012–2014, ce diagnostic a été retiré étant donné que le travail supplémentaire pour qu'il corresponde à la définition des diagnostics de syndrome n'a pas été réalisé
Retard de la **croissance** et du **développement** (00111)	–	Comme annoncé dans l'édition 2012–2014, ce diagnostic a été retiré étant donné que le travail supplémentaire pour séparer les cœurs du diagnostic (1) croissance et (2) développement en deux concepts diagnostiques distincts n'a pas été réalisé

pris à bras le corps au cours de cette édition. Nous avons consacré plusieurs mois à l'examen, la révision et la standardisation des termes utilisés. Ce ne fut pas une tâche facile; elle a nécessité de nombreuses heures d'examen, de recherche documentaire, de discussion et de consultation avec des experts cliniques dans différents domaines.

Le processus que nous avons utilisé comporte un examen individuel des domaines assignés, suivi de la soumission à un second examinateur qui a jeté un regard critique, toujours individuellement, sur la terminologie en cours et celle nouvellement recommandée. Les deux examinateurs se sont ensuite rencontrés, en personne ou par vidéoconférence sur internet, et ensemble, ont passé en revue chaque ligne une troisième fois. Une fois le consensus atteint, un troisième critique, indépendant, a examiné les termes actuels et les termes recommandés. Chaque divergence a été discutée jusqu'à l'atteinte d'un consensus. L'ensemble du processus a été appliqué à chaque diagnostic, y compris les diagnostics nouveaux et révisés, puis un processus de filtrage des termes similaires a commencé. Par exemple, chaque terme avec le préfixe « pulmo- » a été décortiqué, pour s'assurer du maintien de la cohérence. Des expressions ordinaires ont également été utilisées pour filtrer, comme « verbalise », « signale », « déclare » ; « manque de » ; « insuffisant(e) » ; « inadéquat(e) » ; « excès », etc. Ce processus a été appliqué jusqu'à ce que l'équipe ait été incapable de trouver des termes qui n'avaient pas déjà été examinés.

Cela dit, nous savons que le travail n'est pas terminé, qu'il n'est pas parfait, et qu'il peut y avoir des désaccords avec certains des changements qui ont été faits. Nous pouvons vous dire qu'il y a plus de 5600 indicateurs de diagnostic dans la terminologie, et nous estimons avoir fait un bon premier effort de standardisation des termes.

Les bénéfices d'un tel travail sont nombreux, mais trois sont à mettre en évidence :

1. **Les traductions devraient être améliorées.** Il y a eu plusieurs questions sur les deux dernières éditions auxquelles il était difficile de répondre. Voici quelques exemples :
   (a) Quand vous dites *manque* (*lack*) en anglais, cela signifie-t-il *absence* ou *insuffisance?* La réponse est souvent « les deux » ! Bien que la dualité de ce mot soit bien acceptée en anglais, le manque de clarté n'aide pas le clinicien, et ce dans toutes les langues; de plus, il est très difficile à traduire dans des langues où un mot différent peut être utilisé selon le sens voulu.
   (b) Existe-t-il une raison pour laquelle, parfois, les mêmes caractéristiques sont notées au singulier dans un diagnostic et au pluriel dans un autre (par exemple, absence d'autre(s) personne(s) affectivement importante(s), absence d'une autre personne affectivement importante, absence d'autres personnes affectivement importantes) ?
   (c) Il y a beaucoup de termes qui sont semblables, ou ce sont des exemples d'autres termes utilisés dans la terminologie. Par exemple, quelle est la différence entre : *couleur anormale de la peau (par ex. pâle, sombre), les changements de couleur, cyanose, pâle, les changements de couleur de la peau, une légère cyanose ?* Les différences sont-elles significatives ? Pourraient-elles être combinées en un seul terme ? Certaines traductions sont presque identiques (par exemple *couleur anormale de la peau, des changements de couleur, les changements de couleur de la peau*) : peut-on utiliser le même terme ou faut-il traduire exactement comme dans la version anglaise ?

La diminution de la variation de ces termes devrait maintenant faciliter la traduction, étant donné qu'un(e) terme/phrase sera utilisé(e) partout dans la terminologie pour nommer des indicateurs similaires.

2. **La clarté pour les cliniciens devrait être améliorée**. Il y a source de confusion pour les étudiant(e)s tout comme pour les infirmier(e)s praticien(ne)s quand ils(elles) voient des termes similaires, mais légèrement différents dans des diagnostics différents. Sont-ils les mêmes ? Existe-t-il une différence subtile qu'ils(elles) ne comprennent pas? Pourquoi NANDA-I ne peut-il être plus clair? Et que dire de tous ces « par ex. » dans la terminologie ? Sont-ils là pour documenter, pour clarifier, pour lister tous les exemples potentiels ? Il semble y avoir un mélange de tous ces éléments figurant au sein de la terminologie.

   Vous remarquerez que la plupart des « par ex. » ont été supprimés, sauf si l'on a estimé qu'ils étaient vraiment nécessaires pour clarifier l'intention. Des « conseils pédagogiques » qui étaient présents dans certaines parenthèses ont également été supprimés – ils n'ont pas leur place dans la terminologie. Nous avons aussi fait de notre mieux pour condenser et standardiser des termes, chaque fois que possible.

3. **Ce travail a permis le codage des indicateurs du diagnostic**, ce qui facilitera leur utilisation pour le remplissage des bases de données dans les dossiers de santé électroniques, et augmentera la disponibilité des outils d'aide à la décision en ce qui concerne l'exactitude du diagnostic et l'établissement d'un lien entre le diagnostic et le plan de soins approprié. Bien que nous n'ayons pas inclus les codes dans cette édition de la taxonomie, une liste de tous les indicateurs composant les diagnostics, et leurs codes, est disponible sur le site de NANDA-I. Il est fortement recommandé que ces codes soient utilisés dans toutes les publications afin d'assurer l'exactitude de la traduction.

Les autres changements opérés dans l'édition 2015–2017

La liste des indicateurs des diagnostics a été raccourcie de plusieurs façons. Premièrement, parce que les caractéristiques sont identifiées comme des choses qui peuvent être observées, ce qui comprend ce qui peut être vu et entendu, nous avons supprimé des termes tels que « observé » et « verbalise », de sorte qu'il n'est plus nécessaire d'avoir deux termes qui portent sur les mêmes données. Par exemple, auparavant, il y aurait eu deux caractéristiques distinctes concernant la douleur : *signale la présence de douleur* et *preuve de douleur observée*; dans cette édition, vous verrez simplement *douleur*, qui peut être observée ou signalée.

Deuxièmement, certaines sous-catégories de termes ont été supprimées (par exemple objective/subjective) parce que ces termes ne sont plus nécessaires. D'autres suppressions comprennent les listes de médicaments, classées sous la sous-catégorie médicaments.

Partie 2
Diagnostics infirmiers

Dans cette partie, nous présentons des chapitres qui sont destinés aux étudiant(e)s, aux enseignant(e)s et aux infirmier(e)s praticien(ne)s. Les documents d'information proposés par le site internet pour compléter le texte sont proposés dans chaque chapitre (dans l'édition américaine, NdT).

Chapitre 1. Les bases du diagnostic infirmier

Susan Gallagher-Lepak, RN, PhD

Ce chapitre reprend un bref rappel des termes concernant le diagnostic infirmier et le processus diagnostique. C'est une introduction élémentaire au diagnostic infirmier : ce qu'il est, son rôle dans la démarche de soins infirmiers, une introduction au lien entre l'évaluation infirmière et le diagnostic ainsi que l'utilisation du diagnostic infirmier.

Chapitre 2. De l'évaluation au diagnostic

T. Heather Herdman, RN, PhD, FNI et Shigemi Kamitsuru, RN, PhD, FNI

Ce chapitre insiste sur l'importance de l'évaluation infirmière en vue de l'exactitude du diagnostic dans la pratique.

Chapitre 3. Introduction à la Taxonomie de NANDA-I

T. Heather Herdman, RN, PhD, FNI

Écrit au départ pour des étudiant(e)s et les infirmier(e)s praticien(ne)s, ce chapitre explique le but d'une taxonomie et comment utiliser cette taxonomie en pratique et dans l'enseignement. Le tableau 3.1 présente les 235 diagnostics infirmiers que l'on trouve dans la Taxonomie II de NANDA-I, leur placement au sein de 13 domaines et de 47 classes. Le tableau 3.2 présente les diagnostics infirmiers placés dans la *proposition* d'une Taxonomie III.

Chapitre 4. La Taxonomie II de NANDA-I : spécificités et définitions

T. Heather Herdman, RN, PhD, FNI (révision de l'édition 2012–2014)

Ce chapitre fournit une information plus détaillée sur la structure de la Taxonomie de NANDA-I, y compris le système multiaxial pour la construction des diagnostics infirmiers durant le développement du diagnostic. Chaque axe est décrit et défini. Les diagnostics infirmiers et leurs cœurs sont repris, et chaque diagnostic infirmier est repris dans son emplacement au sein de la Taxonomie II de NANDA-I et dans la *proposition* d'une Taxonomie III. Un lien très clair est démontré entre l'utilisation d'un langage standardisé en soins infirmiers qui permet l'exactitude du diagnostic et le respect de la sécurité du patient. La « création » de termes au chevet du patient pour décrire le raisonnement clinique est fortement découragée, du fait du manque de standardisation ; cette façon de procéder peut aboutir à des plans de soins inappropriés, des résultats médiocres, une incapacité de mener une recherche exacte ou de démontrer l'impact des soins infirmiers sur les réactions humaines.

Chapitre 5. Questions fréquemment posées

T. Heather Herdman, RN, PhD, FNI et Shigemi Kamitsuru, RN, PhD, FNI

Ce chapitre fournit des réponses à quelques-unes des questions les plus fréquemment posées que nous recevons de la part des étudiant(e)s, des enseignant(e)s et des infirmier(e)s praticien(ne)s du monde entier sur notre site internet, ou lorsque les membres du Conseil d'administration voyagent pour présenter des conférences internationales.

Chapitre 1

Les bases du diagnostic infirmier

Susan Gallagher-Lepak, RN, PhD

Les soins de santé sont délivrés par différents types de professionnels, dont les infirmier(e)s, les médecins et les kinésithérapeutes, pour n'en citer que quelques-uns. C'est une réalité, aussi bien en milieu hospitalier que dans d'autres structures qui assurent des soins (par exemple les cliniques, les maisons de retraite, les centres de soins de long séjour ou unités de soins de longue durée, les églises, les prisons). Chaque discipline des soins de santé apporte son corpus unique de connaissances pour soigner le client. En réalité, un corpus de connaissances unique correspond souvent à la caractéristique essentielle d'une profession.

De la collaboration et, de temps en temps, des chevauchements existent entre les professionnels qui fournissent des soins (figure 1.1). Par exemple, un médecin hospitalier rédige une prescription pour le client : marcher deux fois par jour. Le kinésithérapeute se focalise sur les muscles essentiels et les mouvements nécessaires à la marche. Les soins infirmiers ont une vision holistique du patient, englobant l'équilibre et la force musculaire liés à la marche, ainsi que la confiance en soi et la motivation. Le travailleur social s'occupe de l'assurance pour l'équipement nécessaire.

Chaque profession de santé a une façon de caractériser ce que la profession connaît (le « **quoi** ») et la façon dont elle agit sur ce qu'elle connaît (le « **comment** »). Ce chapitre porte essentiellement sur le « quoi ». Une profession peut avoir un langage commun qu'elle utilise pour décrire et codifier ses connaissances. Les médecins traitent les maladies et utilisent la taxonomie de la Classification internationale des maladies (CIM-10) pour illustrer et codifier les problèmes médicaux qu'ils traitent. Les psychologues, les psychiatres et les autres professionnels de la santé mentale traitent les troubles de santé mentale et utilisent le *Manuel diagnostique et statistique des troubles mentaux* (DSM-V). Les infirmier(e)s soignent les réactions humaines aux problèmes de santé et/ou aux processus de vie et utilisent la Taxonomie des diagnostics infirmiers de NANDA International, Inc. (NANDA-I). Cette taxonomie des diagnostics infirmiers et le processus diagnostique qui utilise cette taxonomie seront décrits par la suite.

Figure 1.1 *Exemple d'une équipe de soins travaillant en collaboration.*

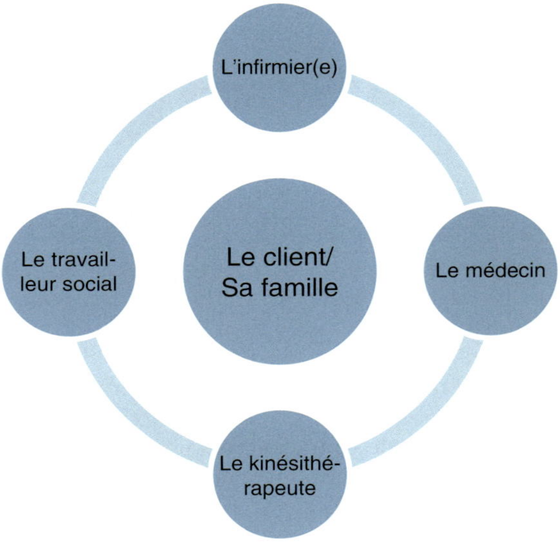

La Taxonomie de NANDA-I permet de classer et de catégoriser les sujets de préoccupation des soins infirmiers (c'est-à-dire les cœurs des diagnostics). Elle comporte 235 diagnostics infirmiers classés dans 13 domaines et 47 classes. Un domaine est un « champ de connaissances » ; certains exemples de domaines de la Taxonomie de NANDA-I sont : Nutrition, Élimination/échange, Activité/repos, Adaptation/tolérance au stress (Merriam-Webster, 2009). Les domaines sont divisés en classes (groupements qui partagent des attributs communs).

Les infirmier(e)s s'occupent des réactions à des problèmes de santé et des processus de vie des individus, des familles, des groupes et des collectivités. De telles réactions sont la principale préoccupation des soins infirmiers et indiquent la zone associée aux soins infirmiers dans la figure 1.1. Un diagnostic infirmier peut être : focalisé sur un problème, de promotion de la santé, ou de type risque (Herdman, 2012).

- **Diagnostic infirmier focalisé sur un problème** – un jugement clinique concernant une *réaction humaine indésirable* à un problème de santé/processus de vie qui est présente chez un individu, une famille, un groupe, ou une collectivité.
- **Diagnostic infirmier de type risque** – un jugement clinique concernant la *vulnérabilité d'un individu, d'une famille, d'un groupe ou d'une collectivité à développer une réaction humaine indésirable* à un problème de santé/processus de vie.
- **Diagnostic infirmier de promotion de la santé** – un jugement clinique concernant *la motivation et le désir* d'augmenter son bien-être et à réaliser son potentiel de santé. Ces réactions sont exprimées par une

motivation à adopter des comportements spécifiques favorables à la santé, et peuvent être présentes quel que soit l'état de santé. Les réactions de promotion de la santé peuvent être présentes chez un individu, une famille, un groupe ou une collectivité.

Bien que ceux-ci soient limités dans la Taxonomie de NANDA-I, un **syndrome** peut être présent. Un syndrome est un jugement clinique concernant un *ensemble spécifique de diagnostics infirmiers* qui sont très souvent observés ensemble, qui se traitent mieux ensemble et par des interventions similaires. Le *syndrome de douleur chronique* (00255) est un exemple de syndrome. La douleur chronique est une douleur récurrente et persistante qui dure depuis au moins 3 mois et qui affecte considérablement la vie quotidienne ou le bien-être. Ce syndrome se différencie de la douleur chronique car, en plus de la douleur chronique, il y a un impact important sur d'autres réactions humaines, et sont donc inclus d'autres diagnostics comme *habitudes de sommeil perturbées* (00198), *isolement social* (00053), *fatigue* (00093), ou *mobilité physique réduite* (00085).

Comment l'infirmier(e) (ou l'étudiant[e] infirmier[e]) élabore-t-il(elle) un diagnostic ?

La démarche de soins infirmiers inclut l'évaluation infirmière, le diagnostic infirmier, la planification, la détermination des résultats, les interventions et l'évaluation (figure 1.2). Les infirmier(e)s utilisent l'évaluation infirmière et

Figure 1.2 *La démarche de soins infirmiers modifiée.*
À partir de T.H. Herdman (2013). Manejo de casos empleando diagnósticos de enfermería de la NANDA Internacional. [Case Management using NANDA International nursing diagnosis] XXX CONGRESO FEMAFEE 2013. Monterrey, Mexico. (En espagnol.)

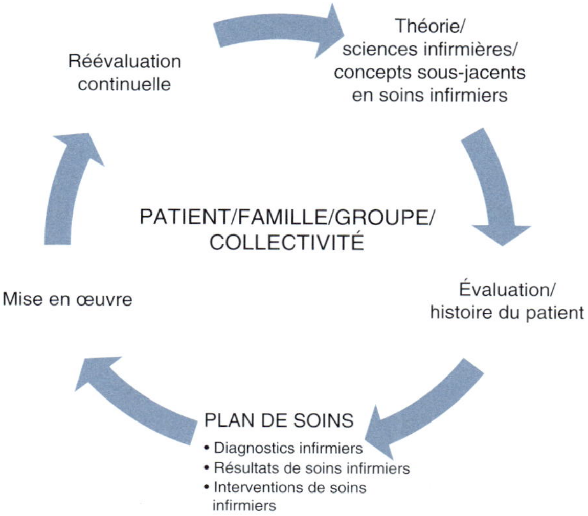

le jugement clinique pour formuler des hypothèses, ou interprétations, afin d'énoncer des problèmes réels ou potentiels, de type risque, et/ou des opportunités de promotion de la santé. Toutes ces étapes exigent la connaissance des concepts sous-jacents des sciences infirmières, avant que des ensembles puissent être identifiés dans les données cliniques ou que des diagnostics exacts soient formulés.

Compréhension des concepts en soins infirmiers

Avant de débuter une évaluation infirmière, il est nécessaire de connaître les concepts clés et les cœurs des diagnostics infirmiers. Des concepts essentiels sont importants pour la pratique des soins infirmiers, par exemple la respiration, l'élimination, la thermorégulation, le confort physique, les soins personnels et l'intégrité de la peau. La maîtrise de tels concepts permet aux infirmier(e) s d'identifier des ensembles au sein des données et des diagnostics exacts. Les domaines clés pour saisir le concept de douleur sont, par exemple, les manifestations de la douleur, les théories de la douleur, les populations à risque, les concepts physiopathologiques associés (par exemple la fatigue, la dépression) et la gestion de la douleur. Une maîtrise approfondie des concepts clés s'impose également pour différencier les diagnostics. Par exemple, afin de distinguer l'hypothermie de l'hyperthermie, un(e) infirmier(e) doit d'abord comprendre les concepts principaux de l'équilibre thermique et de la thermorégulation. En ce qui concerne les problèmes de *thermorégulation* qui peuvent survenir, l'infirmier(e) sera confronté(e) aux diagnostics d'*hypothermie* (00006) (ou risque de), d'*hyperthermie* (00007), mais aussi au *risque de température corporelle anormale* (00005) et de *thermorégulation inefficace* (00008). L'infirmier(e) peut rassembler une quantité importante de données, mais sans une connaissance suffisante des concepts clés de l'équilibre thermique et de la thermorégulation, les données nécessaires pour obtenir un diagnostic exact peuvent avoir été négligées et des ensembles au sein des données d'évaluation peuvent passer inaperçus.

L'évaluation infirmière

L'évaluation infirmière exige la collecte d'informations subjectives et objectives (par exemple les signes vitaux, l'entretien avec le patient/la famille, l'examen physique) et l'examen de l'histoire du patient dans son dossier. Les infirmier(e) s collectent aussi de l'information au sujet des points forts (pour identifier les opportunités de promotion de la santé) et des risques (domaines où les infirmier[e]s peuvent faire de la prévention ou problèmes potentiels qu'ils/elles peuvent reporter). L'évaluation peut se fonder sur une théorie de soins infirmiers spécifique, comme celles qui sont développées par Sœur Callista Roy, Wanda Horta, ou Dorothea Orem, ou sur une trame d'évaluation standardisée comme celle des Modes fonctionnels de santé de Marjory Gordon. Ces trames permettent de catégoriser une grande quantité de données en un nombre gérable de regroupements de même nature ou de catégories de données.

Le fondement des diagnostics infirmiers est le raisonnement clinique. Ce raisonnement est nécessaire pour distinguer le normal de l'anormal, rassembler les données reliées, trouver les données manquantes, identifier les incohérences dans les données et faire des inférences (Alfaro-Lefebre, 2004). Le jugement clinique est « une interprétation ou une conclusion à propos des besoins d'un patient, de ses préoccupations, ou problèmes de santé, et/ou la décision d'agir (ou pas) » (Tanner, 2006, p. 204). Les problèmes clés, ou cœurs de diagnostic, peuvent être évidents très tôt lors de l'évaluation (par exemple atteinte à l'intégrité de la peau, solitude) et permettent à l'infirmier(e) de débuter le processus diagnostique. Par exemple, un patient peut signaler une douleur et/ou manifester de l'agitation en tenant une partie de son corps. L'infirmier(e) reconnaîtra la sensation pénible sur la base des dires du client et/ou des signes de douleur. Les infirmier(e)s expert(e)s peuvent rassembler rapidement les groupes de signes cliniques provenant des données d'évaluation et, sans transition, progresser vers des diagnostics infirmiers. Les infirmier(e)s novices adoptent un processus plus séquentiel pour déterminer les diagnostics infirmiers adéquats.

Le diagnostic infirmier

Un diagnostic infirmier est un jugement clinique sur une réaction humaine aux problèmes de santé/processus de vie, ou une vulnérabilité à cette réaction, d'un individu, d'une famille, d'un groupe ou d'une collectivité. Un diagnostic infirmier contient normalement deux parties : 1) le descripteur ou qualificatif, et 2) le cœur du diagnostic, ou le concept clé du diagnostic (tableau 1.1). Il y a quelques exceptions dans lesquelles un diagnostic infirmier contient un seul mot comme *fatigue* (00093), *constipation* (00011) et *anxiété* (00146). Dans ces diagnostics, le descripteur et le cœur du diagnostic sont intrinsèques à un seul terme.

Les infirmier(e)s diagnostiquent des réactions aux problèmes de santé, des risques et des motivations à promouvoir la santé. Les diagnostics focalisés sur un problème ne devraient pas être considérés comme plus importants que les diagnostics de type risque. Quelquefois, un diagnostic de type risque peut être le diagnostic qui a la plus haute priorité pour un patient. Un exemple peut être une patiente pour qui les diagnostics infirmiers identifiés sont la *douleur*

Tableau 1.1 *Parties d'un titre de diagnostic infirmier*

Descripteur	*Cœur du diagnostic*
Inefficace	Dégagement des voies respiratoires
Risque de	Surpoids
Motivation à améliorer ses	Connaissances
Troubles de la	Mémoire
Inefficaces	Stratégies d'adaptation

Tableau 1.2 *Aperçu des termes clés*

Terme	Brève description
Diagnostic infirmier	Problème, force ou risque identifié pour un client, une famille, un groupe ou une collectivité
Caractéristique	Signe ou symptôme (objectif ou subjectif)
Facteur favorisant	Cause ou facteur contributif (facteur étiologique)
Facteur de risque	Élément déterminant (augmente le risque)

chronique (00133), le *surpoids* (00233), le *risque d'atteinte à l'intégrité de la peau* (00047) et le *risque de chute* (00155), et qui a récemment été admise dans un centre de soins infirmiers spécialisés. Bien que la *douleur chronique* et le *surpoids* soient ses diagnostics infirmiers focalisés sur un problème, son *risque de chute* peut être pour elle le diagnostic prioritaire, particulièrement si elle doit s'adapter à un nouvel environnement. Ce peut être particulièrement vrai si des facteurs de risque sont identifiés durant l'évaluation infirmière (par exemple une vision médiocre, des difficultés à la marche, des antécédents de chutes, une vive anxiété à cause du changement de lieu).

Chaque diagnostic infirmier a un titre et une définition précise. Il est important de souligner qu'utiliser uniquement le titre ou une liste de titres est insuffisant. Il est primordial que les infirmier(e)s connaissent les définitions des diagnostics qu'ils(elles) utilisent le plus. De surcroît, ils(elles) doivent connaître les « indicateurs diagnostiques » – les données qui sont utilisées pour diagnostiquer et pour différencier un diagnostic d'un autre. Ces indicateurs diagnostiques comprennent les caractéristiques et les facteurs favorisants ou les facteurs de risque (tableau 1.2). Les **caractéristiques** sont des indices observables/des inférences sur les manifestations d'un diagnostic (par exemple : signes ou symptômes). Une évaluation infirmière qui identifie la présence de nombreuses caractéristiques étaye l'exactitude d'un diagnostic infirmier. Les **facteurs favorisants** sont des éléments à part entière de tous les diagnostics infirmiers focalisés sur un problème. Les facteurs favorisants sont les étiologies, les circonstances, les faits ou les influences qui ont certains liens avec le diagnostic infirmier (par exemple cause, facteur contributif). Une analyse de l'histoire du client permet souvent d'identifier les facteurs favorisants. À chaque fois que possible, les interventions de soins infirmiers devraient viser ces facteurs étiologiques pour mettre fin à la vraie cause du diagnostic infirmier. Les **facteurs de risque** sont les influences qui augmentent la vulnérabilité d'un individu, d'une famille, d'un groupe ou d'une collectivité à un événement nuisible à la santé (par exemple environnemental, psychologique, génétique).

Un diagnostic infirmier ne doit pas contenir tous les types d'indicateurs diagnostiques (c'est-à-dire les caractéristiques, les facteurs favorisants et/ou les facteurs de risque). Les diagnostics infirmiers focalisés sur un problème contiennent des caractéristiques et des facteurs favorisants. Les diagnostics infirmiers de promotion de la santé ont dans l'ensemble seulement des caractéristiques, même si des facteurs favorisants peuvent être utilisés s'ils peuvent améliorer la compréhension du diagnostic. Seuls les diagnostics infirmiers de type risque ont des facteurs de risque.

Un format commun, utilisé de manière répandue pour l'apprentissage du diagnostic infirmier, comprend __________ (titre du diagnostic infirmier) lié à ____________ (cause/facteurs favorisants) mis en évidence par ___________ (symptômes/caractéristiques). Par exemple, *dégagement inefficace des voies respiratoires* lié à *une production excessive de mucus et à l'asthme* mis en évidence par la *diminution des bruits respiratoires bilatéraux, des bruits respiratoires crépitants au-dessus du lobe gauche, une toux persistante et inefficace*. Dans le dossier électronique de certaines institutions de soins, les « liés à » et « mis en évidence par » peuvent être absents du système électronique. Cependant, cette information devrait être mise en évidence lors de l'évaluation des données collectées et ensuite enregistrée dans le dossier du patient de manière à étayer le diagnostic infirmier. Sans ces données, il est impossible de vérifier l'exactitude du diagnostic, ce qui remet en question la qualité des soins infirmiers.

Planification/intervention

Une fois les diagnostics identifiés, il faut établir une priorité afin de décider de la priorité des soins. Les diagnostics infirmiers présentant une haute priorité (les besoins urgents, les diagnostics qui présentent un niveau élevé d'exactitude avec les caractéristiques, les facteurs favorisants, ou les facteurs de risque) doivent être identifiés afin que les soins nécessaires soient planifiés pour résoudre ces problèmes, ou bien pour en réduire la gravité ou pour réduire la survenue du risque (face à un diagnostic de type risque).

Les diagnostics infirmiers sont utilisés pour identifier les résultats attendus par les soins et le plan de soins infirmiers – suite ordonnée d'interventions spécifiques. Un résultat de soins infirmiers fait référence à un comportement mesurable ou une perception démontrée par un individu, une famille, un groupe ou une collectivité ; ces résultats sont influencés par les interventions infirmières (Center for Nursing Classification [CNC], sans date). La Classification des résultats de soins infirmiers (NOC/CRSI) est un système qui peut être utilisé pour sélectionner des résultats mesurables liés aux diagnostics infirmiers. Les infirmier(e)s passent souvent à tort directement des diagnostics infirmiers aux interventions de soins infirmiers sans prendre en considération les résultats à envisager. Or, les résultats doivent être identifiés avant que les interventions soient décidées. Ce type de processus est semblable à un voyage en voiture. Si une personne monte dans une voiture et conduit, elle aboutira quelque part, mais ce n'est peut-être pas l'endroit où elle voulait réellement aller. Mieux vaut avoir d'abord à l'esprit une destination précise (résultat), puis choisir la route (intervention) pour arriver à l'endroit fixé.

Une intervention est définie comme « tout traitement, fondé sur un jugement clinique et des connaissances, qu'un(e) infirmier(e) administre pour améliorer les résultats du patient/client » (CNC, sans date). La Classification des interventions de soins infirmiers (NIC/CISI) est une taxonomie complète, reposant sur des preuves, des interventions que les infirmier(e)s mettent en œuvre dans divers milieux de soins. En utilisant les connaissances en soins infirmiers, les infirmier(e)s réalisent des interventions autonomes et interdisciplinaires. Ces interventions interdisciplinaires recoupent les soins réalisés par les autres professionnels de santé (par exemple médecins et kinésithérapeutes). Par exemple, la gestion du glucose sanguin est un concept important pour les infirmier(s) ; *risque de déséquilibre de la glycémie* (00179) est un diagnostic infirmier pour lequel les infirmier(e)s mettent en œuvre des interventions en vue de traiter cette situation. Le *diabète*, par comparaison, est un diagnostic médical; pourtant, les infirmier(e)s dispensent des interventions autonomes et interdisciplinaires aux clients qui présentent un diabète et qui présentent différents types de problèmes ou des états présentant un risque. Consultez le Modèle tripartite de la pratique des soins infirmiers de Kamitsuru (figure 5.2), p. 125.

Évaluation (des résultats)

Un diagnostic infirmier « sert de base pour choisir les interventions de soins infirmiers visant l'atteinte des résultats dont l'infirmier(e) a la responsabilité » (Herdman, 2012). La démarche de soins infirmiers est souvent décrite comme un processus par étapes, mais en réalité, l'infirmier(e) alterne les différentes étapes du processus. Les infirmier(e)s passent de l'évaluation aux diagnostics infirmiers, et c'est à mesure que les données additionnelles sont collectées et classées dans des catégories pertinentes qu'est évaluée l'exactitude des diagnostics infirmiers. De la même manière, l'efficacité des interventions et l'atteinte des résultats identifiés sont constamment évaluées, comme l'état du patient est lui aussi constamment évalué. L'évaluation peut finalement se produire à chaque étape de la démarche de soins infirmiers, et même une fois que le plan de soins a été établi. Certaines questions doivent être posées comme : « Quelles sont les données qui m'auraient échappé ? Ai-je formulé un jugement inapproprié ? Quel est mon degré de confiance dans ce diagnostic ? Dois-je consulter quelqu'un qui a plus d'expérience ? Ai-je vérifié le diagnostic avec le patient, la famille, le groupe, la collectivité ? Les résultats fixés sont-ils adaptés pour ce patient dans cet établissement, étant donné la réalité de la situation du patient et des ressources disponibles ? Les interventions sont-elles fondées sur des données de la recherche ou de la tradition (par exemple, "ce que nous faisons toujours") ? »

Utilisation des diagnostics infirmiers

Même si elle visait principalement l'apprentissage des diagnostics par les étudiant(e)s en soins infirmiers et les infirmier(e)s débutant(e)s, cette description des bases du diagnostic infirmier peut être bénéfique à tous(tes) les infirmier(e)s, en ce sens qu'elle illustre les étapes essentielles de l'utilisation des diagnostics infirmiers et fournit des exemples à propos des domaines dans lesquels des diagnostics infirmiers inexacts peuvent apparaître. Par exemple, un domaine qui requiert une attention continuelle concerne le processus qui associe les connaissances sous-jacentes des concepts diagnostiques aux données d'évaluation de la situation et, en fin de compte, aux diagnostics infirmiers. La compréhension des concepts clés (ou cœurs des diagnostics) par les infirmier(e)s guide le processus d'évaluation et l'interprétation de l'évaluation des données. Par conséquent, les infirmier(e)s diagnostiquent des problèmes, des états de risque et des motivations à améliorer la santé. Chacun de ces types de diagnostics peut être le(s) diagnostic(s) prioritaire(s), et c'est l'infirmier(e) qui fait ce jugement clinique.

Au sein des connaissances en sciences infirmières, la taxonomie fournit la structure d'un langage standardisé de manière à communiquer les diagnostics infirmiers. En utilisant la terminologie NANDA-I (les diagnostics eux-mêmes), les infirmier(e)s peuvent communiquer entre eux(elles), de même qu'avec les professionnels des autres disciplines des soins de santé à propos du « quoi » constituant la spécificité des soins infirmiers. L'utilisation de la terminologie des diagnostics infirmiers dans l'interaction des infirmier(e)s avec le patient/la famille peut les aider à comprendre les problèmes sur lesquels les infirmier(e)s se focalisent, et peut les faire participer à leurs propres soins. La terminologie fournit un langage commun aux infirmier(e)s pour aborder les diagnostics focalisés sur un problème, de type risque et de motivation pour la promotion de la santé. L'utilisation des diagnostics infirmiers de NANDA-I est internationale, ceux-ci étant traduits en 16 langues. Dans un monde de plus en plus global et électronique, NANDA-I permet aussi aux infirmier(e)s qui poursuivent leur formation de communiquer de manière standardisée au sujet des phénomènes qui préoccupent les infirmier(e)s, dans des manuscrits et lors de conférences, ce qui garantit l'avancement de la science infirmière.

Les diagnostics infirmiers sont évalués par un comité de pairs, et sont proposés pour soumission/révision à NANDA-I par des praticien(ne)s en soins infirmiers, des enseignant(e)s en soins infirmiers, et des infirmier(e)s chercheur(e)s du monde entier. Les soumissions de nouveaux diagnostics et/ou les révisions de diagnostics existants ont continué à croître en nombre depuis plus de 40 ans d'existence de la terminologie NANDA-I. La poursuite des soumissions (et révisions) renforcera davantage le champ, l'étendue et les preuves étayant la terminologie.

Résumé du chapitre

Ce chapitre décrit les types de diagnostics infirmiers (c'est-à-dire focalisés sur le problème, de type risque, de promotion de la santé, syndrome) et les étapes de la démarche de soins infirmiers. La démarche de soins infirmiers s'amorce par une compréhension des concepts sous-jacents de la science infirmière. L'évaluation infirmière suit et comprend la collecte et le regroupement des données dans des ensembles pertinents. Les diagnostics infirmiers constituent une étape ultérieure à l'intérieur de la démarche de soins infirmiers, impliquant un jugement clinique à propos de la réaction humaine à un problème de santé/processus de vie, ou une vulnérabilité à développer cette réaction par un individu, une famille, un groupe, ou une collectivité. Les composants des diagnostics infirmiers ont été réexaminés dans ce chapitre, notamment le titre, la définition et les indicateurs diagnostiques (c'est-à-dire les caractéristiques, les facteurs favorisants et les facteurs de risque). Étant donné que l'évaluation infirmière produit généralement un certain nombre de diagnostics infirmiers, une décision doit être prise au sujet des diagnostics infirmiers prioritaires qui guideront les interventions de soins. Les étapes cruciales suivantes de la démarche de soins infirmiers associent l'identification des résultats de soins infirmiers et le choix des interventions de soins infirmiers. L'évaluation intervient à chaque étape de la démarche de soins infirmiers et à sa conclusion.

Questions habituellement posées par les novices concernant les diagnostics infirmiers*

- Est-ce que les diagnostics infirmiers sont différents des diagnostics médicaux ? (p. 114)
- De combien de caractéristiques ai-je besoin pour formuler un diagnostic infirmier ? (p. 120)
- Combien de facteurs favorisants ai-je besoin d'utiliser pour diagnostiquer ? (p. 121)
- De combien de diagnostics infirmiers ai-je besoin pour chaque patient ? (p. 128)
- Comment puis-je savoir quel diagnostic infirmier est le plus exact ? (p. 123)
- Comment les diagnostics infirmiers sont-ils révisés et ajoutés dans NANDA-I ? (p. 465)

*Pour répondre à ces questions et d'autres questions, consultez le chapitre 5, « Questions fréquemment posées » (p. 107–134).

Références

Alfaro-Lefebre, R. (2004). Critical thinking and clinical judgment : A practical approach to outcome-focused thinking (4th ed.). Saunders Elsevier : St. Louis.

American Psychiatric Association. (2013). Diagnostic and Statistical Manual of Mental Disorders. In (5th Ed)Arlington, VA: American Psychiatric Association, consulté à l'adresse dsm.psychiatryonline.org.

Center for Nursing Classification & Clinical Effectiveness (CNC), University of Iowa College of Nursing (n.d.) Overview : Nursing Interventions Classification (NIC). Disponible à l'adresse http://www.nursing.uiowa.edu/cncce/nursing-interventions-classificationoverview, consulté le 13 mars 2014.

Center for Nursing Classification & Clinical Effectiveness (CNC), University of Iowa. College of Nursing (n.d.). Overview : Nursing Outcome Classification (NOC). Disponible à l'adresse http://www.nursing.uiowa.edu/cncce/nursing-outcomes-classification-overview, consulté le 13 mars 2014.

NANDA International. In T. H. Herdman (Ed.), Nursing diagnoses : Definitions and classification, 2012–2014. (2012). Ames, IA : Wiley-Blackwell.

Herdman, T. H. (2013). Manejo de casos empleando diagnósticos de enfermería de la NANDA Internacional. [Case management using NANDA International nursing diagnoses]. XXX CONGRESO FEMAFEE 2013. Monterrey, Mexico. (En espagnol.).

Merriam-Webster. (2009). *Merriam-Webster's collegiate dictionary*. In (11th ed) Springfield, MA : Merriam-Webster.

Tanner, C. A. (2006). Thinking like a nurse : A research-based model of clinical judgment in nursing. Journal of Nursing Education, 45(6), 204–211.

Chapitre 2

De l'évaluation au diagnostic

T. Heather Herdman, RN, PhD, FNI et Shigemi Kamitsuru, RN, PhD, FNI

L'évaluation infirmière est la première et la plus importante étape de la démarche de soins infirmiers. Lorsque cette étape est réalisée de manière inadéquate, les infirmier(e)s perdent le contrôle des étapes suivantes de la démarche de soins infirmiers. Sans une évaluation correcte, sans une anamnèse infirmière spécifique, il ne peut pas émerger de diagnostic infirmier et, sans diagnostic infirmier, il ne peut pas y avoir d'interventions infirmières indépendantes. L'évaluation ne consiste pas à simplement remplir les espaces d'un formulaire affiché sur l'écran de votre ordinateur. Si cela vous interpelle, le moment est venu d'examiner la raison d'être de l'évaluation !

Qu'est-ce qui se produit durant l'évaluation infirmière ?

Durant les étapes d'évaluation et de diagnostic de la démarche de soins infirmiers, les infirmier(e)s collectent des données à propos d'un patient (ou d'une famille/d'un groupe/d'une collectivité), transforment ces données en indices, et les organisent ensuite à l'intérieur de catégories significatives de connaissances, aussi appelées diagnostics infirmiers. L'évaluation fournit aux infirmier(e)s la meilleure occasion d'établir une véritable relation thérapeutique avec le patient. Autrement dit, l'évaluation est, en même temps, une activité intellectuelle et interpersonnelle.

Comme vous pouvez le voir dans la figure 2.1, l'évaluation implique plusieurs étapes, dans le but de formuler des diagnostics et d'établir les priorités pour ces diagnostics qui sont à la base du traitement de soins infirmiers. Actuellement, cela semble probablement être un processus long, compliqué et, honnêtement, qui a le temps de faire cela ? En réalité, cependant, certaines de ces étapes se passent en un clin d'œil. Par exemple, si une infirmier(e) voit un patient qui tient son bas-ventre et fait une grimace, il(elle) peut tout de suite soupçonner que le patient ressent une *douleur aiguë* (00132). Par conséquent, le cheminement sur la base de la collecte des données (observation du comportement du patient) afin de déterminer une hypothèse diagnostique (par exemple *douleur aiguë*) peut survenir en une

Figure 2.1 *Étapes pour aller de l'évaluation au diagnostic.*

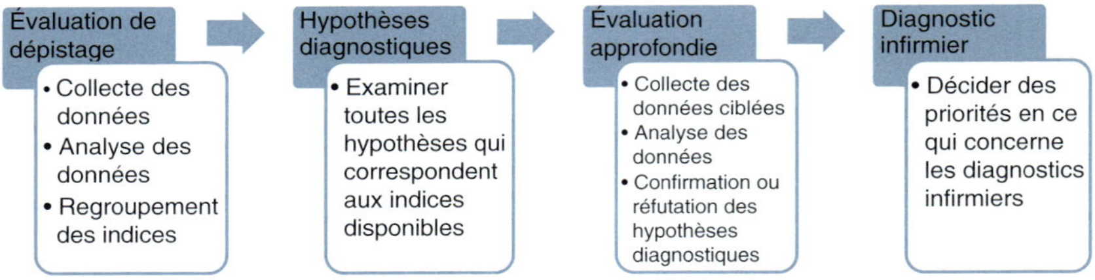

seconde. Cependant, ce diagnostic établi rapidement peut ne pas être le bon, ou il peut ne pas correspondre à la plus haute priorité de votre patient. Y arriver peut prendre du temps.

Ainsi, comment faire pour poser un diagnostic avec exactitude ? C'est grâce à l'étape suivante nommée « évaluation approfondie » et à l'utilisation correcte des données collectées que l'évaluation vous permettra de garantir l'exactitude des diagnostics. Le patient peut, en effet, ressentir une *douleur aiguë*, mais sans une évaluation approfondie, l'infirmier(e) ne peut savoir si la douleur est liée à des crampes intestinales et de la diarrhée. Ce chapitre apporte les connaissances de base sur ce qu'il faut faire avec toutes les données que vous avez collectées. Après tout, pourquoi prendre la peine de les recueillir si nous n'allons pas les utiliser ?

Dans la section suivante, nous passerons en revue chaque étape du processus qui nous mène de l'évaluation au diagnostic. Mais d'abord, passons quelques minutes à parler du but – parce que l'évaluation infirmière n'est pas simplement une tâche que les infirmier(e)s effectuent ; nous avons besoin de vraiment comprendre ses buts afin de comprendre comment l'appliquer à notre rôle professionnel d'infirmier(e).

Pourquoi les infirmier(e)s évaluent-ils(elles) ?

Les infirmier(e)s doivent évaluer la situation des patients du point de vue de la discipline des soins infirmiers pour diagnostiquer avec exactitude et pour fournir des soins efficaces. Qu'est-ce que la « discipline des soins infirmiers » ? Simplement, il s'agit du corpus de connaissances qui englobe la science des soins infirmiers. Poser un diagnostic pour un patient en se fondant sur son diagnostic médical ou sur les informations médicales n'est pas un processus diagnostique recommandé ni prudent. Une telle conclusion exagérément simplifiée pourrait conduire à des interventions inappropriées, des prolongations de la durée de séjour et à des réadmissions inutiles.

N'oubliez pas que les infirmier(e)s posent des diagnostics à propos des réactions humaines, présentes ou potentielles, de problèmes de santé/des processus de vie, ou à propos de la fragilité (vulnérabilité) de cette réaction – la cible, ici, est la « réaction humaine ». Les êtres humains sont compliqués – nous ne réagissons pas tous de la même façon à une situation. Ces réactions dépendent de plusieurs facteurs : génétiques, physiologiques, état de santé et antécédents de maladies ou d'accidents. Elles sont aussi influencées par la culture, l'appartenance ethnique, la religion, les croyances spirituelles, le sexe et l'éducation familiale. Cela veut dire que les réactions humaines ne sont pas facilement identifiées. Si nous partons simplement du principe que chaque patient avec un diagnostic médical particulier réagira de la même façon, nous traiterons des états de santé qui n'existent pas (et pour cela, nous consacrerons du temps infirmier et d'autres ressources) pendant que nous en négligerons d'autres qui demandent réellement notre attention.

Il est possible que des liens privilégiés existent entre certains diagnostics infirmiers et certaines maladies; néanmoins, à l'heure actuelle, nous n'avons pas suffisamment de preuves scientifiques pour associer de façon absolue tous les diagnostics infirmiers à des diagnostics médicaux précis. Par exemple, il est hors de question d'identifier la capacité du patient d'accomplir ses soins personnels ou la disponibilité/la qualité du soutien familial sur la base d'un diagnostic médical d'infarctus du myocarde ou d'ostéoporose. Nous ne pouvons pas non plus partir du principe que chaque patient avec un diagnostic médical réagira de la même façon : chaque patiente qui a subi une mastectomie ne présentera pas une *image corporelle perturbée* (00118), par exemple. Par conséquent, l'évaluation et les diagnostics infirmiers devraient prendre appui sur le point de vue de la discipline des soins infirmiers.

Malheureusement, dans votre pratique, vous observez probablement des infirmier(e)s qui nomment ou « piochent » un diagnostic avant d'avoir réalisé l'évaluation. Qu'est-ce qui ne va pas dans ce cheminement vers un diagnostic? À titre d'exemple, un(e) infirmier(e) pourrait commencer à compléter un plan de soins à propos du diagnostic infirmier *anxiété* (00146) pour un patient qui subira une chirurgie, avant que le patient soit admis dans l'unité ou soit évalué. Les infirmier(e)s qui travaillent dans les unités de soins chirurgicales rencontrent beaucoup de patients en préopératoire, qui sont souvent très anxieux. Ces infirmier(e)s savent que l'enseignement préopératoire est une intervention efficace pour réduire l'anxiété.

Donc, partir du principe qu'il y a un lien entre les patients en préopératoire et l'anxiété peut être utile dans la pratique. Cependant, l'affirmation « les patients en préopératoire sont anxieux » ne peut pas s'appliquer à tous les patients (c'est une hypothèse), et donc cela doit être corroboré avec chaque patient. C'est particulièrement vrai car l'anxiété est une expérience subjective – même si nous jugeons que le patient semble anxieux, ou anticipons qu'il sera anxieux, lui seul peut vraiment nous dire s'il *se sent* anxieux. En d'autres mots, l'infirmier(e) peut comprendre ce que ressent un patient seulement si le patient l'informe de ses sentiments; donc, *anxiété* est un diagnostic infirmier qui exige des données subjectives de la part du patient. Ce qui semble être de l'*anxiété* peut en fait être de la *peur* (00148) ou des *stratégies d'adaptation inefficaces* (00069); nous ne pouvons simplement pas le savoir avant d'avoir évalué et validé nos conclusions. Donc, avant que les infirmier(e)s posent un diagnostic pour un patient, une évaluation rigoureuse est absolument nécessaire.

L'évaluation de dépistage

Il existe deux sortes d'évaluation, de dépistage et approfondie. Bien que les deux réclament une collecte des données, elles sont au service d'objectifs différents. L'évaluation de dépistage correspond à l'étape de collecte des données initiale, et est probablement la plus facile à réaliser. L'évaluation approfondie est plus ciblée, permettant à l'infirmier(e) d'explorer les indices qui ont été identifiés durant l'évaluation initiale de dépistage, et de chercher des signes supplémentaires qui étayeront ou réfuteront les hypothèses diagnostiques.

Il ne s'agit pas simplement de « remplir les cases vides »

La plupart des écoles et des organisations de soins de santé fournissent aux infirmier(e)s des formulaires – sur papier ou dans un dossier électronique de santé – qui doivent être complétés pour chaque patient dans un délai déterminé. Par exemple, pour les patients qui sont admis à l'hôpital, ce formulaire doit être complété dans les 24 heures après l'admission. Pour les patients vus en hôpital de jour, ce formulaire d'évaluation doit être complété avant qu'ils rencontrent le prestataire de soins de santé primaire (médecin ou infirmier[e] clinicien[ne], par exemple). Certaines organisations auront des outils qui permettent la réalisation d'une collecte de données, sur la base d'une théorie ou d'un modèle en soins infirmiers (par exemple le modèle d'adaptation de Roy), d'un examen des systèmes corporels, ou d'une collecte selon tout autre mode d'organisation des données.

Pour obtenir des données exactes, la réalisation de l'évaluation de dépistage exige des compétences spécifiques et des interventions différentes, et cela demande un niveau élevé d'aptitude en communication interpersonnelle. Les patients doivent se sentir en sécurité et avoir confiance en l'infirmier(e) avant d'être à l'aise pour répondre aux questions personnelles ou pour poser eux-mêmes des questions, particulièrement s'ils sentent que leurs réponses peuvent ne pas être « normales » ou « acceptées ».

Nous disons qu'il est possible que l'évaluation de dépistage initiale soit la plus facile parce que, pour ainsi dire, au départ, cela consiste à « remplir les espaces vides » d'un formulaire. Le formulaire requiert la température du patient, donc l'infirmier(e) prend la température et entre cette donnée dans le formulaire d'évaluation. Le formulaire requiert que des informations soient rassemblées au sujet du système cardiaque du patient, et l'infirmier(e) complète tous les espaces vides du formulaire en rapport avec ce système (fréquence cardiaque, rythme cardiaque, présence d'un souffle, pouls pédieux, etc.).

Cependant, une évaluation infirmière appropriée exige bien davantage qu'un dépistage initial. Manifestement, quand l'infirmier(e) vérifie les données rassemblées durant l'évaluation et commence à repérer les hypothèses diagnostiques, il(elle) aura besoin de collecter des données complémentaires qui l'aideront à établir si d'autres réactions humaines se produisent, ou qui indiquent des risques pour le patient, ou qui donnent à penser qu'il y a des possibilités de promotion de la santé. L'infirmier(e) aura aussi besoin de repérer l'étiologie ou les facteurs favorisants des domaines qui posent problème. Il est fort possible que ces questions plus approfondies ne soient pas présentes dans le formulaire de collecte de données de l'organisation, car il n'est pas possible d'inclure toutes les questions éventuelles qu'il sera nécessaire de poser à propos des réactions humaines envisageables.

Trame de l'évaluation infirmière

Prenons un moment pour réfléchir au type de trame qui est favorable à une évaluation infirmière rigoureuse. Une trame d'évaluation fondée sur des données probantes devrait être utilisée pour aboutir à un diagnostic infirmier exact, de même qu'à des soins sûrs aux patients. Elle devra aussi représenter la discipline du professionnel qui l'utilise ; dans ce cas, le formulaire de collecte de données devra représenter les connaissances de la discipline infirmière.

Devons-nous utiliser la Taxonomie de NANDA-I comme trame de l'évaluation infirmière ?

Il y a parfois confusion entre la Taxonomie II des diagnostics infirmiers de NANDA-I et la trame d'évaluation selon les Modes fonctionnels de santé de Gordon (1994). La Taxonomie de NANDA-I a été développée sur la base du travail de Gordon ; c'est la raison pour laquelle les deux structures se ressemblent. Cependant, leurs objectifs et utilités sont entièrement différents. (Voir les chapitres 3 et 4 pour des renseignements plus spécifiques sur la Taxonomie de NANDA-I.)

La Taxonomie de NANDA-I a pour objectif d'opérer un tri/de classer les diagnostics infirmiers. Chaque domaine et chaque classe sont définis ; donc la structure aide les infirmier(e)s à repérer un diagnostic infirmier dans la taxonomie. Par ailleurs, la trame des Modes fonctionnels de santé a été développée scientifiquement afin de standardiser la structure de l'évaluation infirmière (Gordon, 1994). Elle guide l'anamnèse et l'examen physique mis en œuvre par les infirmier(e)s, fournit des items pour l'évaluation et une structure afin d'organiser la collecte des données. De plus, la suite des 11 Modes fournit un apport productif et efficace pour l'évaluation infirmière.

Comme mentionné dans la prise de position de NANDA-I (2010), l'utilisation d'une trame d'évaluation fondée sur des données probantes, comme les Modes fonctionnels de santé de Gordon, est vivement recommandée pour garantir des diagnostics infirmiers exacts et des soins sécuritaires aux patients. Il n'est pas dans notre intention que NANDA-I soit utilisée comme trame d'évaluation.

Analyse des données

La deuxième étape du processus est la conversion des données en indices. Sa raison d'être est de nous aider à réfléchir à propos de la signification des données collectées durant l'évaluation de dépistage, ou de nous aider à identifier les données supplémentaires qui doivent être collectées. Les termes « indices »

Figure 2.2 *Convertir les données en indices : la situation de Caroline, 14 ans, jeune fille vue en clinique ambulatoire.*

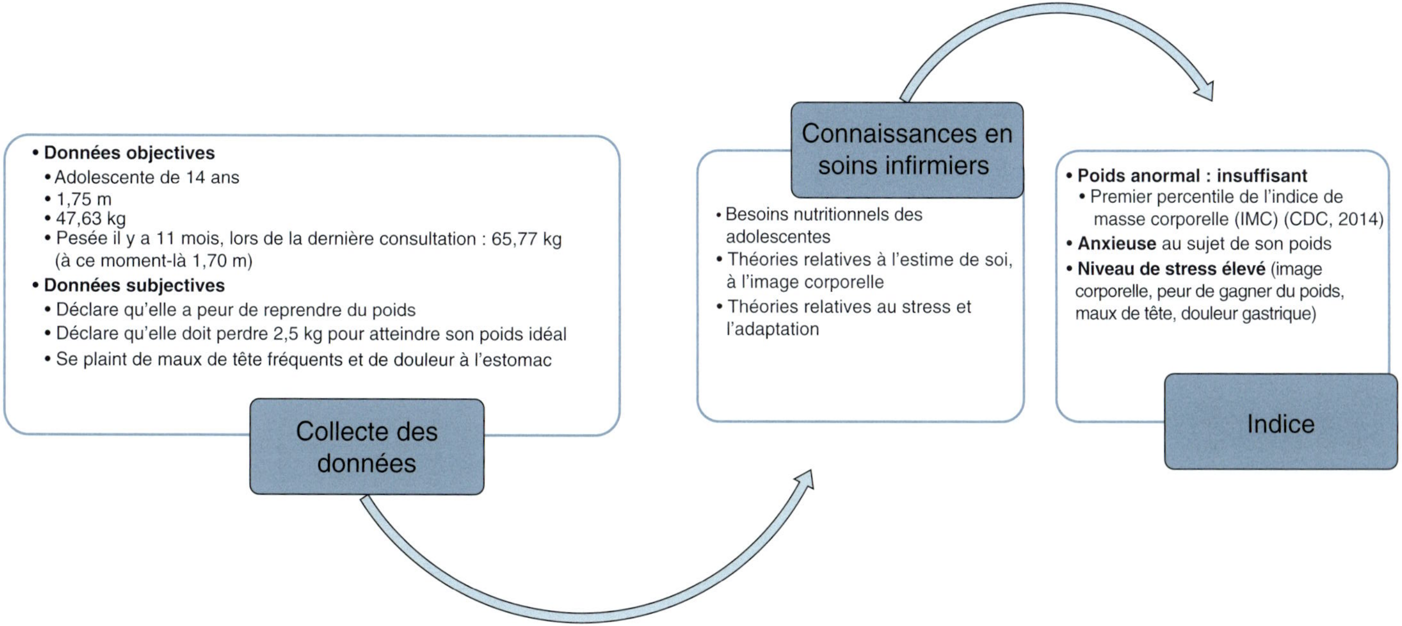

et « données » sont quelquefois confondus, mais les caractéristiques réelles de chacun de ces termes sont tout à fait différentes. Afin d'avoir une meilleure compréhension de l'évaluation infirmière et des diagnostics infirmiers, il est utile de prendre un moment pour différencier données et indices.

Les données sont des faits à l'état brut collectés par les infirmier(e)s suite à leurs observations. Les infirmier(e)s collectent les données d'un patient (ou d'une famille/d'un groupe/d'une collectivité) et, ensuite, grâce à leurs connaissances en soins infirmiers, ils(elles) transforment ces données en indices. Les indices peuvent être considérés comme des données sur lesquelles un jugement ou une signification ont été posés, comme « haut » ou « bas », « normal » ou « anormal », et « important » ou « insignifiant ». La figure 2.2 donne un exemple montrant comment les données objectives et subjectives peuvent être transformées en indices par l'utilisation des connaissances infirmières.

Il est important de noter que les mêmes données peuvent être interprétées différemment en fonction du contexte, ou de la récolte de nouvelles données. Par exemple, supposons qu'un(e) infirmier(e) prend la température corporelle de M. W. qui vient d'être admis à l'hôpital avec une plaie chirurgicale infectée et des difficultés respiratoires. Sa température est de 37,5 °C, en axillaire. Après réflexion, ce fait évident comparé aux valeurs normales correspond pour l'infirmier(e) qui transforme les données en indices à : M. W. a une légère fièvre. Cependant, l'infirmier(e) apprend que, lorsque M. W. a été vu en clinique ambulatoire voici 2 heures, sa température était de 39,0 °C. Avec ces nouvelles données, la température actuelle peut être interprétée d'une nouvelle façon : la température de M. W. a diminué (il y a une amélioration).

Par conséquent, lors du remplissage de l'évaluation, il est important de joindre les données et les indices. Un indice ne peut être corroboré par d'autres personnes si les données d'origine ne sont pas fournies. Par exemple, signaler seulement « M. W. a eu de la fièvre » n'est pas utile sur le plan clinique. Quelle était la gravité de la fièvre ? Comment les données ont-elles été collectées (température orale, axillaire, centrale) ? Un rapport qui signale que M. W. a eu une hyperthermie de 37,5 °C, température corporelle prise en axillaire, permet aux autres infirmier(e)s de comparer les nouvelles prises de température par rapport aux précédentes, et d'identifier si l'état du patient s'est amélioré.

Données subjectives versus données objectives

Les infirmier(e)s collectent et relatent deux types de données au sujet d'un patient : les données subjectives et les données objectives. Tandis que les médecins accordent plus d'importance aux données objectives par rapport aux données subjectives pour poser un diagnostic médical, les infirmier(e)s évaluent les deux types de données afin de poser des diagnostics infirmiers (Gordon, 2008).

Quelle est la différence entre données subjectives et objectives ? Le dictionnaire (Merriam-Webster, 2014) définit le terme *subjectif(ve)* comme « fondé sur les sentiments ou opinions plutôt que sur les faits », et le terme *objectif(ve)* comme « fondé sur des faits plus que sur des sentiments et opinions ». Il faut être prudent avec ces propos, car lorsque ces termes sont utilisés dans le contexte d'une évaluation infirmière, ils ont une signification quelque peu différente que la définition de ce dictionnaire général. Bien que l'idée de base reste la même, « subjectif » ne concerne pas les sentiments et opinions des *infirmières,* mais le sujet des soins infirmiers : le patient/la famille/le groupe/la collectivité. En outre, « objectif » signifie que ces faits ont été observés par l'infirmier(e) ou un autre professionnel de la santé.

En d'autres mots, les *données subjectives* proviennent des comptes rendus des perceptions et pensées du patient sur sa santé, sa vie quotidienne, son confort, ses relations, etc. Par exemple, un patient peut relater : « J'ai eu des douleurs importantes au dos il y a une semaine » ou « Je n'ai personne dans ma vie avec qui je peux échanger mes sentiments ». Quelquefois, cependant, les patients sont incapables de fournir des données subjectives, et nous devons donc compter sur d'autres sources, comme les membres de la famille, les amis proches. Les parents peuvent fournir des indices au sujet du comportement de leur enfant fondés sur leurs observations journalières et leurs connaissances. Un exemple serait un parent qui raconte à l'infirmier(e) : « Elle se met habituellement en boule quand elle se blesse ». Les infirmier(e)s peuvent utiliser ces indices pour confirmer les comportements du bébé, et d'autres comportements de ce type peuvent être utilisés comme données subjectives.

Les infirmier(e)s collectent ces données subjectives par une anamnèse ou un entretien. L'anamnèse ne consiste pas seulement à poser des questions au patient les unes après les autres, en utilisant un formulaire de routine. Afin d'obtenir des données exactes au sujet d'un patient, les infirmier(e)s doivent adopter des comportements d'écoute active, et utiliser le plus possible des questions ouvertes, en particulier pour les questions de suivi lorsque des données éventuellement anormales ont été identifiées.

Les *données objectives* sont ces faits que les infirmier(e)s observent à propos du patient. Les données objectives sont collectées par les examens physiques et par les résultats des tests diagnostiques. Ici, « observer » ne signifie pas seulement l'utilisation de la vue; cela exige l'utilisation de tous les sens. Par exemple, les infirmier(e)s considèrent l'apparence générale du patient, auscultent leurs poumons, peuvent respirer l'odeur désagréable de l'écoulement d'une plaie, et sentir la température de la peau. En plus, les infirmier(e)s utilisent des instruments et des outils pour collecter des données numériques auprès des patients (par exemple le poids, la pression sanguine, la saturation en oxygène, le niveau de douleur). Afin d'obtenir des données objectives fiables et exactes, les infirmier(e)s doivent avoir les connaissances et les compétences appropriées pour accomplir des évaluations physiques, pour utiliser des outils standardisés ou des dispositifs de surveillance.

Questionnez-vous : Que signifient ces données ?

- Un problème ?
- Une ressource ?
- Une vulnérabilité ?

Figure 2.3 *La démarche de soins infirmiers modifiée (Herdman, 2013).*

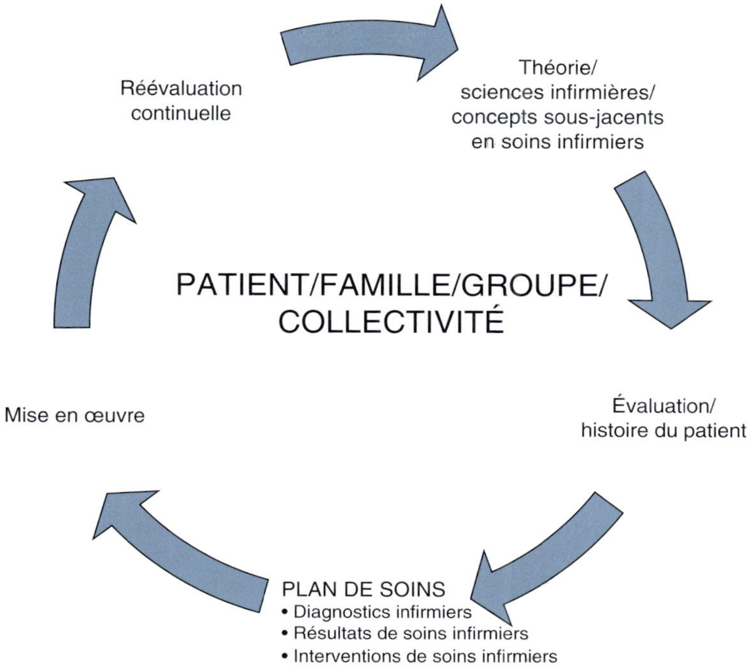

Regrouper des indices/envisager un modèle

Une fois que l'infirmier(e) a collecté des données et les a converties en indices, la prochaine étape est de répondre à la question : Quelles sont les réactions humaines de mes patients (diagnostics infirmiers) ? Répondre à cette question exige la connaissance d'une diversité de théories et de modèles de soins infirmiers et de plusieurs disciplines connexes. Cela exige aussi des connaissances au sujet des concepts qui sont à la base des diagnostics infirmiers eux-mêmes. Vous souvenez-vous du schéma de la démarche de soins infirmiers modifiée exposé dans le chapitre 1 (figure 1.2, reprise ici en figure 2.3) ? Dans ce schéma, Herdman (2013) insiste sur l'importance de la théorie/science des soins infirmiers à la base des concepts infirmiers. Les techniques d'évaluation sont dénuées de sens si nous ne savons pas comment utiliser les données !

Si l'infirmier(e) qui évalue la situation de l'adolescente Caroline (figure 2.2) ne connaît pas l'IMC normal pour ce groupe d'âge, il(elle) peut ne pas être capable d'interpréter le poids de la patiente comme étant inférieur aux normes. S'il(elle) ne comprend pas les théories liées au développement de l'enfant/adolescent, à l'estime de soi, à l'image corporelle, au stress et à l'adaptation dans ce groupe d'âge, il(elle) ne peut pas identifier les autres réactions de vulnérabilité ou de problèmes exposées par Caroline.

Identifier des hypothèses de diagnostics infirmiers

À ce stade de la démarche, l'infirmier(e) examine les indices qui vont ensemble pour former un modèle. Ceux-ci lui permettent d'envisager quelle est la réaction humaine que le patient peut vivre. Au début, l'infirmier(e) envisage toutes les hypothèses possibles. Pour l'infirmier(e) expérimenté(e), cela prend quelques secondes; pour les infirmier(e)s novices et les étudiant(e)s, cela peut demander le soutien d'infirmier(e)s plus expérimenté(e)s ou d'enseignant(e)s afin d'orienter leur réflexion.

Demandez-vous, quand vous avez collecté les données d'évaluation et après les avoir converties en indices, comment vous saurez ce qui est important et ce qui est sans rapport avec ce patient en particulier.

Constater des tendances dans les données exige la compréhension des concepts qui étayent chaque diagnostic. Par exemple, si vous évaluez la situation de Mme K. et que vous remarquez qu'elle a des difficultés respiratoires, que l'oxymétrie indique une oxygénation de 88 %, que la patiente mobilise des muscles accessoires pour respirer, et qu'elle a du tirage sus-claviculaire, à quoi pensez-vous? À moins que vous n'ayez une bonne connaissance au sujet de la respiration, des échanges gazeux normaux et de la ventilation, cela ne vous sera pas utile. Vous pouvez identifier que Mme K. présente quelques problèmes respiratoires, mais vous ne savez pas ce que vous devez regarder pour identifier une cause (un facteur favorisant), ou encore quelles autres données (caractéristiques) vous devez chercher pour établir un diagnostic exact. Cette situation peut conduire l'infirmier(e) à «piocher un diagnostic» dans une liste, ou à essayer d'utiliser un diagnostic médical comme base pour le diagnostic infirmier. Les connaissances conceptuelles relatives à chaque diagnostic infirmier permettent à l'infirmier(e) de donner un sens précis aux données collectées chez le patient, et le(la) préparent pour mener à bien l'évaluation approfondie.

Quand vous possédez ces connaissances conceptuelles, vous pouvez commencer à collecter des données de manière différente. Vous pourrez transformer ces données en indices, et commencer à étudier comment ces indices se regroupent pour former un modèle ou pour «dépeindre» ce qui peut se passer pour votre patient. Portez un autre regard sur la figure 2.2. Grâce aux connaissances à propos des concepts de soins infirmiers au sujet de la nutrition, de l'estime de soi, du stress, de l'adaptation et du développement de l'adolescent, vous pouvez envisager les indices en lien avec des hypothèses possibles de diagnostics infirmiers, tels que :

- Alimentation déficiente (00002)
- Image corporelle perturbée (00118)
- Diminution situationnelle de l'estime de soi (00120).

Malheureusement, les infirmier(e)s s'arrêtent souvent à cette étape : ils(elles) développent une liste de diagnostics et mettent en place directement des interventions (décident les interventions), ou ils(elles) «piochent» seulement un de ces diagnostics qui leur semble le plus approprié, sur la base d'un titre de diagnostic, et ensuite se dirigent vers les interventions disponibles pour ces diagnostics. C'est, tout simplement, la mauvaise chose à faire. Pour que les diagnostics soient exacts, ils doivent être validés – et cela exige en plus une évaluation approfondie pour confirmer ou infirmer, ou « éliminer » un diagnostic.

En alliant les connaissances de base en soins infirmiers et les connaissances des diagnostics infirmiers, l'infirmier(e) peut maintenant passer de l'identification d'hypothèses diagnostiques fondées sur une évaluation de dépistage à une évaluation approfondie, et ensuite à la détermination du (ou des) diagnostic(s) infirmier(s) exact(s).

Évaluation approfondie

À cette étape, vous avez passé en revue les indices fournis par l'évaluation de dépistage pour savoir s'ils sont normaux ou anormaux, ou s'ils représentent un risque (une vulnérabilité) ou une force. Les items qui sont anormaux, ou qui sont considérés comme une vulnérabilité, doivent être examinés en comparaison avec des diagnostics focalisés sur le problème ou des diagnostics de type risque. Les domaines où le patient signale un désir d'améliorer quelque chose (par exemple améliorer la nutrition) sont considérés comme des hypothèses de diagnostic de promotion de la santé.

Si certaines données sont interprétées comme anormales, une évaluation plus approfondie est essentielle pour poser un diagnostic exact pour ce patient. Cependant, si les infirmier(e)s se contentent de collecter des données sans trop prêter attention à celles-ci, des données essentielles peuvent être négligées. Portez un autre regard sur la figure 2.2. L'infirmier(e) pourrait avoir arrêté son évaluation à ce stade, et avoir simplement proposé le diagnostic *alimentation déficiente* (00002). Il(elle) pourrait avoir dispensé une éducation à propos d'une nutrition correcte et l'échelle de poids normal pour l'âge et la taille de Caroline. Il(elle) pourrait avoir mis au point un programme d'alimentation ou eu recours à une diététicienne. Néanmoins, quoique ces initiatives puissent être appropriées, il(elle) pourrait avoir négligé d'identifier certains problèmes essentiels qui, s'ils ne sont pas traités, conduiront à des problèmes persistants en ce qui concerne l'état nutritionnel et le poids de Caroline.

Grâce à une évaluation approfondie, en revanche, l'infirmier(e) de Caroline a été capable d'identifier une pression des pairs, du harcèlement, et un haut niveau de stress en lien avec la réussite scolaire, son envie de « se conformer » dans le cadre de l'école, son but d'aller dans une université de haut niveau et son besoin d'avoir une bourse pour payer les frais d'inscription (figure 2.4). Il(elle) a découvert que Caroline présentait des vulnérabilités suite à un environnement social stressant (pairs centrés sur le poids et l'apparence, harcèlement, son meilleur ami avec des comportements autodestructeurs). Toutefois, il(elle) a aussi identifié que Caroline avait des ressources grâce au soutien qu'elle recevait de ses parents et de son frère – ce qui est un point important à incorporer à tout plan de soins. Donc, grâce aux apports de l'évaluation approfondie, l'infirmier(e) pourrait dès lors corriger ses hypothèses diagnostiques :

- Alimentation déficiente (00002)
- Excès de stress (00177)

Figure 2.4 *Évaluation approfondie : la situation de Caroline, âgée de 14 ans, jeune fille vue en clinique ambulatoire.*

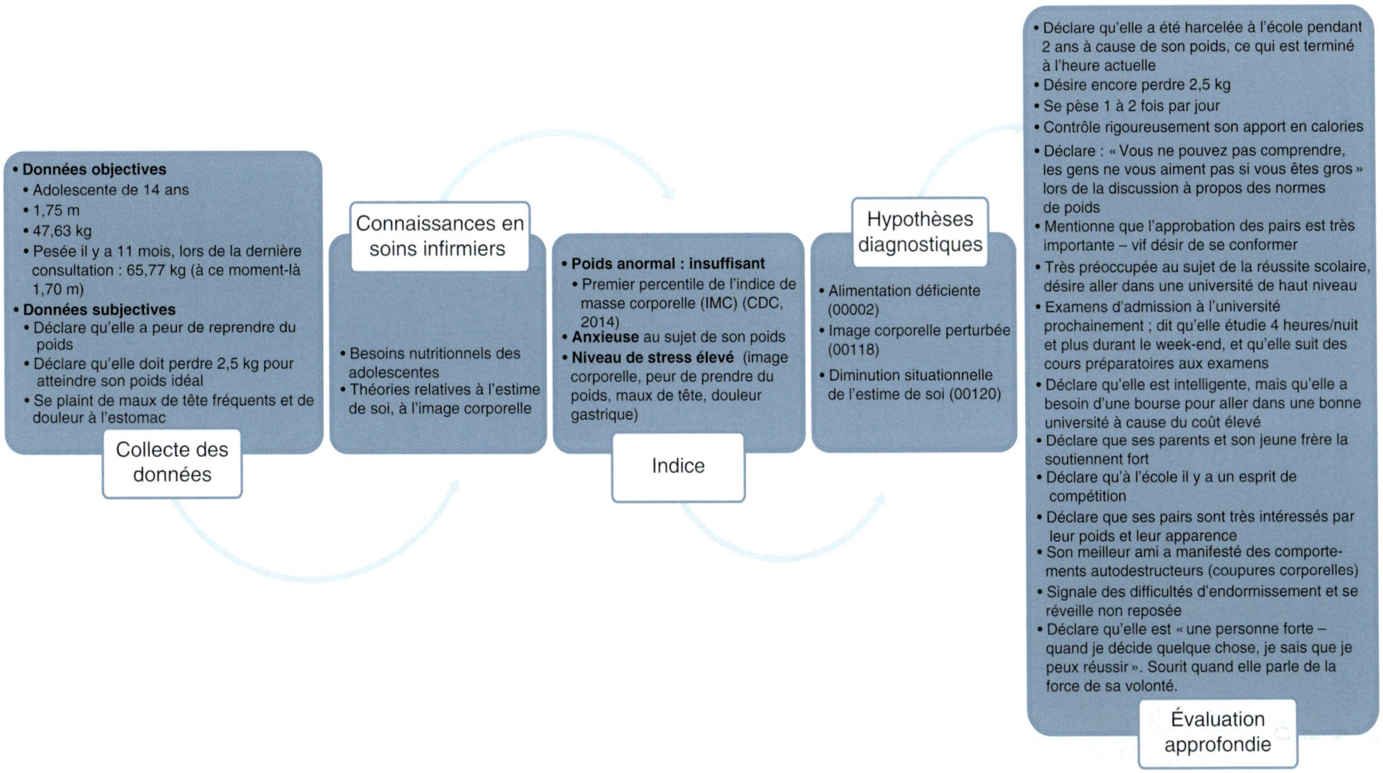

- Stratégies d'adaptation inefficaces (00069)
- Anxiété (00146)
- Image corporelle perturbée (00118)
- Diminution situationnelle de l'estime de soi (00120).

Confirmer ou infirmer les hypothèses de diagnostic infirmier

À chaque fois que de nouvelles données ont été collectées et ont été transformées en indices, le moment est venu de revoir les hypothèses et les diagnostics confirmés. Durant cette étape, il y a trois éléments importants à envisager :

- L'évaluation approfondie fournit-elle de nouvelles données qui écarteraient ou élimineraient une ou plus d'une hypothèse ?
- L'évaluation approfondie suggère-t-elle de nouveaux diagnostics que vous n'aviez pas envisagés avant ?
- Comment allez-vous faire la différence entre des diagnostics semblables ?

Il est aussi important de se souvenir que d'autres infirmier(e)s auront besoin de continuer à valider le diagnostic que vous avez posé, et devront comprendre comment vous êtes arrivé(e) à votre diagnostic. Pour cette raison, il est important d'utiliser des termes standardisés, comme les diagnostics infirmiers NANDA-I, qui fournissent non seulement un titre (par exemple *stratégies d'adaptation inefficaces* [00069]), mais aussi une définition et des critères d'évaluation (les caractéristiques et les facteurs favorisants, ou les facteurs de risque), de manière à ce que d'autres professionnels des soins infirmiers puissent continuer à valider – ou peut-être à infirmer – le diagnostic si des nouvelles données deviennent disponibles à propos de ce patient. Des termes qui sont simplement élaborés par les infirmier(e)s au chevet du patient, sans se référer à des définitions et des critères d'évaluation, n'ont pas de signification cohérente et ne peuvent être cliniquement validés ou confirmés. Quand il n'existe pas de diagnostic infirmier NANDA-I qui correspond aux éléments que vous avez identifiés pour un patient, il est plus sûr de décrire le problème en détail plutôt que d'inventer un terme qui pourrait avoir différentes significations pour divers(e)s infirmier(e)s. Souvenez-vous que la sécurité du patient dépend d'une bonne communication; donc utilisez seulement des termes standardisés qui ont des définitions claires et des critères d'évaluation afin qu'ils puissent être facilement validés.

Éliminer des hypothèses

Un des buts de l'évaluation approfondie est d'éliminer, ou d'« écarter », une ou plusieurs hypothèses diagnostiques que vous aviez envisagées. Pour cela, vous devez vérifier les indices que vous avez obtenus et les comparer avec vos connaissances relatives aux diagnostics. Il est essentiel que des données d'évaluation étayent le(s) diagnostic(s). Les diagnostics qui ne sont pas bien étayés par les critères d'évaluation fournis par NANDA-I (caractéristiques, facteurs favorisants, ou facteurs de risque) et/ou qui ne sont pas étayés par des facteurs étiologiques (causes ou facteurs contributifs des diagnostics) ne sont pas adéquats pour un patient.

Demandez-vous : quand j'examine les indices au sujet du patient :

- Sont-ils cohérents avec la définition de l'hypothèse diagnostique ?
- Les données objectives et subjectives identifiées chez le patient sont-elles présentes parmi les caractéristiques ou les facteurs de risque du diagnostic ?
- Ces indices tiennent-ils compte des causes (facteurs favorisants) d'un éventuel diagnostic focalisé sur le problème ?

Quand l'on considère la figure 2.4 et que l'on prend en considération les hypothèses diagnostiques que l'infirmier(e) de Caroline a identifiées, nous pouvons commencer par éliminer certaines d'entre elles en tant que diagnostics non validés. Parfois, il est utile de classer côte à côte ce qui concerne les diagnostics, les caractéristiques et les facteurs favorisants face à tout ce qui a été identifié durant l'évaluation et l'histoire du patient (tableau 2.1).

Par exemple, après réflexion, l'infirmier(e) de Caroline élimine rapidement l'hypothèse envisagée de *diminution situationnelle de l'estime de soi.* La définition de ce diagnostic ne coïncide vraiment pas du tout avec la confiance de Caroline dans son intelligence, sa capacité de réaliser ce qu'elle a en tête, et sa fierté à propos de la force de sa volonté. Même si quelques facteurs favorisants en lien avec ce diagnostic sont présents, elle n'a pas les signes/symptômes d'une personne présentant ce diagnostic et elle a, en fait, des ressources qui sont tout à fait contraires. L'infirmier(e) a aussi éliminé l'*anxiété.* Même si Caroline a certaines caractéristiques et certains facteurs favorisants en lien avec ce diagnostic, elle ne se considère pas anxieuse, et elle n'identifie pas non plus un sentiment de crainte ou d'inquiétude. Au lieu de cela, elle cite clairement les causes de stress auxquelles elle doit faire face et les voit comme un défi à relever.

Nouvelles hypothèses diagnostiques

Il est tout à fait possible, comme dans la situation de Caroline (figure 2.4), que des nouvelles données mèneront à de nouveaux indices et, à leur tour, à de nouveaux diagnostics. Les mêmes questions que vous avez utilisées pour éliminer une hypothèse diagnostique pourront être utilisées lorsque vous envisagerez ces diagnostics.

Distinguer des diagnostics semblables

Il est utile de préciser vos hypothèses en partant de celles qui sont semblables, mais qui ont des caractéristiques distinctes qui permettent de considérer que

Tableau 2.1 *La situation de Caroline : une comparaison des caractéristiques et des facteurs favorisants identifiés*

	Alimentation déficiente (00002)	*Excès de stress (00177)*	*Stratégies d'adaptation inefficaces (00069)*	*Anxiété (00146)*	*Image corporelle perturbée (00118)*	*Diminution situationnelle de l'estime de soi (00120)*
Définition	Apport nutritionnel inférieur aux besoins métaboliques	Surcharge d'exigences diverses auxquelles la personne doit répondre	Incapacité d'évaluer correctement les facteurs de stress, de décider ou d'agir de manière appropriée ou de se servir des ressources disponibles	Vague sentiment de malaise, d'inconfort ou de crainte accompagné d'une réponse du système nerveux autonome ; sa source est souvent non spécifique ou inconnue pour la personne. Sentiment d'appréhension généré par l'anticipation du danger. Il s'agit d'un signal qui prévient d'un danger imminent et qui permet à l'individu de réagir face à la menace.	Confusion dans la représentation mentale du moi physique	Développement d'une perception négative de sa propre valeur en réaction à une situation présente

(Suite)

Tableau 2.1 *Suite*

	Alimentation déficiente (00002)	*Excès de stress (00177)*	*Stratégies d'adaptation inefficaces (00069)*	*Anxiété (00146)*	*Image corporelle perturbée (00118)*	*Diminution situationnelle de l'estime de soi (00120)*
Caractéristiques	– Poids corporel inférieur de 20 % ou plus au poids idéal – Ration alimentaire inférieure aux apports quotidiens recommandés – Idées fausses	– Excès de stress – Sentiment de pression – Conséquences négatives reliées au stress – Tension	– Altération des habitudes de sommeil – Stratégies d'adaptation inefficaces	**Comportementale** – Insomnie **Affective** – Détresse – Peur – Égocentrisme – Incertitude – Inquiétude **Effet du système nerveux sympathique** – Anorexie **Effet du système nerveux parasympathique** – Altération des habitudes de sommeil **Cognitive** – Préoccupation – Rumination	– Altération dans la représentation de son corps – Comportement de surveillance de son corps – Peur de la réaction des autres – Focalisation sur l'apparence antérieure – Sentiments négatifs vis-à-vis du corps – Perceptions reflétant une altération de la représentation de l'apparence de son corps – Inquiétude face au changement	

	Alimentation déficiente (00002)	*Excès de stress (00177)*	*Stratégies d'adaptation inefficaces (00069)*	*Anxiété (00146)*	*Image corporelle perturbée (00118)*	*Diminution situationnelle de l'estime de soi (00120)*
Facteurs favorisants	– Apport alimentaire insuffisant – Troubles psychologiques	– Stress excessif – Agents stressants répétitifs	– Stratégies d'adaptation différentes selon le sexe – Stratégies pour soulager les tensions inefficaces – Perception d'un manque de contrôle – Soutien social insuffisant – Crise de croissance – Crise situationnelle – Incertitude	– Crise de croissance – Crise de situation – Facteurs de stress	– Modification de la perception de soi – Incompatibilité culturelle – Changement lié au développement – Dysfonctionnement psychosocial	– Altération de l'image corporelle – Changement lié au développement – Antécédent de rejet

Tableau 2.2 *La situation de Caroline : une comparaison des domaines et classes des hypothèses diagnostiques*

Diagnostic	*Domaine*	*Classe*
Alimentation déficiente (00002)	Nutrition	Ingestion
Excès de stress (00177)	Adaptation/tolérance au stress	Stratégies d'adaptation
Stratégies d'adaptation inefficaces (00069)	Adaptation/tolérance au stress	Stratégies d'adaptation
Image corporelle perturbée (00118)	Perception de soi	Image corporelle

l'une des deux est plus pertinente chez ce patient que l'autre. Regardons autrement notre patiente, Caroline. Après l'évaluation approfondie, l'infirmier(e) avait identifié six hypothèses diagnostiques; deux hypothèses ont été éliminées, et quatre hypothèses conservées. Une manière de débuter le processus de différenciation consiste à examiner l'endroit où les diagnostics sont classés à l'intérieur de la Taxonomie de NANDA-I. Cela vous donne un indice au sujet de la manière selon laquelle les diagnostics ont été regroupés dans le classement général des connaissances de soins infirmiers (en domaines) et les sous-catégories, ou groupes de diagnostics avec des attributs semblables (en classes).

Un rapide examen du tableau 2.2 montre seulement un diagnostic dans le domaine de la nutrition, et un autre dans le domaine de la perception de soi. En revanche, deux diagnostics ont été trouvés dans le domaine de l'adaptation/tolérance au stress; ces diagnostics ont aussi été placés dans la même classe, celle des stratégies d'adaptation. Cela indique un certain degré de différenciation qui pourrait guider vers une réduction des hypothèses diagnostiques qui partagent des attributs similaires.

Demandez-vous : lorsque j'examine les indices concernant la patiente en ce qui concerne les diagnostics infirmiers similaires :

- Les diagnostics partagent-ils un cœur semblable, ou est-ce différent ?
- Si les diagnostics partagent un cœur semblable, est-ce que l'un est plus focalisé/spécifique que l'autre ?
- Une des hypothèses conduit-elle à une autre hypothèse identifiée ? Si c'est le cas, serait-elle le facteur causal de cet autre diagnostic ?

Si l'infirmier(e) envisage ce qu'il(elle) sait de Caroline, il(elle) peut poser un autre regard sur les hypothèses de la classe des stratégies d'adaptation identifiées grâce à ces questions. Ces diagnostics ne partagent pas des concepts

Figure 2.5 *SEA TOW : un outil à penser pour prendre une décision diagnostique (adapté de Rencic, 2011).*

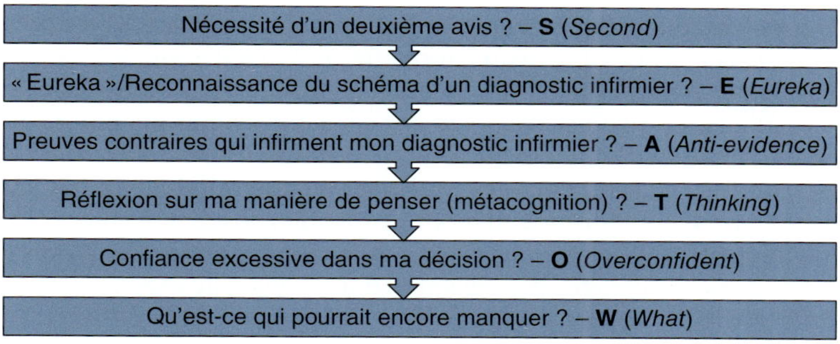

semblables : l'un dirige son attention sur le stress et l'autre sur l'adaptation. L'*excès de stress* est assez spécifique : surcharge d'exigences diverses auxquelles la personne doit répondre. Caroline a clairement identifié les facteurs de stress (harcèlement, pression par les pairs, désir de « se conformer », examens d'entrée à l'université, nécessité d'une bourse pour aller à l'université, comportement d'automutilation de son meilleur ami, etc.). Les *stratégies d'adaptation inefficaces* se rapportent à la façon dont la personne évalue les facteurs de stress, et aux choix qu'elle fait pour y réagir, et/ou à la manière d'accéder aux ressources disponibles pour atteindre cet objectif.

On voit aisément que l'*excès de stress* peut mener à des *stratégies d'adaptation inefficaces* : l'élimination des facteurs de stress, ou un recadrage de la manière dont Caroline perçoit ces facteurs de stress, pourrait ainsi avoir un impact sur la façon qu'a la patiente de s'adapter à la situation. L'infirmier(e) peut prendre quelque temps pour considérer s'il est possible pour la patiente d'éliminer ou de recadrer les facteurs de stress, ou si la priorité est de se recentrer sur la réaction d'adaptation inefficace par rapport à ceux-ci. Il(elle) devrait, si c'est possible, avoir une discussion avec la patiente afin de prendre ensemble une décision. Après tout, Caroline est seule à vivre cette expérience ; ce sont ainsi ses priorités et son optique qui aideront l'infirmier(e) dans sa conception d'un plan de soins.

Un outil à penser (figure 2.5) utilisé par nos collègues médecins peut nous être utile pour examiner la priorité avant de poser le diagnostic final : c'est l'acronyme anglais « SEA TOW » (Rencic, 2011). Cet outil peut facilement être adapté aux diagnostics infirmiers.

Si vous avez un doute sur le diagnostic adéquat, c'est toujours une excellente idée de questionner un collègue, ou un expert, pour avoir une *seconde opinion*. Mais aussi, est-ce que le diagnostic que vous envisagez est le résultat d'une découverte – « Eureka » ? Reconnaissez-vous le schéma d'un diagnostic infirmier à l'intérieur des données de votre évaluation et de l'entretien avec le patient ? Confirmez-vous ce schéma en revoyant les indicateurs du diagnostic (caractéristiques, facteurs favorisants ou facteurs de risque) ? Avez-vous collecté des preuves contraires (*anti-evidence*) : des données qui vous semblent réfuter ce diagnostic ? Pouvez-vous justifier le diagnostic malgré ces données contraires, ou ces données vous indiquent-elles que vous devez approfondir ? Réfléchissez (*think*) sur votre manière de penser : est-ce logique, raisonné, construit sur vos connaissances de la science infirmière et des réactions humaines que vous diagnostiquez? Avez-vous besoin de renseignements supplémentaires au sujet de la réaction humaine avant d'être prêt(e) à confirmer le diagnostic ? Êtes-vous trop *sûr(e) de vous (overconfident)* ? Cela peut arriver lorsque vous êtes habitué(e) à des patients qui présentent des diagnostics particuliers, et qu'ainsi vous « sautez » sur un diagnostic, plutôt que de réellement appliquer le jugement clinique. Enfin, *qu'est-ce qui pourrait encore manquer ?* Y a-t-il d'autres données à collecter ou à réexaminer afin de valider, confirmer ou d'éliminer une hypothèse de diagnostic infirmier? Utiliser l'acronyme SEA TOW peut vous aider à valider votre processus de raisonnement clinique et à accroître la probabilité d'un diagnostic exact.

Poser un diagnostic/établir des priorités

La dernière étape consiste à déterminer le(s) diagnostic(s) qui conduira(ont) à des interventions pour votre patient. Après avoir réexaminé tout ce qu'il(elle) a appris de sa patiente Caroline, l'infirmier(e) a déterminé trois diagnostics clés ; l'un d'eux est nouveau :

- Alimentation déficiente (00002)
- Image corporelle perturbée (00118)
- Motivation à améliorer ses stratégies d'adaptation (00158)

Le diagnostic d'*alimentation déficiente* doit être retenu dans le but de prévenir les conséquences possibles de la malnutrition, surtout durant l'adolescence de Caroline pendant laquelle elle doit s'assurer d'avoir une bonne nutrition pour grandir et se développer sainement. Cela peut être le diagnostic principal, ou prioritaire. L'*image corporelle perturbée* est maintenue comme diagnostic, car Caroline estime en ce moment qu'elle a besoin d'être « très mince », car malgré le fait que son poids est insuffisant, elle continue à exprimer son désir de perdre plus de poids. Sa constante référence à son passé de surpoids, son contrôle journalier ou biquotidien de son poids et sa peur de prendre du poids : tous ces éléments indiquent que cette question doit être examinée en même temps que le diagnostic d'alimentation déficiente pour que l'intervention soit efficace.

En accord avec Caroline, les facteurs de stress qu'elle ressent sont présents et ne peuvent probablement pas être modifiés ; malheureusement, le harcèlement et la pression culturelle durant l'adolescence en ce qui concerne le poids sont bien réels. Dans la situation de Caroline, son désir d'accéder à des études universitaires suscite du stress, car de sa réussite aux examens d'entrée et aux études secondaires dépend l'éventualité d'obtenir le support financier d'une bourse d'études. Par conséquent, se focaliser sur l'excès de stress pourrait ne pas être efficace pour cette patiente. Cependant, alors que l'infirmier(e) lui parlait de l'enjeu en lien avec la manière de surmonter ces stress, Caroline a signalé son désir d'améliorer ses connaissances à propos des techniques de gestion du stress, afin de mieux s'en sortir face aux facteurs de stress présents dans sa vie, et pour apprendre à entrer en contact avec les autres afin d'augmenter son soutien social. Ces données supplémentaires ont montré à l'infirmier(e) qu'il y avait une possibilité de promotion à la santé pour Caroline en ce qui concerne les stratégies d'adaptation, et ainsi *motivation à améliorer ses stratégies d'adaptation* était un diagnostic plus adéquat pour Caroline que *stratégies d'adaptation inefficaces*.

Rappelez-vous que la démarche de soins infirmiers, qui comprend l'évaluation du diagnostic, est un processus continu et que plus de données deviennent disponibles, ou alors que l'état du patient change, plus le diagnostic peut aussi changer – ou que les priorités établies changent. Repensez un instant à l'évaluation initiale de dépistage que l'infirmier(e) a effectuée sur Caroline. Voyez-vous que, sans des contrôles supplémentaires, il(elle) aurait raté la possibilité de promotion de la santé pour Caroline (*motivation à améliorer ses stratégies d'adaptation*), et aurait pu concevoir un plan pour s'occuper des problèmes d'estime de soi qui n'aurait pas été adéquat pour elle ?

Comprenez-vous pourquoi l'idée d'aller juste « piocher » un diagnostic infirmier qui découle d'un diagnostic médical n'est pas la voie à suivre ? L'évaluation continue en profondeur a fourni bien plus d'indices sur Caroline, lesquels ont pu être utilisés pour décider non seulement des diagnostics infirmiers adéquats, mais aussi des résultats et interventions réalistes qui répondront au mieux à ses besoins individuels.

Résumé

Réaliser une évaluation infirmière est une tâche importante pour les infirmier(e)s professionnel(le)s, et exige une compréhension des concepts de soins infirmiers qui étayent les diagnostics infirmiers. Collecter des données dans l'unique but de compléter certains formulaires obligatoires ou écrans d'ordinateurs est une perte de temps et ne garantira certainement pas des soins individualisés pour nos patients. Collecter des données avec le dessein d'identifier des indices importants, compte tenu des diagnostics infirmiers, puis conduire une évaluation en profondeur pour valider et prioriser le diagnostic – voilà la marque de fabrique des professionnels de soins infirmiers.

Pour conclure, bien que le choix de diagnostics infirmiers standardisés en l'absence d'évaluation infirmière puisse sembler une manière d'agir simple, ces diagnostics sont souvent inexacts et des diagnostics qui ne sont pas pertinents pour votre patient mènent à des résultats inappropriés, et à des interventions inefficaces et inutiles – et cela au détriment du diagnostic infirmier le plus important aux yeux de votre patient.

Références

Bellinger, G., Casstro, D., & Mills, A., Date, Information, Knowledge, and Wisdom. http://otec.uoregon.edu/data-wisdom.htm, consulté le 29 janvier 2014.

Bergstrom, N., Braden, B. J., Laguzza, A., & Holman, V. (1987). The Braden Scale for predicting pressure sore risk. Nursing Research, 36(4), 205–210.

Centers for Disease Control & Prevention (2014). BMI Percentile Calculator for Child and Teen. http://apps.nccd.cdc.gov/dnpabmi/Result.aspx?&dob=2/9/2000&dom=1/29/2014&age=167&ht=69&wt=105&gender=2&method=0&inchtext=0&wttext =0, consulté le 29 janvier 2014.
Gordon, M. (1994). In Nursing diagnosis : process and application. Vol. 3. St. Louis : MI : Mosby.
Gordon, M. (2008). Assess Notes : Nursing assessment and diagnostic reasoning. Philadelphia, PA : F.A. Davis.
Herdman, T. H. (2013). Manejo de casos empleando diagnósticos de enfermería de la NANDA Internacional. [Case management using NANDA International nursing diagnoses]. XXX CONGRESO FEMAFEE 2013. Monterrey, Mexico. (En espagnol.).
Merriam-Webster.com. Merriam-Webster, s.d. http://www.merriam-webster.com/dictionary/subjective, consulté le 29 janvier 2014.
NANDA-I. (2010). Position statement. http://www.nanda.org/nanda-international-useof-taxonomy-II-assessment-framework.html, consulté le 20 mars 2014.
Rencic, J. (2011). Twelve tips for teaching expertise in clinical reasoning. Medical Teacher, 33(11), 887–892.

Chapitre 3

Introduction à la Taxonomie de NANDA-I

T. Heather Herdman, RN, PhD, FNI

NANDA International, Inc. fournit une *terminologie* standardisée de diagnostics infirmiers, et elle présente tous ses diagnostics dans un schéma de classification, plus précisément une *taxonomie.* Il est important de comprendre davantage une taxonomie, et en quoi une taxonomie diffère de la terminologie. Prenons un moment pour expliquer ce que représente réellement une taxonomie. Une définition de la Taxonomie de NANDA-I pourrait être : « un classement systématique de phénomènes qui définissent le savoir de la discipline infirmière ». C'est plutôt une déclaration ! Plus simplement, la Taxonomie de NANDA-I des diagnostics infirmiers est un schéma de classification afin de nous aider à organiser les concepts qui concernent la pratique infirmière.

La taxonomie : visualisation de la structure d'une taxonomie

Une *taxonomie* est une façon de classer ou d'ordonner les choses en catégories ; c'est un schéma de classification hiérarchique des groupes principaux, des sous-groupes et des éléments. Par exemple, la taxonomie biologique actuelle provient à l'origine de Carl Linnaeus (Carl von Linné) en 1735. Il a d'abord identifié trois royaumes (animal, végétal, minéral), qui ont ensuite été divisés en classes, ordres, familles, genres et espèces (Quammen, 2007). Vous avez probablement étudié la taxonomie biologique révisée en classe scientifique à l'école secondaire ou à l'université. De son côté, une *terminologie* est un langage qui est utilisé pour décrire une chose spécifique ; c'est le langage utilisé dans une discipline particulière pour décrire ses connaissances. Par conséquent, les diagnostics infirmiers forment un langage de la discipline, de sorte que lorsque nous voulons parler des diagnostics eux-mêmes, nous parlons de la *terminologie* des connaissances en soins infirmiers. Lorsque nous voulons parler de la façon dont nous structurons ou catégorisons les diagnostics NANDA-I, nous parlons de la *taxonomie*. Le mot « taxonomie » vient de deux mots grecs : *taxis*, qui signifie arrangement, et *nomos*, qui signifie loi.

Pensons à la taxonomie en relation avec quelque chose que nous avons tous à traiter dans nos vies quotidiennes. Lorsque vous avez besoin d'acheter de la nourriture, vous allez dans un magasin d'alimentation. Supposons qu'il y ait un nouveau magasin dans votre quartier, Classified Groceries, Inc., et vous décidez d'y aller pour faire vos courses. Lorsque vous entrez dans le magasin, vous remarquez que la disposition semble très différente de votre magasin habituel, mais la personne qui vous accueille à l'entrée vous remet un plan pour vous aider à trouver votre chemin (figure 3.1).

Vous pouvez voir que ce magasin a organisé tous les articles d'épicerie en huit catégories principales, ou les rayons de l'épicerie : protéines, produits céréaliers, légumes, fruits, aliments transformés, collations, traiteur, et boissons. Ces catégories/rayons pourraient aussi être appelés « domaines ». Ils sont les grands niveaux de la classification qui divisent les phénomènes en groupes principaux. Dans ce cas, les phénomènes représentent « l'épicerie ».

Vous pouvez aussi avoir remarqué que le plan ne montre pas seulement les huit rayons ; chaque rayon a quelques phrases clés identifiées qui nous aident en outre à comprendre quels types d'aliments pourraient être trouvés dans chaque rayon. Par exemple, dans le rayon (domaine) intitulé « Protéines », nous voyons six sous-catégories : « Produits fromagers », « Ovoproduits », « Poissons », « Viande », « Substituts de viande » et « Produits laitiers ». Une autre façon de le dire serait que ces sous-catégories sont les « Classes » d'aliments que l'on trouve sous le « Domaine » des protéines.

Une des règles que les personnes essaient de suivre quand elles développent une taxonomie est la suivante : les classes doivent être mutuellement exclusives ; en d'autres termes, un type de nourriture ne doit pas être trouvé dans plusieurs classes. Cela n'est pas toujours possible, mais cela devrait toujours être le but, car c'est beaucoup plus clair pour les personnes qui veulent utiliser la structure. Si vous trouvez des haricots noirs dans le rayon des protéines, mais que les haricots pinto ou blancs sont dans le rayon des légumes, il est difficile pour les gens de comprendre le système de classification qui est utilisé.

En revenant sur notre plan du magasin, vous remarquerez qu'il y a des informations complémentaires de l'autre côté du papier que vous avez reçu (figure 3.2). Chacun des rayons de l'épicerie est davantage expliqué, fournissant un niveau plus détaillé des informations sur les produits d'épicerie qui se trouvent dans différents éléments situés dans les rayons. À titre d'exemple, la figure 3.2 présente les informations fournies sur le rayon des « Protéines ». Notez que maintenant vous avez les six « classes », avec des détails supplémentaires sous ces classes. Elles représentent différents types (ou concepts) d'aliments, qui partagent tous des propriétés similaires qui les regroupent en un seul groupe.

Compte tenu de l'information qui nous a été fournie, nous pourrions facilement gérer notre liste de courses. Si nous avions besoin de lait de chèvre, nous serions assez rapidement en mesure de trouver le rayon marqué « Protéines », l'emplacement marqué « Produits laitiers », et nous pourrions confirmer que le lait de chèvre a été trouvé là. De même, si nous voulions du poulet et du jambon, nous regarderions à nouveau le rayon marqué « Protéines », trouverions l'emplacement marqué « viande », et ensuite verrions « Volaille » – pour notre poulet – et « Porc » – pour notre jambon.

Le but de cette taxonomie de l'épicerie, à ce moment-là, est d'aider les consommateurs à repérer rapidement quel rayon du magasin contient les fournitures d'épicerie qu'ils veulent acheter. Sans cela, les acheteurs devraient déambuler dans chaque rayon et essaieraient de saisir le sens du

Figure 3.1 *Domaines et classes de Classified Groceries Inc.*

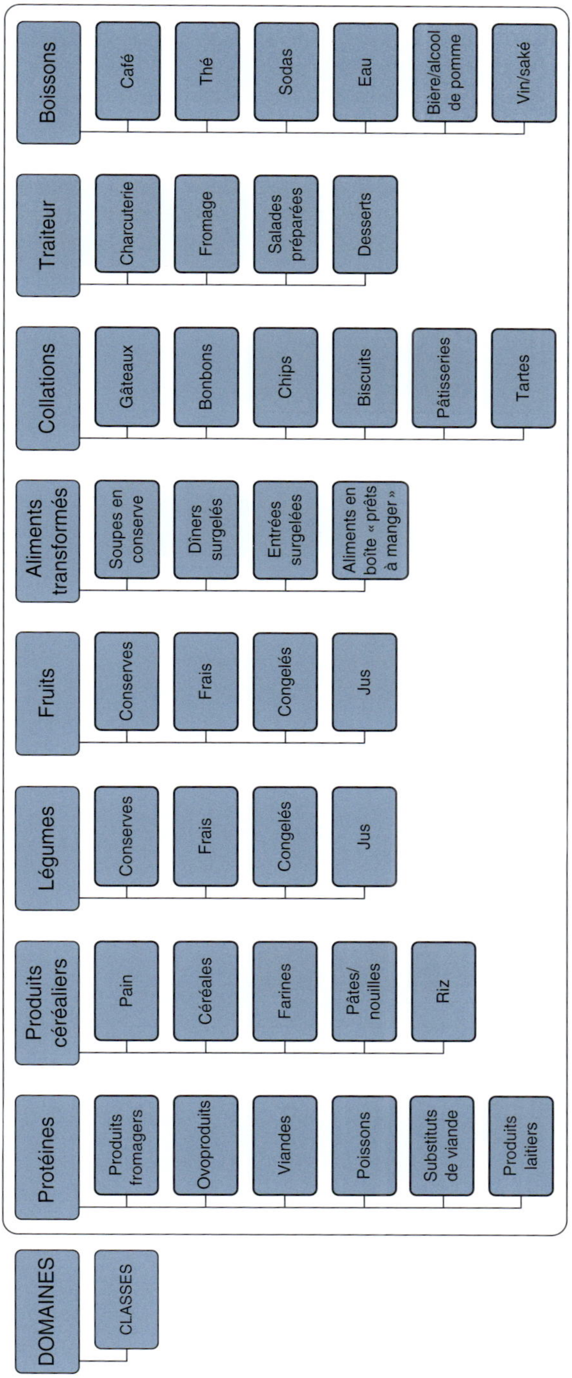

Figure 3.2 *Classes et concepts de Classified Groceries Inc.*

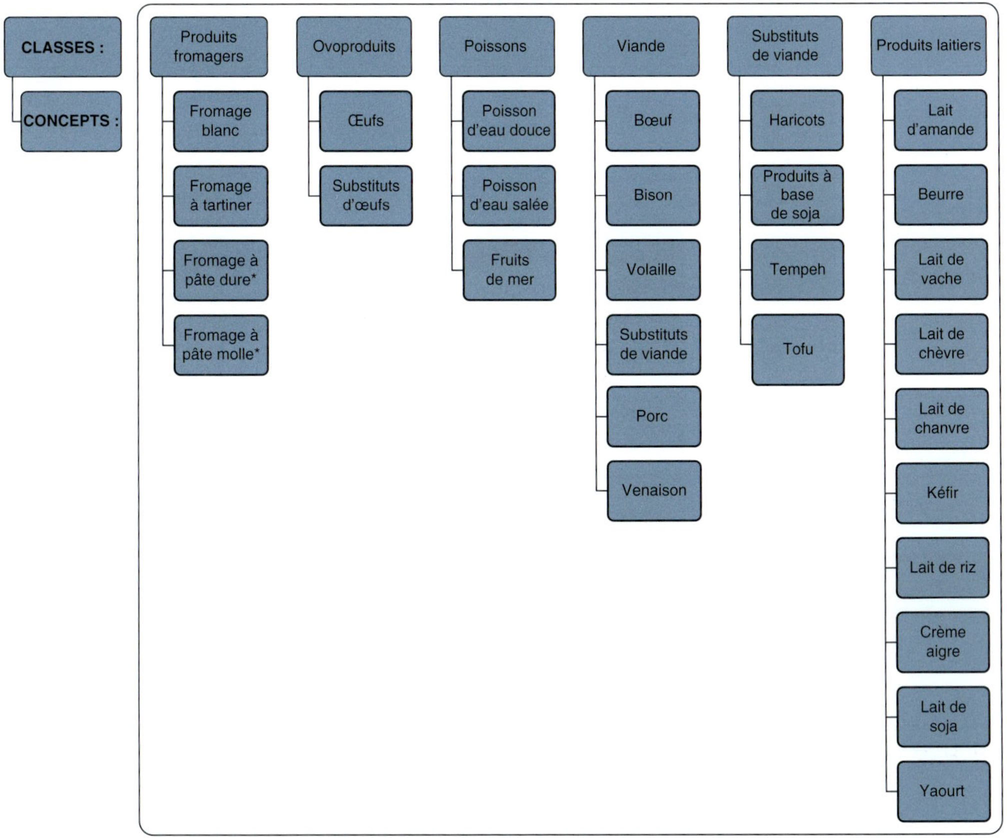

* de vache, de chèvre, de mouton, soja

stockage des produits dans les différents rayons – en fonction de la taille du magasin, cela pourrait être une expérience très frustrante et source de confusion ! Ainsi, le plan fourni par le personnel du magasin offre une « carte conceptuelle », ou un guide pour les acheteurs afin de comprendre rapidement comment les produits d'épicerie ont été classés dans quels emplacements du magasin, avec l'objectif d'améliorer l'expérience des courses.

Cet exemple d'une taxonomie d'épicerie n'atteint peut-être pas l'objectif visant à éviter les chevauchements entre les concepts et les classes de manière logique pour tous les acheteurs. Par exemple, les jus se trouvent dans le domaine des *Fruits* (jus de fruits) et dans le domaine des *Légumes* (jus de légumes), mais *pas* dans le domaine des *Boissons*. Un groupe de personnes pourrait trouver cette catégorisation claire et logique, mais d'autres pourraient penser que toutes les boissons devraient être ensemble. Ce qui est important, c'est que la distinction entre les domaines soit bien définie ; que tous les fruits et produits fruitiers se trouvent dans le domaine des fruits ; et que le domaine des boissons contienne des boissons qui ne sont pas à base de fruits ou de légumes. Le problème avec cette distinction peut être que nous pourrions soutenir que le vin et l'alcool de pomme devraient alors être dans le rayon des fruits et que la bière et le saké devraient être dans le rayon des céréales !

À présent, vous avez probablement une bonne idée de la difficulté de développer une taxonomie qui reflète les concepts et qui essaie de classer d'une manière claire, concise et cohérente. En pensant à notre exemple de l'épicerie, pouvez-vous imaginer les différentes façons selon lesquelles les articles pourraient avoir été regroupés dans le magasin ?

Les taxonomies sont des travaux en cours : elles continuent à croître, évoluer et changer, de façon d'autant plus spectaculaire que la connaissance est développée dans le domaine de l'étude. Il y a souvent beaucoup de débat quant à savoir quelle est la meilleure structure pour catégoriser les phénomènes relatifs à différentes disciplines. Il existe de nombreuses façons de catégoriser les choses et, en vérité, il n'y a pas de « bonne méthode ». Le but est de trouver une manière logique et cohérente pour classer des choses semblables, tout en évitant les chevauchements entre les concepts et les classes. Pour les utilisateurs d'une taxonomie, l'objectif est de comprendre comment elle classe des concepts similaires dans ses domaines et classes, afin d'identifier des concepts particuliers rapidement en cas de besoin.

Classification en soins infirmiers

Selon Abbot (1988), les professions développent une connaissance abstraite, formelle selon l'origine initiale de cette connaissance. Les professions organisent leurs connaissances formelles dans des dimensions cohérentes, logiques, conceptualisées afin qu'elles reflètent le domaine professionnel, et le rendent pertinent pour la pratique clinique. Pour les professionnels des soins de santé, la connaissance du diagnostic est une partie significative des connaissances professionnelles et est essentielle pour la pratique clinique. La connaissance des diagnostics infirmiers doit donc être organisée d'une manière qui légitimise la pratique professionnelle, et consolide la juridiction de la profession infirmière (Abbot, 1988).

Dans la Taxonomie des diagnostics infirmiers NANDA-I, nous utilisons un graphique hiérarchique pour montrer nos domaines et classes (figure 3.3).

Figure 3.3 *Domaines et classes de la Taxonomie II de NANDA-I.*

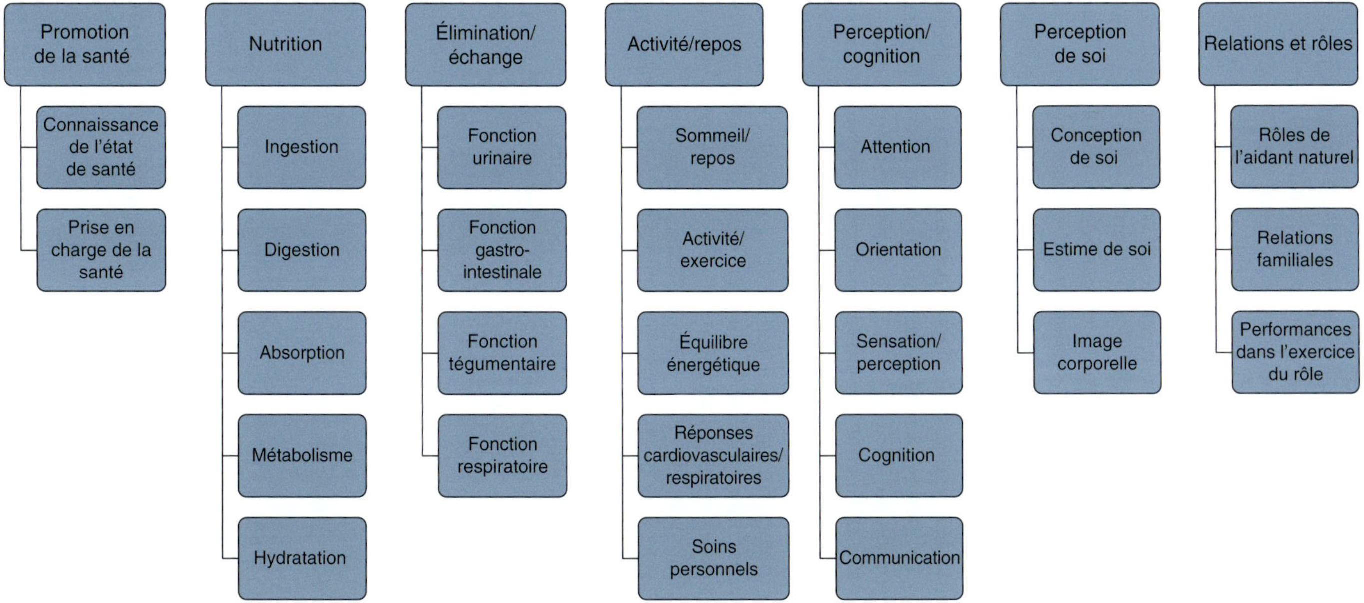

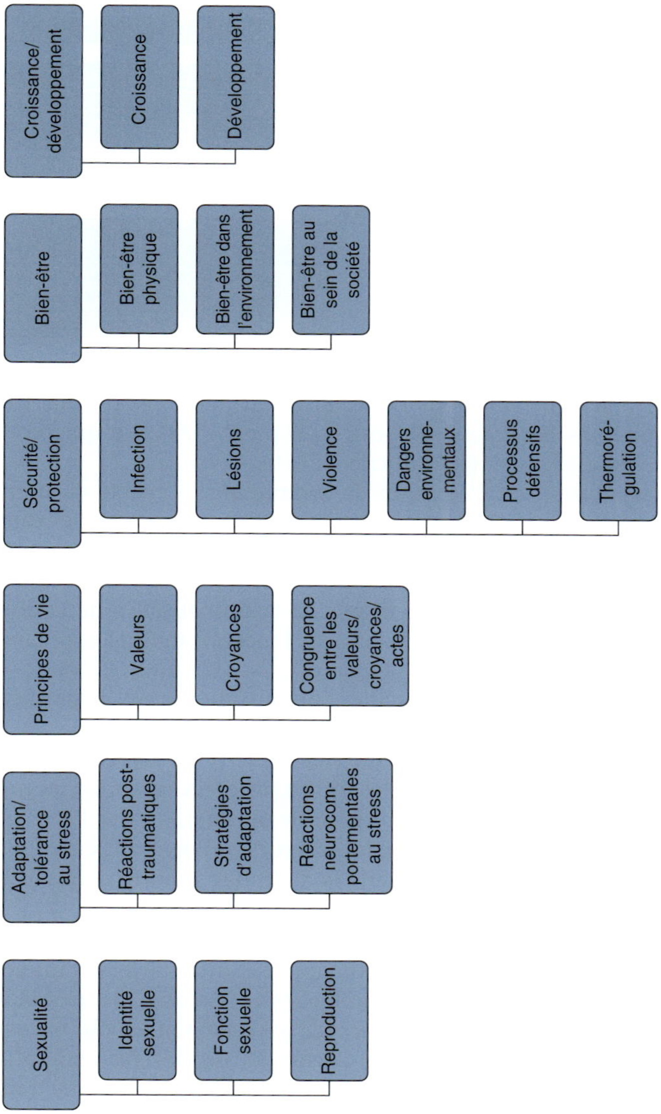
Croissance/ développement
Croissance
Développement
Bien-être
Bien-être physique
Bien-être dans l'environnement
Bien-être au sein de la société
Sécurité/ protection
Infection
Lésions
Violence
Dangers environne-mentaux
Processus défensifs
Thermoré-gulation
Principes de vie
Valeurs
Croyances
Congruence entre les valeurs/ croyances/ actes
Adaptation/ tolérance au stress
Réactions post-traumatiques
Stratégies d'adaptation
Réactions neurocom-portementales au stress
Sexualité
Identité sexuelle
Fonction sexuelle
Reproduction

Figure 3.4 *Domaine 1 de NANDA-I, Promotion de la santé, avec les classes et les diagnostics infirmiers.*

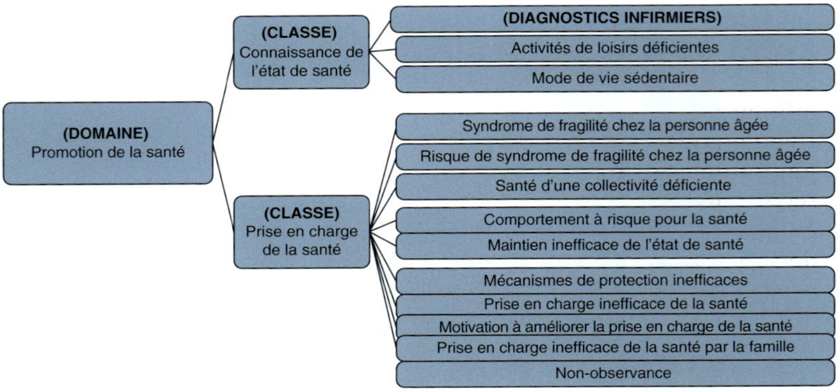

Les diagnostics eux-mêmes ne sont pas réellement représentés dans ce graphique, mais ils pourraient l'être. La principale raison pour laquelle nous n'incluons pas les diagnostics est qu'il y en a 235, ce qui rendrait le graphique très grand – et très difficile à lire !

La classification est une façon de comprendre la réalité en nommant et en ordonnant les éléments, les objets et les phénomènes dans des catégories (von Krogh, 2011). Dans les soins de santé, les terminologies désignent la connaissance disciplinaire, et démontrent comment un groupe spécifique de professionnels perçoit les domaines significatifs de la connaissance de la discipline. Une taxonomie des soins de santé a donc des fonctions multiples, notamment :

- fournir une vue du domaine des connaissances et de la pratique d'une profession spécifique ;
- organiser les phénomènes d'une manière qui se réfère à des changements dans la santé, les processus et les mécanismes qui sont source de préoccupation pour le professionnel ;
- montrer le lien logique entre les facteurs qui peuvent être contrôlés ou traités par des professionnels de la discipline (von Krogh, 2011).

Dans les soins infirmiers, le plus important, c'est que les diagnostics soient classés d'une façon qui donne un sens clinique, de sorte que lorsqu'un(e) infirmier(e) cherche à identifier un diagnostic qu'il(elle) ne rencontre pas très souvent dans la pratique, il(elle) puisse logiquement utiliser la taxonomie pour trouver l'information appropriée à partir d'éventuels diagnostics associés. Bien que la Taxonomie II de NANDA-I (figure 3.3) *ne soit pas destinée* à être utilisée comme trame d'évaluation infirmière, elle doit fournir une structure de classification des diagnostics infirmiers dans des domaines et des classes, dont chacun est clairement défini.

Pour donner un exemple de ce à quoi la représentation graphique de la taxonomie pourrait ressembler si nous y incluions les diagnostics infirmiers, la figure 3.4 montre juste un domaine avec ses classes et ses diagnostics infirmiers. Comme vous pouvez le voir, cela représente beaucoup d'informations !

Le savoir infirmier comprend les réactions (saines et nuisibles à la santé), les risques et les points forts de l'individu, de la famille, du groupe et de la collectivité. La Taxonomie de NANDA-I est conçue pour fonctionner de la façon suivante. Elle devrait :

- fournir un modèle, ou carte cognitive, des connaissances de la discipline infirmière ;
- communiquer ces connaissances, perspectives et théories ;
- fournir une structure et un agencement de ces connaissances ;
- servir comme un outil d'aide au raisonnement clinique ;
- fournir un moyen d'organiser les diagnostics infirmiers au sein d'un dossier de santé électronique (adapté de von Krogh, 2011).

Utilisation de la Taxonomie de NANDA-I

Bien que la taxonomie fournisse un moyen de classer les phénomènes de soins infirmiers, elle peut également servir à d'autres fonctions. Elle peut aider les enseignant(e)s à développer un programme de soins infirmiers, par exemple. Et elle peut aider un(e) infirmier(e) à identifier un diagnostic, peut-être celui qu'il(elle) ne peut pas utiliser fréquemment, mais dont il(elle) a besoin pour un patient particulier. Analysons ces deux idées.

Structure des programmes d'études en soins infirmiers

Bien que la Taxonomie de soins infirmiers NANDA-I ne soit pas destinée à être une trame d'évaluation des soins infirmiers, elle peut servir de support à l'organisation de l'enseignement de premier cycle. Par exemple, les programmes d'études peuvent être développés sur la base des domaines et des classes, permettant de fonder l'enseignement des cours sur les concepts centraux de la pratique infirmière, classés dans chacun des domaines de NANDA-I.

Un cours peut être construit sur la base du domaine de l'Activité/repos (figure 3.5), avec les unités fondées sur chacune des classes. Dans l'unité 1, l'accent pourrait être mis sur le sommeil/repos, et le concept du sommeil serait exploré en profondeur. Qu'est-ce que le sommeil ? Quel impact a-t-il sur la santé de l'individu et de la famille ? Quels sont quelques problèmes de sommeil courants que nos patients rencontrent ? Chez quels types de patients pourrions-nous probablement identifier ces situations ? Quelles sont les étiologies primaires ? Quelles sont les conséquences si ces situations ne sont pas diagnostiquées et/ou traitées ? Comment pouvons-nous prévenir, traiter et/ou améliorer ces situations ? Comment pouvons-nous gérer les symptômes ?

Construire un programme d'études en soins infirmiers autour de ces concepts clés des connaissances en soins infirmiers permet aux étudiant(e)s de vraiment comprendre et développer une expertise relative aux connaissances des sciences infirmières, tout en apprenant et en comprenant les diagnostics médicaux en lien et les situations qu'ils(elles) seront également susceptibles de rencontrer dans la pratique quotidienne.

Figure 3.5 *Taxonomie II de NANDA-I, Domaine Activité/repos.*

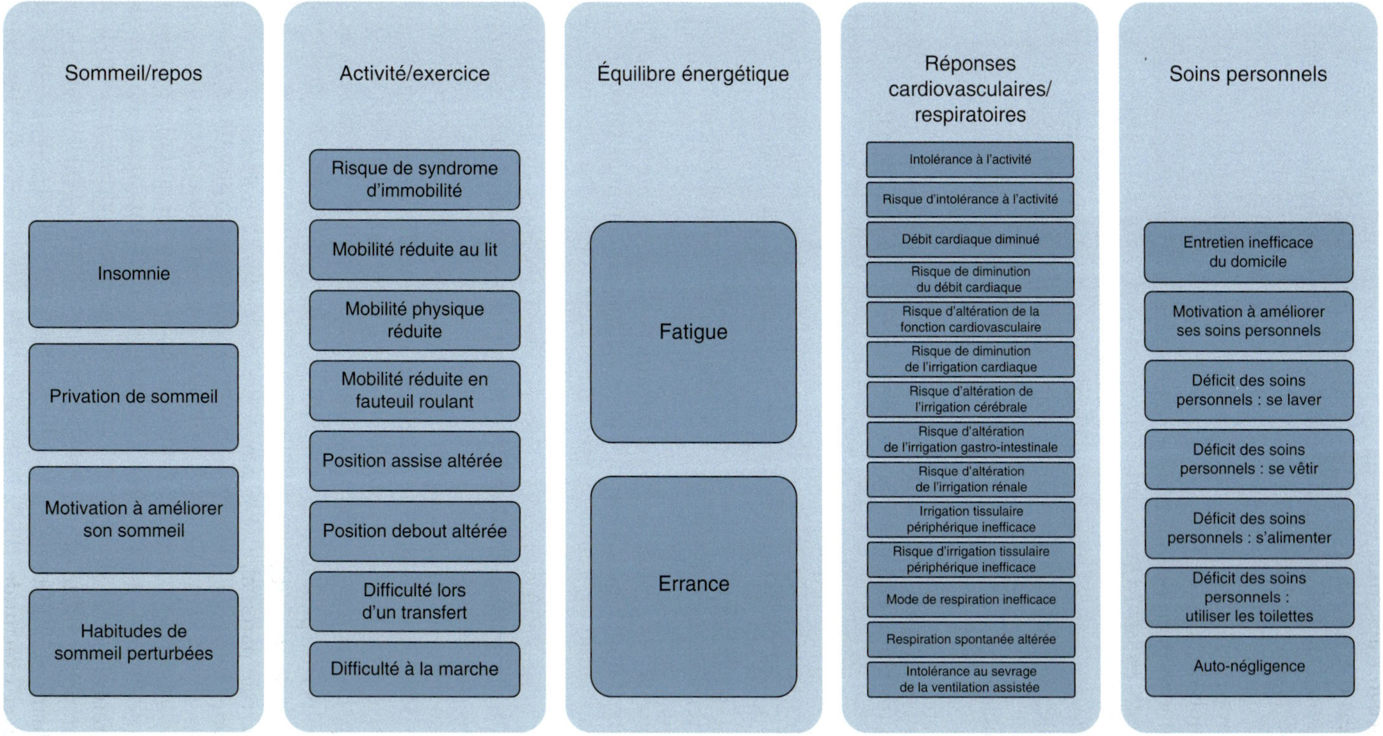

Concevoir des cours de soins infirmiers de cette manière permet aux étudiant(e)s d'apprendre beaucoup de choses sur les savoirs disciplinaires de la profession infirmière. Tolérance à l'activité, mode de respiration, débit cardiaque, mobilité, soins personnels et perfusion tissulaire sont quelques-uns des concepts clés du Domaine 4 (figure 3.5). Ce sont les « états neutres » que nous devons comprendre avant que nous puissions identifier les problèmes potentiels ou réels en lien avec ces réactions.

Comprendre la *perfusion tissulaire*, par exemple, en tant que concept de base de la pratique des soins infirmiers nécessite une solide compréhension de l'anatomie, la physiologie et la physiopathologie (y compris les diagnostics médicaux associés), ainsi que les réactions dans les autres domaines qui pourraient coïncider avec des problèmes dans la perfusion tissulaire. Une fois que vous comprenez vraiment le concept de la perfusion tissulaire (le « normal » ou état neutre), identifier l'état anormal est beaucoup plus facile parce que vous savez ce que vous devriez voir si la perfusion tissulaire était normale, et si vous ne voyez pas ces données, vous commencez à soupçonner qu'il pourrait y avoir un problème (ou le risque qu'un problème se développe). Ainsi, l'élaboration de cours de soins infirmiers autour de ces concepts de base permet aux facultés des sciences infirmières de se concentrer sur la connaissance de la discipline infirmière, puis d'intégrer les diagnostics médicaux correspondants et/ou les préoccupations interdisciplinaires d'une manière qui permette aux infirmier(e)s de se concentrer d'abord sur les phénomènes de soins infirmiers, puis d'apporter leurs connaissances spécifiques dans une approche interdisciplinaire du patient pour améliorer les soins aux patients. De cette façon, on oriente le contenu sur des résultats du patient réalistes et sur des interventions fondées sur les données probantes que les infirmier(e)s utiliseront (interventions infirmières dépendantes et indépendantes) en vue de dispenser les meilleurs soins possibles au patient pour atteindre des résultats pour lesquels ils(elles) ont la responsabilité.

Identification d'un diagnostic infirmier en dehors de votre domaine d'expertise

Les infirmier(e)s construisent une expertise à propos des diagnostics infirmiers qu'ils(elles) voient le plus souvent dans leur pratique clinique. Si votre domaine d'intérêt est la pratique de soins infirmiers en périnatalité, alors votre expertise peut inclure des concepts clés comme le processus de la maternité, la prise en charge de la santé, la nutrition, la fatigue, la résilience, l'exercice du rôle parental, l'allaitement – pour n'en nommer que quelques-uns ! Mais vous vous occuperez de patientes qui, bien qu'étant l'objet de vos soins en raison de la naissance imminente d'un bébé, auront également d'autres problèmes qui requerront votre attention. La Taxonomie de NANDA-I peut vous aider à identifier les diagnostics potentiels pour ces patientes, tandis que la terminologie de NANDA-I (les diagnostics eux-mêmes) peuvent soutenir vos compétences de raisonnement clinique en précisant quel(le)s données d'évaluation/indicateurs de diagnostic sont nécessaires pour rapidement, mais avec exactitude, formuler un diagnostic pour vos patientes.

Figure 3.6 *Utilisation de la Taxonomie II de NANDA-I et de la terminologie pour identifier et valider un diagnostic infirmier en dehors du domaine d'expertise de l'infirmier(e).*

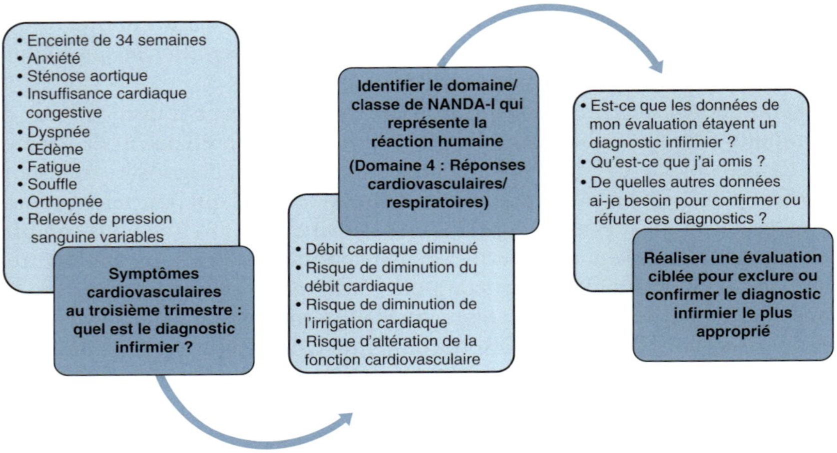

Peut-être a-t-on découvert chez votre patiente une malformation cardiaque congénitale qui était non détectée jusqu'à ce que son volume circulant augmente pour répondre aux besoins de son fœtus en croissance – un phénomène tout à fait normal pendant la grossesse, mais qui, avec son état, a soumis sa santé et celle de son fœtus à un risque important. Vous savez que votre patiente ne tolère pas les modifications hémodynamiques normales associées à la grossesse (augmentation du rythme cardiaque, du débit cardiaque et du volume sanguin), mais vous ne savez pas précisément quel est le diagnostic infirmier le plus précis pour son état. En regardant la taxonomie, vous pouvez former rapidement une « carte cognitive » qui peut vous aider à trouver plus d'informations sur le diagnostic pertinent pour cette patiente (figure 3.6).

Vous savez que vous êtes à la recherche d'une réponse cardiovasculaire, et un examen rapide de la taxonomie vous conduit au Domaine 4 (Activité/repos), classe 4 (Réactions cardiovasculaires/pulmonaires). Vous voyez alors qu'il y a quatre diagnostics spécifiquement liés à des réponses cardiovasculaires, et vous pouvez passer en revue les définitions, les étiologies et les signes/symptômes pour clarifier le diagnostic le plus approprié pour cette patiente. Utiliser la taxonomie et la terminologie de cette manière soutient le raisonnement clinique, et vous aide à naviguer à travers un grand volume d'informations/connaissances (235 diagnostics) d'une manière efficace et efficiente. Un examen des facteurs de risque ou des facteurs favorisants et des caractéristiques définissant ces quatre diagnostics peut : (a) vous fournir des données supplémentaires que vous devez obtenir pour prendre une décision éclairée, et/ou (b) vous permettre de comparer votre évaluation à ces indicateurs de diagnostic pour formuler un diagnostic exact pour votre patiente.

Pensez à un patient récent : avez-vous peiné pour diagnostiquer sa réaction humaine ? Avez-vous pensé qu'il est difficile de savoir comment identifier le diagnostic potentiel ? Utiliser la taxonomie peut vous aider à identifier les diagnostics possibles en raison de la façon dont les diagnostics sont regroupés dans des classes et des domaines représentant les domaines spécifiques de la connaissance. N'oubliez pas, cependant, que ***regarder simplement l'intitulé diagnostique et « piocher un diagnostic » ne représente pas des soins sécuritaires !*** Vous devez revoir la définition et les indicateurs du diagnostic (définition des caractéristiques et des facteurs favorisants, ou des facteurs de risque) pour chacun des diagnostics potentiels que vous identifiez ; cela vous aidera à savoir quelles données supplémentaires vous devrez recueillir ou si vous avez suffisamment de données pour diagnostiquer avec exactitude la réaction humaine du patient.

Voici l'étude de cas de Mme Lendo qui permet de comprendre comment vous pourriez utiliser la taxonomie pour vous aider à identifier les diagnostics possibles.

Étude de cas : *Mme Lendo*

Supposons que votre patiente, Martha Lendo, une femme mariée de 65 ans, se présente avec une blessure des membres inférieurs, survenue lors d'un accident de la circulation mineur il y a 15 jours, qui ne montre pas de signes de guérison. Elle présente un œdème (3+) aux membres inférieurs, une diminution significative des pouls périphériques bilatéraux, et un temps de remplissage de 5 secondes des extrémités capillaires inférieures. C'est une fumeuse modérée, en surpoids, et elle est diabétique. Elle décrit sa vie comme extrêmement sédentaire, et elle déclare : « Même si je voulais faire de l'exercice, je ne pourrais pas. Mes jambes me font tellement mal quand je marche quelle que soit la distance ».

Suite à votre évaluation et à l'examen de son histoire, vous êtes sûr(e) que Mme Lendo a un problème circulatoire, mais vous êtes novice dans ce domaine des soins infirmiers et donc vous avez besoin d'examiner les diagnostics possibles. Puisque vous envisagez un problème circulatoire, vous regardez la Taxonomie de NANDA-I pour identifier l'emplacement logique de ces diagnostics. Vous identifiez le *Domaine 4, Activité/repos,* qui traite de la production, de la conservation, de l'utilisation, ou de l'équilibre des ressources énergétiques. Puisque vous savez que les mécanismes cardiopulmonaires soutiennent l'activité/repos, vous pensez que ce domaine contiendra les diagnostics pertinents pour Mme Lendo. Vous pouvez ensuite identifier rapidement la *Classe 4, Réponses cardiovasculaires/pulmonaires*. Un examen de cette classe conduit à l'identification de trois diagnostics possibles : *diminution du débit cardiaque, perfusion tissulaire périphérique inefficace* et *risque de perfusion tissulaire périphérique inefficace*.

Les questions que vous devriez vous poser sont :

- Quelles autres réactions humaines devrais-je exclure ou envisager ?
- Quels autres signes/symptômes ou étiologies devrais-je chercher pour confirmer ce diagnostic ?

Une fois que vous avez passé en revue les définitions et les indicateurs de diagnostic (facteurs favorisants, caractéristiques déterminantes et facteurs de risque), vous choisissez pour Mme Lendo le diagnostic : *irrigation tissulaire périphérique inefficace* (00204) ; voir figure 3.7.

Figure 3.7 *Élaboration des diagnostics pour Mme Lendo.*

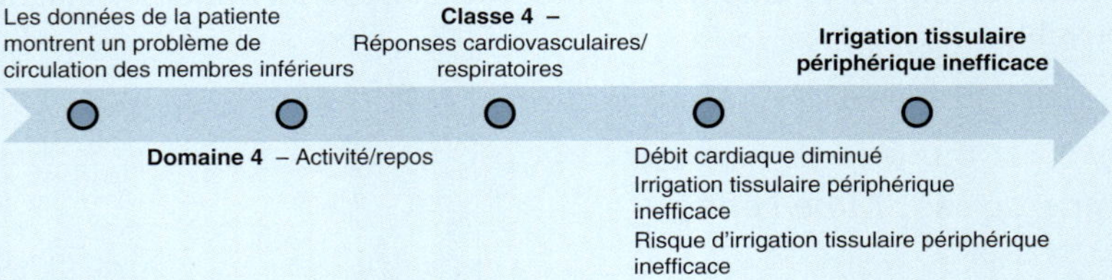

Certaines questions finales devraient inclure :

- Ai-je omis quelque chose ?
- Ai-je choisi le diagnostic sans preuve suffisante ?

Si vous croyez que votre diagnostic est correct, vous devez encore vous poser les questions suivantes :

- Quels résultats puis-je réellement espérer atteindre chez Mme Lando ?
- Quelles sont les interventions infirmières fondées sur des données probantes que je devrais envisager ?
- Comment pourrais-je évaluer si elles ont été efficaces ou pas ?

La Taxonomie des diagnostics infirmiers de NANDA-I : bref historique

En 1987, NANDA-I publiait la Taxonomie I, qui était structurée de manière à refléter les modèles théoriques en soins infirmiers d'Amérique du Nord. En 2002, la Taxonomie II a été adoptée, et celle-ci a été adaptée à partir du cadre d'évaluation des Modes fonctionnels de santé du Dr Marjory Gordon. Une perspective historique de la Taxonomie de NANDA-I peut être consultée sur notre site internet, à l'adresse www.nanda.org/nanda-international-history.html.

Le tableau 3.1 montre les domaines, les classes et les diagnostics infirmiers et comment ils sont placés actuellement dans la Taxonomie II de NANDA-I.

Tableau 3.1 *Domaines, classes et diagnostics infirmiers de la Taxonomie II de NANDA-I*

DOMAINE 1. PROMOTION DE LA SANTÉ			
La connaissance de ce qu'est le bien-être ou le fonctionnement normal et les stratégies utilisées pour préserver et améliorer ce bien-être ou ce fonctionnement normal			
Classe 1. Connaissance de l'état de santé	La reconnaissance du fonctionnement normal et de l'état de bien-être		
Code	**Diagnostic**	**Code**	**Diagnostic**
00097	**Activités de loisirs** déficientes	00168	**Mode de vie** sédentaire
Classe 2. Prise en charge de la santé	L'identification, le contrôle, l'application et l'intégration d'activités pour préserver la santé et le bien-être		
Code	**Diagnostic**	**Code**	**Diagnostic**
00188	**Comportement** à risque **pour la santé**	00162	Motivation à améliorer la **prise en charge de la santé**
00099	**Maintien** inefficace de **l'état de santé**	00080	**Prise en charge** inefficace **de la santé** par la famille
00043	**Mécanismes de protection** inefficaces	00215	**Santé** d'une collectivité déficiente
00079	Non-**observance**	00257	**Syndrome de fragilité chez la personne âgée**
00078	**Prise en charge** inefficace **de la santé**	00231	Risque de **syndrome de fragilité chez la personne âgée**

(*Suite*)

Tableau 3.1 *Suite*

DOMAINE 2. NUTRITION *Les activités d'absorption, d'assimilation et d'utilisation des substances nutritives afin de maintenir ou réparer les tissus et de produire de l'énergie*			
Classe 1. Ingestion	L'action de prendre des aliments ou des substances nutritives dans l'organisme		
Code	**Diagnostic**	**Code**	**Diagnostic**
00002	**Alimentation** déficiente	00103	Trouble de la **déglutition**
00163	Motivation à améliorer son **alimentation**	00216	**Lait maternel** insuffisant
00107	**Mode d'alimentation** inefficace chez le nouveau-né/nourrisson	00232	**Obésité**
00104	**Allaitement** maternel inefficace	00233	**Surpoids**
00105	**Allaitement** maternel interrompu	00234	Risque de **surpoids**
00106	Motivation à améliorer l'**allaitement** maternel		
Classe 2. Digestion	Les activités physiques et chimiques qui transforment les aliments en substances absorbables et assimilables		
Aucun actuellement			
Classe 3. Absorption	L'action de faire passer les substances nutritives dans les tissus de l'organisme		
Aucun actuellement			
Classe 4. Métabolisme	Les réactions chimiques et physiques qui s'accomplissent dans les cellules et les organismes vivants pour développer et utiliser le protoplasme, produire des déchets et de l'énergie, et libérer l'énergie nécessaire à tous les processus vitaux		
Code	**Diagnostic**	**Code**	**Diagnostic**
00178	Risque d'altération de la **fonction hépatique**	00194	**Ictère** néonatal
00179	Risque de déséquilibre de la **glycémie**	00230	Risque d'**ictère** néonatal
Classe 5. Hydratation	L'action de prendre et d'absorber des liquides et des électrolytes		
Code	**Diagnostic**	**Code**	**Diagnostic**
00195	Risque de **déséquilibre électrolytique**	00028	Risque de déficit de **volume liquidien**
00160	Motivation à améliorer son **équilibre hydrique**	00026	Excès de **volume liquidien**
00027	Déficit de **volume liquidien**	00025	Risque de déséquilibre de **volume liquidien**

DOMAINE 3. ÉLIMINATION/ÉCHANGE

La sécrétion et l'excrétion des déchets de l'organisme

Classe 1. Fonction urinaire	Les processus de sécrétion, de réabsorption et d'excrétion d'urine		
Code	**Diagnostic**	**Code**	**Diagnostic**
00016	**Élimination** urinaire altérée	00022	Risque d'**incontinence** urinaire par besoin impérieux
00166	Motivation à améliorer son **élimination** urinaire	00176	**Incontinence** urinaire par regorgement
00017	**Incontinence** urinaire à l'effort	00018	**Incontinence** urinaire réflexe
00020	**Incontinence** urinaire fonctionnelle	00023	**Rétention urinaire**
00019	**Incontinence** urinaire par besoin impérieux		
Classe 2. Fonction gastro-intestinale	L'excrétion et l'expulsion des déchets par l'intestin		
Code	**Diagnostic**	Code	**Diagnostic**
00011	**Constipation**	00013	**Diarrhée**
00012	Pseudo-**constipation**	00014	**Incontinence** fécale
00015	Risque de **constipation**	00196	**Motilité gastro-intestinale** dysfonctionnelle
00235	**Constipation** fonctionnelle chronique	00197	Risque de dysfonctionnement de la **motilité gastro-intestinale**
00236	Risque de **constipation** fonctionnelle chronique		
Classe 3. Fonction tégumentaire	Le processus de sécrétion et d'excrétion par la peau		
Aucun actuellement			
Classe 4. Fonction respiratoire	L'élimination des produits dérivés du métabolisme, des sécrétions et des corps étrangers par les poumons ou les bronches		
Code	**Diagnostic**		
00030	**Échanges gazeux** perturbés		

(*Suite*)

Tableau 3.1 *Suite*

DOMAINE 4. ACTIVITÉ/REPOS *La production, la conservation, l'utilisation ou l'équilibre des ressources énergétiques*			
Classe 1. Sommeil/repos	L'action de dormir paisiblement, de se reposer ou d'être inactif		
Code	**Diagnostic**	**Code**	**Diagnostic**
00095	**Insomnie**	00096	Privation de **sommeil**
00198	**Habitudes de sommeil** perturbées	00165	Motivation à améliorer son **sommeil**
Classe 2. Activité/exercice	Le mouvement des parties du corps (mobilité), le travail ou l'exécution d'actions contre une résistance (souvent, mais pas toujours)		
Code	**Diagnostic**	**Code**	**Diagnostic**
00088	Difficulté à la **marche**	00237	**Position assise** altérée
00085	**Mobilité** physique réduite	00238	**Position debout** altérée
00091	**Mobilité** réduite au lit	00040	Risque de **syndrome d'immobilité**
00089	**Mobilité** réduite en fauteuil roulant	00090	Difficulté lors d'un **transfert**
Classe 3. Équilibre énergétique	Un état dynamique d'harmonie entre l'apport et l'utilisation des ressources		
Code	**Diagnostic**	**Code**	**Diagnostic**
00154	**Errance**	00093	**Fatigue**
Classe 4. Réponses cardiovasculaires/respiratoires	Les mécanismes cardiorespiratoires qui soutiennent l'activité/repos		
Code	**Diagnostic**	**Code**	**Diagnostic**
00092	**Intolérance** à l'**activité**	00202	Risque d'altération de l'**irrigation gastro-intestinale**
00094	Risque d'**intolérance** à l'**activité**	00203	Risque d'altération de l'**irrigation rénale**
00029	**Débit cardiaque** diminué	00204	**Irrigation tissulaire** périphérique inefficace
00240	Risque de diminution du **débit cardiaque**	00228	Risque d'**irrigation tissulaire** périphérique inefficace
00239	Risque d'altération de la **fonction cardiovasculaire**	00032	**Mode de respiration** inefficace
00200	Risque de diminution de l'**irrigation cardiaque**	00033	**Respiration spontanée** altérée
00201	Risque d'altération de l'**irrigation cérébrale**	00034	Intolérance au **sevrage de la ventilation assistée**

Classe 5. Soins personnels		Capacité d'accomplir les activités de soins relatives à son corps et aux fonctions corporelles	
Code	**Diagnostic**	**Code**	**Diagnostic**
00193	**Auto-négligence**	00109	Déficit des **soins personnels :** se vêtir
00098	**Entretien** inefficace **du domicile**	00110	Déficit des **soins personnels :** utiliser les toilettes
00102	Déficit des **soins personnels :** s'alimenter	00182	Motivation à améliorer ses **soins personnels**
00108	Déficit des **soins personnels :** se laver		

DOMAINE 5. PERCEPTION/COGNITION

Système humain de traitement de l'information qui comprend l'attention, l'orientation, la sensation, la perception, la cognition et la communication

Classe 1. Attention		Capacité mentale de remarquer ou d'observer
Code	**Diagnostic**	
00123	**Négligence de l'hémicorps**	
Classe 2. Orientation		Conscience du temps, du lieu et de la personne
Aucun actuellement		
Classe 3. Sensation/perception		Réception de l'information par les sens (le toucher, le goût, l'odorat, la vision, l'audition), la kinesthésie et la compréhension du sens des données, ayant pour résultat l'appellation, l'association et/ou l'identification de modèle (*pattern*)
Aucun actuellement		

(*Suite*)

Tableau 3.1 *Suite*

DOMAINE 5. PERCEPTION/COGNITION			
Système humain de traitement de l'information qui comprend l'attention, l'orientation, la sensation, la perception, la cognition et la communication			
Classe 4. Cognition	Utilisation de la mémoire, des facultés d'apprentissage, d'analyse, de résolution de problèmes, d'abstraction, de jugement, de discernement, de capacité intellectuelle, de calcul et de langage		
Code	**Diagnostic**	**Code**	**Diagnostic**
00128	**Confusion** aiguë	00161	Motivation à améliorer ses **connaissances**
00173	Risque de **confusion** aiguë	00251	**Contrôle émotionnel** instable
00129	**Confusion** chronique	00222	**Contrôle des impulsions** inefficace
00126	**Connaissances** insuffisantes	00131	Troubles de la **mémoire**
Classe 5. Communication	Émission et réception de l'information verbale et non verbale		
Code	**Diagnostic**	**Code**	**Diagnostic**
00051	**Communication** verbale altérée	00157	Motivation a à améliorer sa **communication**
DOMAINE 6. PERCEPTION DE SOI			
Conscience de sa personne			
Classe 1. Conception de soi	Ensemble des perceptions que la personne entretient au sujet d'elle-même		
Code	**Diagnostic**	**Code**	**Diagnostic**
00167	Motivation à améliorer le **concept de soi**	00185	Motivation à accroître son **espoir**
00174	Risque d'atteinte à la **dignité humaine**	00121	**Identité personnelle** perturbée
00124	Perte d'**espoir**	00225	Risque de perturbation de l'**identité personnelle**
Classe 2. Estime de soi	Évaluation de sa propre valeur, de ses capacités, de son importance et de sa réussite		
Code	**Diagnostic**	**Code**	**Diagnostic**
00119	Diminution chronique de l'**estime de soi**	00120	Diminution situationnelle de l'**estime de soi**
00224	Risque de diminution chronique de l'**estime de soi**	00153	Risque de diminution situationnelle de l'**estime de soi**

Classe 3. Image corporelle		Image mentale de son propre corps	
Code	**Diagnostic**		
00118	**Image corporelle** perturbée		
DOMAINE 7. RELATIONS ET RÔLES *Les rapports et les associations positives ou négatives entre personnes ou groupes de personnes et les moyens utilisés pour exprimer ces relations ou ces liens*			
Classe 1. Rôles de l'aidant naturel		Comportements sociaux attendus des personnes qui dispensent des soins sans être des professionnels de santé	
Code	**Diagnostic**	**Code**	**Diagnostic**
00061	**Tension** dans l'**exercice du rôle** de l'aidant naturel	00057	Risque de perturbation dans l'**exercice du rôle parental**
00062	Risque de **tension** dans l'**exercice du rôle** de l'aidant naturel	00164	Motivation à améliorer l'**exercice du rôle parental**
00056	**Exercice du rôle parental** perturbé		
Classe 2. Relations familiales		Association de personnes qui ont des liens biologiques ou des liens choisis	
Code	**Diagnostic**	**Code**	**Diagnostic**
00058	Risque de perturbation de l'**attachement**	00060	**Dynamique familiale** perturbée
00063	**Dynamique familiale** dysfonctionnelle	00159	Motivation à améliorer la **dynamique familiale**
Classe 3. Performance dans l'exercice du rôle		Qualité de fonctionnement telle que manifestée dans les comportements socialement attendus	
Code	**Diagnostic**	**Code**	**Diagnostic**
00052	**Interactions sociales** perturbées	00207	Motivation à améliorer la **relation entre partenaires**
00223	**Relation entre partenaires** infructueuse	00055	**Exercice** inefficace du **rôle**
00229	Risque de **relation entre partenaires** infructueuse	00064	**Conflit** face au **rôle parental**

(*Suite*)

Tableau 3.1 *Suite*

DOMAINE 8. SEXUALITÉ			
Identité sexuelle, fonction sexuelle et reproduction			
Classe 1. Identité sexuelle		Expérience privée, sentiment profond et connaissance structurée d'être et d'appartenir à un sexe	
Aucun actuellement			
Classe 2. Fonction sexuelle		Capacité ou aptitude à avoir des relations sexuelles	
Code	**Diagnostic**	**Code**	**Diagnostic**
00059	**Dysfonctionnement sexuel**	00065	**Habitudes sexuelles** perturbées
Classe 3. Reproduction		Tout processus par lequel de nouveaux individus (personnes) sont procréés	
Code	**Diagnostic**	**Code**	**Diagnostic**
00209	Risque de perturbation du **lien mère–fœtus**	00227	Risque de processus de la **maternité** inefficace
00221	Processus de la **maternité** inefficace	00208	Motivation à améliorer sa **maternité**
DOMAINE 9. ADAPTATION/TOLÉRANCE AU STRESS			
Faire face aux processus de la vie ou événements de la vie			
Classe 1. Réactions post-traumatiques		Réactions se produisant après un traumatisme physique ou psychologique	
Code	**Diagnostic**	**Code**	**Diagnostic**
00114	**Syndrome d'inadaptation à un changement de milieu**	00145	Risque de **syndrome post-traumatique**
00149	Risque de **syndrome d'inadaptation à un changement de milieu**	00142	**Syndrome du traumatisme de viol**
00141	**Syndrome post-traumatique**		

Classe 2. Stratégies d'adaptation		Processus de contrôle du stress environnemental	
Code	**Diagnostic**	**Code**	**Diagnostic**
00199	**Planification** inefficace **d'une activité**	00072	**Déni** non constructif
00226	Risque de **planification** inefficace **d'une activité**	00136	**Deuil**
00071	**Stratégies d'adaptation** défensives	00135	**Deuil** problématique
00074	**Stratégies d'adaptation** familiales compromises	00172	Risque de **deuil** problématique
00073	**Stratégies d'adaptation** familiales invalidantes	00148	**Peur**
00069	**Stratégies d'adaptation** inefficaces	00187	Motivation à améliorer son **pouvoir d'action**
00077	**Stratégies d'adaptation** inefficaces d'une collectivité	00241	**Régulation de l'humeur** perturbée
00158	Motivation à améliorer ses **stratégies d'adaptation**	00210	**Résilience** réduite
00076	Motivation d'une collectivité à améliorer ses **stratégies d'adaptation**	00211	Risque de **résilience** réduite
00075	Motivation d'une famille à améliorer ses **stratégies d'adaptation**	00212	Motivation à accroître sa **résilience**
00147	**Angoisse face à la mort**	00125	**Sentiment d'impuissance**
00146	**Anxiété**	00152	Risque de **sentiment d'impuissance**
00137	**Chagrin** chronique	00177	Excès de **stress**
Classe 3. Réactions neurocomportementales au stress		Comportement reflétant les fonctions cérébrales et nerveuses	
Code	**Diagnostic**	**Code**	**Diagnostic**
00049	**Capacité adaptative** intracrânienne diminuée	00116	**Désorganisation comportementale** chez le nouveau-né/nourrisson
00009	**Dysréflexie autonome**	00115	Risque de **désorganisation comportementale** chez le nouveau-né nourrisson
00010	Risque de **dysréflexie autonome**	00117	Réceptivité du nouveau-né/nourrisson à progresser dans son **organisation comportementale**

(*Suite*)

Tableau 3.1 *Suite*

DOMAINE 10. PRINCIPES DE VIE			
Principes qui guident la conduite, les pensées et les comportements en lien avec les actes, coutumes ou institutions qui sont considérés comme vrais ou ayant une valeur intrinsèque			
Classe 1. Valeurs	L'identification et la valeur accordée aux modes de conduite privilégiés ou aux buts poursuivis		
Aucun actuellement			
Classe 2. Croyances	Attentes, opinions ou jugements au sujet des actes, coutumes ou institutions considérés comme vrais ou ayant une valeur intrinsèque		
Code	**Diagnostic**		
00068	Motivation à améliorer son **bien-être spirituel**		
Classe 3. Congruence entre les valeurs/croyances/actes	Correspondance ou équilibre atteint entre les valeurs, les croyances et les actions		
Code	**Diagnostic**	**Code**	**Diagnostic**
00083	**Conflit décisionnel**	00171	Motivation à améliorer sa **pratique religieuse**
00175	**Détresse morale**	00184	Motivation à améliorer sa **prise de décision**
00066	**Détresse spirituelle**	00242	**Prise de décision émancipée** perturbée
00067	Risque de **détresse spirituelle**	00244	Risque de **prise de décision émancipée** perturbée
00169	**Pratique religieuse** perturbée	00243	Motivation à améliorer une **prise de décision émancipée**
00170	Risque de perturbation de la **pratique religieuse**		

DOMAINE 11. SÉCURITÉ/PROTECTION			
Absence de danger, de blessure physique ou d'atteinte du système immunitaire ; prévention des pertes, et protection de la sûreté et de la sécurité			
Classe 1. Infection	Réponses de l'hôte à la suite d'une invasion pathogène		
Code	**Diagnostic**		
00004	Risque d'**infection**		
Classe 2. Lésions	Atteinte corporelle ou blessures		
Code	**Diagnostic**	**Code**	**Diagnostic**
00035	Risque de **blessure**	00086	Risque de **dysfonctionnement neurovasculaire périphérique**
00245	Risque de **blessure** de la cornée	00046	Atteinte à l'**intégrité de la peau**
00087	Risque de **blessure** en péri-opératoire	00047	Risque d'atteinte à l'**intégrité de la peau**
00250	Risque de **blessure** des voies urinaires	00100	**Rétablissement postopératoire** retardé
00220	Risque de **brûlure thermique**	00246	Risque de **rétablissement postopératoire** retardé
00205	Risque de **choc**	00219	Risque de **sécheresse de l'œil**
00155	Risque de **chutes**	00036	Risque de **suffocation**
00048	**Dentition** altérée	00156	Risque de **syndrome de mort subite du nourrisson**
00249	Risque d'**escarre**	00044	Atteinte à l'**intégrité des tissus**
00039	Risque de **fausse route** (d'aspiration)	00248	Risque d'atteinte à l'**intégrité des tissus**
00206	Risque d'**hémorragie**	00038	Risque de **traumatisme**
00045	Atteinte de la **muqueuse buccale**	00213	Risque de **traumatisme** vasculaire
00247	Risque d'atteinte de la **muqueuse buccale**	00031	**Dégagement** inefficace des **voies respiratoires**
Classe 3. Violence	Usage d'une force ou d'un pouvoir excessif entraînant des blessures ou des mauvais traitements		
Code	**Diagnostic**	**Code**	**Diagnostic**
00151	**Automutilation**	00138	Risque de **violence envers les autres**
00139	Risque d'**automutilation**	00140	Risque de **violence envers soi**
00150	Risque de **suicide**		

(*Suite*)

Tableau 3.1 *Suite*

DOMAINE 11. SÉCURITÉ/PROTECTION			
Absence de danger, de blessure physique ou d'atteinte du système immunitaire ; prévention des pertes, et protection de la sûreté et de la sécurité			
Classe 4. Dangers environnementaux	Sources de dangers présentes dans le milieu		
Code	**Diagnostic**	**Code**	**Diagnostic**
00181	**Contamination**	00037	Risque d'**intoxication**
00180	Risque de **contamination**		
Classe 5. Processus défensifs	Processus par lesquels l'individu se protège		
Code	**Diagnostic**	**Code**	**Diagnostic**
00217	Risque de **réaction allergique**	00042	Risque de **réaction allergique au latex**
00041	**Réaction allergique au latex**	00218	Risque de **réaction** indésirable **à un produit de contraste iodé**
Classe 6. Thermorégulation	Processus physiologique de régulation de la chaleur et de l'énergie corporelles afin de protéger l'organisme		
Code	**Diagnostic**	**Code**	**Diagnostic**
00007	**Hyperthermie**	00254	Risque d'**hypothermie** péri-opératoire
00006	**Hypothermie**	00005	Risque de **température corporelle** anormale
00253	Risque d'**hypothermie**	00008	**Thermorégulation** inefficace

DOMAINE 12. BIEN-ÊTRE

Sentiment agréable résultant de la satisfaction des besoins physiques, psychiques ou sociaux

Classe 1. Bien-être physique	Sentiment agréable ou de confort et/ou au soulagement de la douleur		
Code	**Diagnostic**	**Code**	**Diagnostic**
00214	**Bien-être** altéré	00133	**Douleur** chronique
00183	Motivation à améliorer son **bien-être**	00255	**Syndrome de douleur** chronique
00132	**Douleur** aiguë	00134	**Nausée**
00256	**Douleur** lors de l'accouchement		

Classe 2. Bien-être dans l'environnement	Sentiment agréable ou de confort dans son environnement		
Code	**Diagnostic**	**Code**	**Diagnostic**
00214	**Bien-être** altéré	00183	Motivation à améliorer son **bien-être**

Classe 3. Bien-être au sein de la société	Sentiment agréable ou de confort résultant de la situation sociale		
Code	**Diagnostic**	**Code**	**Diagnostic**
00214	**Bien-être** altéré	00053	**Isolement social**
00183	Motivation à améliorer son **bien-être**	00054	Risque de **sentiment de solitude**

DOMAINE 13. CROISSANCE/DÉVELOPPEMENT

Adéquation entre l'âge et la croissance physique, le développement des organes et/ou l'atteinte des étapes importantes du développement

Classe 1. Croissance	Augmentation des dimensions physiques ou maturation des organes
Code	**Diagnostic**
00113	Risque de **croissance** anormale

Classe 2. Développement	Accomplissement, manque d'accomplissement ou d'atteinte de certaines étapes importantes du développement
Code	**Diagnostic**
00112	Risque de retard du **développement**

Comme indiqué précédemment, les taxonomies évoluent et changent au fil du temps. Cela se produit pour une variété de raisons. Nous apprenons toujours davantage sur notre discipline professionnelle, et peut-être que nous découvrons que ce que nous pensions appartenir à un domaine est réellement représenté plus précisément dans deux domaines distincts. De nouveaux phénomènes qui ne s'inscrivent pas clairement dans une structure existante peuvent être découverts. En outre, les perspectives théoriques changent, ce qui conduit les professionnels à envisager leurs connaissances sous une perspective différente. Récemment, NANDA-I a été présentée avec une nouvelle taxonomie potentielle, proposée par le Dr Gunn von Krogh. Des travaux vont se réaliser au cours des prochaines années pour tester et éventuellement affiner cette taxonomie. En 2016, l'objectif est de soumettre cette taxonomie aux membres de NANDA-I afin de déterminer si l'organisation devrait maintenir la Taxonomie II, ou peut-être passer à cette nouvelle vision, et adopter une Taxonomie III.

Dans le modèle de von Krogh (figure 3.8), sept domaines sont conceptualisés ; ils sont fondés sur des domaines significatifs des connaissances en soins infirmiers.

Parce que c'est une décision qui peut avoir un impact majeur sur la profession infirmière, sur la façon dont nous enseignons, sur la façon dont les systèmes informatiques sont structurés de manière à permettre la documentation et la prise de décision pour les diagnostics infirmiers, nous incluons ici la structure actuelle de la *proposition* de Taxonomie III (figure 3.9). Il est important de souligner que **NANDA-I n'a pas adopté cette structure taxonomique**, mais que ce travail se poursuivra au cours des prochaines années pour examiner son appropriation en tant que structure taxonomique pour les diagnostics infirmiers, grâce à la discussion et la recherche dans le monde entier. Le tableau 3.2 montre la différence d'emplacement des diagnostics infirmiers entre cette taxonomie et notre structure actuelle. Plus d'informations sur le test de cette proposition de taxonomie sera disponible quand elle paraîtra sur notre site internet www.nanda.org.

Figure 3.8 *Les sept domaines de la proposition de la Taxonomie III.*

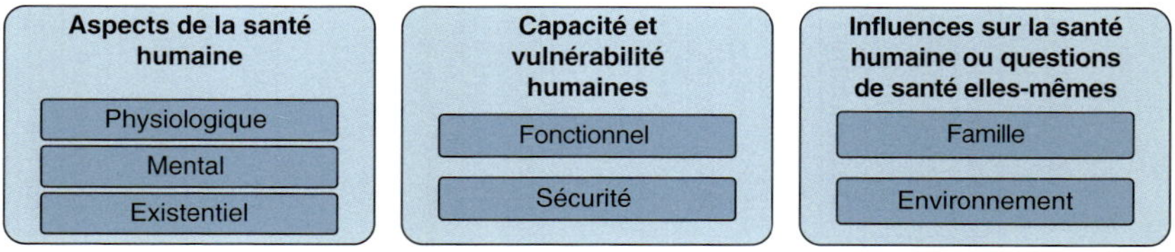

Figure 3.9 *Domaines et classes de la proposition de la Taxonomie III (von Krogh, 2011).*

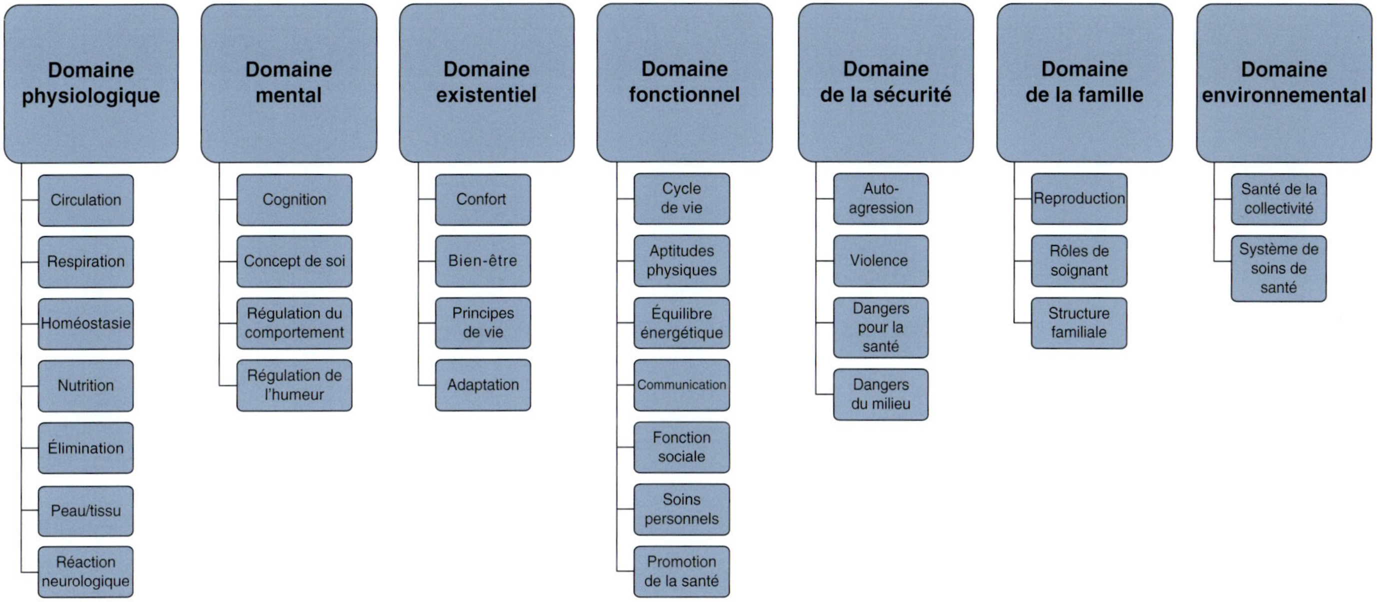

Tableau 3.2 *Proposition de la Taxonomie III : domaines, classes et diagnostics infirmiers*

DOMAINE PHYSIOLOGIQUE *Structures anatomiques et processus physiologiques indispensables au maintien de la santé de l'homme*	
Classe : Circulation Structures anatomiques et processus physiologiques impliqués dans le maintien de la circulation vitale et périphérique	Code du diagnostic infirmier
Débit cardiaque diminué	00029
Risque de diminution du **débit cardiaque**	00240
Risque d'altération de la **fonction cardiovasculaire**	00239
Risque de diminution de l'**irrigation cardiaque**	00200
Risque d'altération de l'**irrigation cérébrale**	00201
Risque d'altération de l'**irrigation gastro-intestinale**	00202
Risque d'altération de l'**irrigation rénale**	00203
Irrigation tissulaire périphérique inefficace	00204
Risque d'**irrigation tissulaire** périphérique inefficace	00228
Classe : Respiration Structures anatomiques et processus physiologiques impliqués dans la respiration et les échanges gazeux	Code du diagnostic infirmier
Échanges gazeux perturbés	00030
Dégagement inefficace des **voies respiratoires**	00031
Mode de respiration inefficace	00032
Respiration spontanée altérée	00033
Intolérance au **sevrage de la ventilation assistée**	00034
Classe : Homéostasie Structures anatomiques et processus physiologiques impliqués dans les mécanismes régulateurs hématologique, immunologique et métabolique	Code du diagnostic infirmier
Risque de **déséquilibre électrolytique**	00195
Motivation à améliorer son **équilibre hydrique**	00160
Risque d'altération de la **fonction hépatique**	00178
Risque de déséquilibre de la **glycémie**	00179
Hyperthermie	00007
Hypothermie	00006
Risque d'**hypothermie**	00253
Risque d'**hypothermie** péri-opératoire	00254
Ictère néonatal	00194
Risque d'**ictère** néonatal	00230

Risque de **réaction allergique**	00217
Réaction allergique au latex	00041
Risque de **réaction allergique au latex**	00042
Risque de **réaction** indésirable **à un produit de contraste iodé**	00218
Risque de **température corporelle** anormale	00005
Thermorégulation inefficace	00008
Déficit de **volume liquidien**	00027
Risque de déficit de **volume liquidien**	00028
Excès de **volume liquidien**	00026
Risque de déséquilibre de **volume liquidien**	00025
Classe : Nutrition Structures anatomiques et processus physiologiques impliqués dans l'ingestion, la digestion et l'absorption des nutriments	Code du diagnostic infirmier
Alimentation déficiente	00002
Motivation à améliorer son **alimentation**	00163
Allaitement maternel inefficace	00104
Allaitement maternel interrompu	00105
Motivation à améliorer l'**allaitement** maternel	00106
Lait maternel insuffisant	00216
Mode d'alimentation inefficace chez le nouveau-né/nourrisson	00107
Obésité	00232
Surpoids	00233
Risque de **surpoids**	00234
Classe : Élimination Structures anatomiques et processus physiologiques impliqués dans l'élimination des déchets de l'organisme	Code du diagnostic infirmier
Risque de **blessure** des voies urinaires	00250
Constipation	00011
Constipation fonctionnelle chronique	00235
Risque de **constipation** fonctionnelle chronique	00236
Pseudo-**constipation**	00012
Risque de **constipation**	00015
Diarrhée	00013
Élimination urinaire altérée	00016
Motivation à améliorer son **élimination** urinaire	00166
Incontinence fécale	00014
Incontinence urinaire à l'effort	00017

(*Suite*)

Tableau 3.2 *Suite*

Incontinence urinaire fonctionnelle	00020
Incontinence urinaire par besoin impérieux	00019
Risque d'**incontinence** urinaire par besoin impérieux	00022
Incontinence urinaire par regorgement	00176
Incontinence urinaire réflexe	00018
Motilité gastro-intestinale dysfonctionnelle	00196
Risque de dysfonctionnement de la **motilité gastro-intestinale**	00197
Rétention urinaire	00023
Classe : Peau/tissu Structures anatomiques et processus physiologiques de la peau et des tissus de l'organisme impliqués dans l'intégrité de ces structures	Code du diagnostic infirmier
Risque de **blessure** de la cornée	00245
Risque de **brûlure thermique**	00220
Dentition altérée	00048
Risque d'**escarre**	00249
Atteinte à l'**intégrité de la peau**	00046
Risque d'atteinte à l'**intégrité de la peau**	00047
Atteinte à l'**intégrité des tissus**	00044
Risque d'atteinte à l'**intégrité des tissus**	00248
Atteinte de la **muqueuse buccale**	00045
Risque d'atteinte de la **muqueuse buccale**	00247
Risque de **sécheresse de l'œil**	00219
Risque de **traumatisme** vasculaire	00213
Classe : Réaction neurologique Structures anatomiques et processus physiologiques impliqués dans la transmission des influx nerveux	Code du diagnostic infirmier
Capacité adaptative intracrânienne diminuée	00049
Désorganisation comportementale chez le nouveau-né/nourrisson	00116
Risque de **désorganisation comportementale** chez le nouveau-né nourrisson	00115
Réceptivité du nouveau-né/nourrisson à progresser dans son **organisation comportementale**	00117
Risque de **dysfonctionnement neurovasculaire périphérique**	00086
Dysréflexie autonome	00009
Risque de **dysréflexie autonome**	00010
Négligence de l'hémicorps	00123

DOMAINE MENTAL *Processus et modèles mentaux indispensables pour la santé*	
Classe : Cognition Processus neuropsychologiques impliqués dans l'orientation, le traitement de l'information et la mémoire	Code du diagnostic infirmier
Confusion aiguë	00128
Risque de **confusion** aiguë	00173
Confusion chronique	00129
Troubles de la **mémoire**	00131
Classe : Concept de soi Modèles psychologiques impliqués dans la perception de soi, l'identité et l'autorégulation	Code du diagnostic infirmier
Motivation à améliorer le **concept de soi**	00167
Contrôle émotionnel instable	00251
Contrôle des impulsions inefficace	00222
Déni non constructif	00072
Dysfonctionnement sexuel	00059
Diminution chronique de l'**estime de soi**	00119
Risque de diminution chronique de l'**estime de soi**	00224
Diminution situationnelle de l'**estime de soi**	00120
Risque de diminution situationnelle de l'**estime de soi**	00153
Habitudes sexuelles perturbées	00065
Identité personnelle perturbée	00121
Risque de perturbation de l'**identité personnelle**	00225
Image corporelle perturbée	00118
Classe : Régulation de l'humeur Processus d'interaction biophysique et émotionnelle impliqué dans la régulation de l'humeur	Code du diagnostic infirmier
Régulation de l'humeur perturbée	00241
DOMAINE EXISTENTIEL *Expériences et perceptions de la vie indispensables à la santé*	
Classe : Confort Perceptions des symptômes et expérience de souffrance	Code du diagnostic infirmier
Angoisse face à la mort	00147
Anxiété	00146
Bien-être altéré	00214
Motivation à améliorer son **bien-être**	00183
Chagrin chronique	00137
Douleur aiguë	00132

(*Suite*)

Tableau 3.2 *Suite*

Douleur lors de l'accouchement	00256
Douleur chronique	00133
Syndrome de douleur chronique	00255
Nausée	00134
Peur	00148
Classe : Bien-être Perceptions de la qualité de vie et expérience de la satisfaction des besoins existentiels	Code du diagnostic infirmier
Motivation à améliorer le **bien-être spirituel**	00068
Détresse spirituelle	00066
Risque de **détresse spirituelle**	00067
Deuil	00136
Deuil problématique	00135
Risque de **deuil** problématique	00172
Risque d'atteinte à la **dignité humaine**	00174
Perte d'**espoir**	00124
Motivation à accroître son **espoir**	00185
Motivation à améliorer son **pouvoir d'action**	00187
Sentiment d'impuissance	00125
Risque de **sentiment d'impuissance**	00152
Classe : Principes de vie Valeurs personnelles, croyances et pratiques religieuses	Code du diagnostic infirmier
Conflit décisionnel	00083
Détresse morale	00175
Non-observance	00079
Pratique religieuse perturbée	00169
Risque de perturbation de la **pratique religieuse**	00170
Motivation à améliorer sa **pratique religieuse**	00171
Classe : Adaptation Perception et expériences de l'adaptation, et stratégies d'adaptation	Code du diagnostic infirmier
Planification inefficace **d'une activité**	00199
Risque de **planification** inefficace **d'une activité**	00226
Stratégies d'adaptation défensives	00071
Stratégies d'adaptation inefficaces	00069
Motivation à améliorer ses **stratégies d'adaptation**	00158
Motivation à améliorer sa **prise de décision**	00184
Prise de décision émancipée perturbée	00242
Risque de **prise de décision émancipée** perturbée	00244
Motivation à améliorer une **prise de décision émancipée**	00243
Résilience réduite	00210

Risque de **résilience** réduite	00211
Motivation à accroître sa **résilience**	00212
Excès de **stress**	00177
Syndrome d'inadaptation à un changement de milieu	00114
Risque de **syndrome d'inadaptation à un changement de milieu**	00149
Syndrome post-traumatique	00141
Risque de **syndrome post-traumatique**	00145
Syndrome du traumatisme de viol	00142
DOMAINE FONCTIONNEL *Cycle de vie, fonctions de base et capacités indispensables à la santé de l'homme*	
Classe : Cycle de vie Les processus de croissance, de développement mental, de maturation physique et du vieillissement	Code du diagnostic infirmier
Risque de **croissance** anormale	00113
Risque de retard du **développement**	00112
Classe : Aptitudes physiques Aptitudes audiovisuelles, fonctions sexuelles et mobilité	Code du diagnostic infirmier
Difficultés à la **marche**	00088
Mobilité physique réduite	00085
Mobilité réduite au lit	00091
Mobilité réduite en fauteuil roulant	00089
Position assise altérée	00237
Position debout altérée	00238
Difficultés lors d'un **transfert**	00090
Classe : Équilibre énergétique Utilisation de l'énergie et modes de régulation de l'énergie	Code du diagnostic infirmier
Intolérance à l'**activité**	00092
Risque d'**intolérance** à l'**activité**	00094
Activités de loisirs déficientes	00097
Errance	00154
Fatigue	00093
Insomnie	00095
Habitudes de sommeil perturbées	00198
Privation de **sommeil**	00096
Motivation à améliorer son **sommeil**	00165
Mode de vie sédentaire	00168

(*Suite*)

Tableau 3.2 *Suite*

Classe : Communication Aptitudes et habiletés en communication	Code du diagnostic infirmier
Communication verbale altérée	00051
Motivation à améliorer sa **communication**	00157
Classe : Fonction sociale Réseau social, rôle social, aptitudes sociales et interaction sociale	Code du diagnostic infirmier
Interactions sociales perturbées	00052
Isolement social	00053
Relation entre partenaires infructueuse	00223
Risque de **relation entre partenaires** infructueuse	00229
Motivation à améliorer la **relation entre partenaires**	00207
Exercice inefficace **du rôle**	00055
Risque de **sentiment de solitude**	00054
Classe : Soins personnels Capacité d'effectuer ses soins personnels et d'entretenir le domicile	Code du diagnostic infirmier
Auto-négligence	00193
Entretien inefficace **du domicile**	00098
Déficit de **soins personnels** : **s'alimenter**	00102
Déficit de **soins personnels : se laver**	00108
Déficit de **soins personnels : se vêtir**	00109
Déficit de **soins personnels : utiliser les toilettes**	00110
Motivation à améliorer ses **soins personnels**	00182
Classe : Promotion de la santé Aptitudes à comprendre et à utiliser l'information écrite en santé et capacités de se maintenir en santé	Code du diagnostic infirmier
Comportements à risque pour **la santé**	00188
Connaissances insuffisantes	00126
Motivation à améliorer ses **connaissances**	00161
Maintien inefficace de **l'état de santé**	00099
Mécanismes de protection inefficaces	00043
Prise en charge inefficace **de la santé**	00078
Motivation à améliorer la **prise en charge de la santé**	00162
Syndrome de fragilité chez la personne âgée	00257
Risque de **syndrome de fragilité chez la personne âgée**	00231

DOMAINE DE LA SÉCURITÉ *Les caractéristiques des comportements à risque, des risques pour la santé, des risques du milieu essentiels à la santé de l'homme*	
Classe : Auto-agression Comportement à risque dirigé vers soi et comportement suicidaire	Code du diagnostic infirmier
Automutilation	00151
Risque d'**automutilation**	00139
Risque de **suicide**	00150
Risque de **violence** envers soi-même	00140
Classe : Violence Comportement à risque dirigé vers les autres et comportement violent	Code du diagnostic infirmier
Risque de **violence** envers les autres	00138
Classe : Dangers pour la santé Dangers pour la santé associés aux processus de soins et aux processus sociaux	Code du diagnostic infirmier
Risque de **blessure**	00035
Risque de **blessure en péri-opératoire**	00087
Risque de **choc**	00205
Risque de **chute**	00155
Troubles de la **déglutition**	00103
Risque de **fausse route** (d'aspiration)	00039
Risque d'**hémorragie**	00206
Risque d'**infection**	00004
Rétablissement postopératoire retardé	00100
Risque de **rétablissement postopératoire** retardé	00246
Risque de **suffocation**	00036
Risque de **syndrome d'immobilité**	00040
Risque de **syndrome de mort subite du nourrisson**	00156
Risque de **traumatisme**	00038
Classe : Dangers du milieu Répercussions de l'économie sur la santé, normes en matière de logement et environnement de travail	Code du diagnostic infirmier
Contamination	00181
Risque de **contamination**	00180
Risque d'**intoxication**	00037

(*Suite*)

Tableau 3.2 *Suite*

DOMAINE DE LA FAMILLE *Processus de reproduction, processus familiaux et rôles familiaux indispensables à la santé de l'homme*	
Classe : Reproduction Processus biophysiques et psychologiques impliqués dans la fertilité, la conception, l'accouchement et la période post-partum de l'accouchement	Code du diagnostic infirmier
Risque de perturbation du **lien mère–fœtus**	00209
Processus de la **maternité** inefficace	00221
Risque de processus de la **maternité** inefficace	00227
Motivation à améliorer sa **maternité**	00208
Classe : Rôles de soignant Fonctions de soignant et d'aidant naturel	Code du diagnostic infirmier
Risque de perturbation de l'**attachement**	00058
Tension dans l'**exercice du rôle** de l'aidant naturel	00061
Risque de **tension** dans l'**exercice du rôle** de l'aidant naturel	00062
Exercice du rôle parental perturbé	00056
Risque de perturbation dans l'**exercice du rôle parental**	00057
Motivation à améliorer l'**exercice du rôle parental**	00164
Conflit face au **rôle parental**	00064
Classe : Structure familiale Adaptation familiale, potentialité familiale et intégrité familiale	Code du diagnostic infirmier
Dynamique familiale dysfonctionnelle	00063
Dynamique familiale perturbée	00060
Motivation à améliorer la **dynamique familiale**	00159
Prise en charge inefficace **de la santé** par la famille	00080
Stratégies d'adaptation familiales compromises	00074
Stratégies d'adaptation familiales invalidantes	00073
Motivation d'une famille à améliorer ses **stratégies d'adaptation**	00075

DOMAINE ENVIRONNEMENTAL *Système des soins de santé et soins de santé indispensables à la santé de l'homme*	
Classe : Santé de la collectivité Besoins de santé d'une collectivité, populations à risque et programme de soins de santé	Code du diagnostic infirmier
Santé d'une collectivité déficiente	00215
Stratégies d'adaptation inefficaces d'une collectivité	00077
Motivation d'une collectivité à améliorer ses **stratégies d'adaptation**	00076
Classe : Système des soins de santé Système de soins de santé, législations des soins de santé, traitement dans les hôpitaux et processus de soins	Code du diagnostic infirmier
Aucun actuellement	

Références

Abbot, A. (1988). *The Systems of Professions*. Chicago, IL : University of Chicago Press.

Quammen, D. (2007). A passion for order. *National Geographic Magazine*.

ngm.nationalgeographic. com/print/2007/06/Linnaeus-name-giver/david-quammen-text, consulté le 1er novembre 2013.

Von Krogh, G. (2011) Taxonomy III Proposal. *NANDA International Latin American Symposium*, São Paulo, Brésil. Mai 2011.

Chapitre 4

La Taxonomie II de NANDA International : spécificités et définitions

T. Heather Herdman, RN, PhD, FNI

Structure de la Taxonomie II

Une taxonomie est définie comme la « branche de la science qui se préoccupe de classification, particulièrement d'organismes; elle est systématique; la classification de quelque chose, spécialement d'organismes; un schéma de classification » (Oxford Dictionary, 2013). Dans une taxonomie, les domaines se définissent comme « une sphère de connaissance, d'influence, de recherche » et les classes sont « un groupe, un ensemble, une sorte de partage d'attributs communs » (Merriam-Webster, 2009).

Il est possible d'adapter cette définition pour une taxonomie de diagnostics infirmiers; spécifiquement, notre intérêt porte sur une classification ordonnée de diagnostics qui concerne les soins infirmiers, selon leurs relations présumées naturelles. La Taxonomie II comporte trois niveaux : les domaines, les classes et les diagnostics infirmiers. La figure 3.3 (p. 58) illustre les domaines et les classes de la Taxonomie II; le tableau 3.1 (p. 67–79) représente l'ensemble de la Taxonomie II avec ses 13 domaines, 47 classes et 235 diagnostics infirmiers.

La structure du code de la Taxonomie II est un nombre entier de 32 bits (si la base de données de l'utilisateur emploie une autre notation, la structure du code est de 5 chiffres). Cette structure prévoit la stabilité, la croissance ou le développement de la taxonomie, sans avoir à changer les codes lors de révisions, d'améliorations ou d'ajouts de nouveaux diagnostics. De nouveaux codes sont attribués aux nouveaux diagnostics infirmiers approuvés.

La Taxonomie II a une structure de code conforme aux recommandations de la National Library of Medicine (NLM) concernant les codes terminologiques des soins de santé. La NLM recommande que les codes ne contiennent pas d'information sur la classification du concept, comme le faisait la structure de code de la Taxonomie I, qui reprenait l'information sur l'emplacement et le niveau du diagnostic.

Diagnostics infirmiers

Figure 4.1 *Le modèle de référence terminologique ISO pour un diagnostic infirmier.*

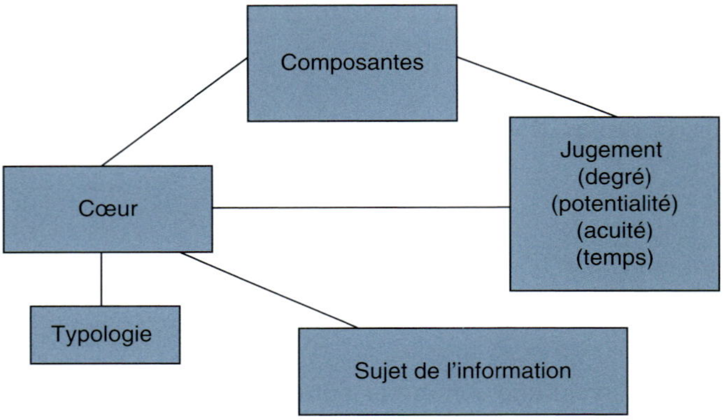

La Taxonomie II de NANDA-I est un langage de soins infirmiers reconnu qui satisfait aux critères établis par le Committee for Nursing Practice Information Infrastucture (CNPII) de l'American Nurses Association (ANA) (Lunbderg, Warren, Brokel et al., 2008). L'avantage d'être reconnu comme langage de soins infirmiers est l'acceptation du système de classification comme aide à la pratique des soins infirmiers grâce à une terminologie utile en clinique. La Taxonomie des diagnostics infirmiers de NANDA-I est aussi conforme au modèle de référence terminologique ISO (International Standards Organization) pour un diagnostic infirmier (figure 4.1). La terminologie est aussi enregistrée auprès de Health Level Seven International (HL7) conformément aux normes d'informatisation pour les soins de santé. Elle est répertoriée en tant que terminologie à utiliser pour l'identification des diagnostics infirmiers dans les messages électroniques entre les systèmes d'information cliniques (www.HL7.org).

Un système multiaxial pour construire des concepts diagnostiques

Les diagnostics de NANDA-I sont des concepts construits au moyen d'un système multiaxial. Ce système se compose d'axes dans lesquels les composantes sont combinées pour faire en sorte que les diagnostics aient fondamentalement la même forme et soient cohérents avec le modèle ISO.

Pour les besoins de la Taxonomie II de NANDA-I, la définition opérationnelle d'un axe est la suivante : un axe est une dimension de la réaction humaine considérée dans le processus diagnostique. Nous y retrouvons sept axes. Le *modèle de NANDA-I pour un diagnostic infirmier montre* les sept axes et les relations entre eux (figure 4.2).

- Axe 1 : Cœur du diagnostic
- Axe 2 : Sujet du diagnostic (individu, famille, groupe, aidant naturel, collectivité)

Figure 4.2 *Modèle de NANDA-I pour un diagnostic infirmier.*

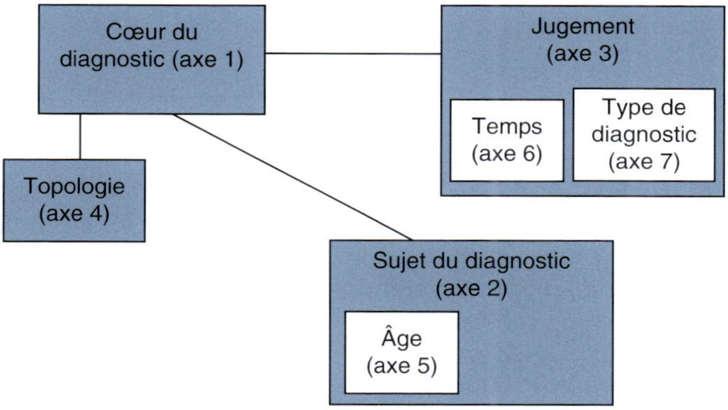

- Axe 3 : Jugement (inefficace, perturbé, etc.)
- Axe 4 : Topologie (vésical, auditif, cérébral, etc.)
- Axe 5 : Âge (nourrisson, enfant, adulte, etc.)
- Axe 6 : Temps (aigu, chronique, intermittent)
- Axe 7 : Type de diagnostic (focalisé sur le problème, de type risque, promotion de la santé)

Les axes sont représentés par leurs valeurs dans les intitulés des diagnostics infirmiers. Dans certains cas, ils sont nommés explicitement, comme dans les diagnostics *stratégies d'adaptation inefficaces d'une collectivité* et *stratégies d'adaptation familiale compromises*, dans lesquels le sujet du diagnostic (« collectivité » et « familiale ») est nommé, en utilisant ainsi deux valeurs empruntées à l'axe 2 (sujet du diagnostic), tandis que les deux valeurs « inefficaces » et « compromises » proviennent de l'axe 3 (jugement).

Dans certains cas, l'axe est implicite, comme pour le diagnostic *intolérance à l'activité*, dans lequel l'individu est toujours le sujet du diagnostic (axe 2). Dans certains cas encore, un axe peut ne pas être pertinent et, ainsi, ne pas faire partie de l'intitulé diagnostique. Par exemple, l'axe du temps ne s'applique pas nécessairement à chaque diagnostic. Dans le cas où le sujet du diagnostic n'est pas explicite, on doit se rappeler que NANDA-I définit le patient comme étant « un individu, une famille, un groupe ou une collectivité ».

L'axe 1 (le cœur du diagnostic) et l'axe 3 (jugement) sont les composantes essentielles du diagnostic infirmier. Cependant, dans certains cas, le cœur du diagnostic inclut le jugement (par exemple nausée) ; dans ces cas, le jugement n'est pas explicitement séparé de l'intitulé. L'axe 2 (sujet du diagnostic) est aussi essentiel, mais, comme décrit plus haut, il peut être implicite et ainsi ne pas être inclus dans l'intitulé. Le Comité de développement des diagnostics exige la présence de ces axes lors d'une soumission ; les autres axes peuvent être utilisés pour plus de clarté.

Définition des axes

Axe 1 : le cœur du diagnostic

Le cœur du diagnostic constitue l'élément clé, la partie fondamentale et essentielle, la racine du diagnostic infirmier. Il décrit la « réaction humaine » qui est le noyau du diagnostic.

Le cœur du diagnostic peut comporter un ou plusieurs substantifs. Lorsque deux substantifs sont utilisés (par exemple *intolérance à l'activité*), chacun contribue à donner une signification unique au cœur du diagnostic comme si les deux substantifs n'en formaient qu'un seul; le sens diffère alors de la signification de chaque substantif pris isolément. Souvent, un adjectif (*spirituelle*) peut être utilisé avec un nom (*détresse*) pour désigner le cœur du diagnostic : *Détresse spirituelle* (00066).

Dans certains cas, le cœur du diagnostic et le diagnostic infirmier sont identiques, comme dans le diagnostic *nausée* (00134). Cela se produit lorsque le diagnostic infirmier est précisé à son niveau clinique le plus utile et qu'une distinction du cœur du diagnostic n'ajoute pas un niveau d'abstraction supplémentaire. Il peut être très difficile de trouver exactement ce qui sera considéré comme cœur du diagnostic. Par exemple, la question se pose lors de l'utilisation des diagnostics *incontinence fécale* (00014) et *incontinence urinaire à l'effort* (00017). L'incontinence est-elle le cœur du diagnostic ou s'agit-il de deux cœurs de diagnostic différents – *incontinence fécale* et *incontinence urinaire*? Dans ce cas, *incontinence* est le cœur et les termes de la topologie (axe 4), « fécale » et « urinaire », clarifient davantage le cœur du diagnostic. Par ailleurs, l'*incontinence* est en soi un jugement distinctif et, donc, celui-ci devient cœur du diagnostic quelle que soit la topologie.

Dans certains cas, cependant, séparer la topologie (axe 4) du cœur du diagnostic empêcherait celui-ci de donner un sens à la pratique infirmière. Par exemple, si nous examinons le cœur du diagnostic *risque de température corporelle anormale* (00005), la *température corporelle* est-elle le cœur du diagnostic ou simplement la *température*? Ou si nous examinons le diagnostic *identité personnelle perturbée* (00121), le cœur est-il *identité* ou *identité personnelle*? Les décisions sur ce qui constitue le cœur du diagnostic, ou son essence, sont alors prises en se fondant sur ce qui aide à identifier la portée de la pratique infirmière, et si le terme représente ou non une réaction humaine. La *température* peut vouloir signifier la température environnementale, ce qui n'est pas une réaction humaine. Il est donc important de nommer la *température corporelle* comme étant le cœur du diagnostic. De la même façon, l'*identité* peut ne signifier que le genre, la couleur des yeux, la taille, ou l'âge – ici encore, ce sont des caractéristiques mais non des réactions humaines. L'*identité personnelle*, en revanche, se réfère à la perception que la personne a d'elle-même, ce qui est une réaction humaine. Dans d'autres cas, les cœurs du diagnostic semblent similaires, mais sont en fait très différents : *violence envers les autres* et *violence envers soi* sont deux réactions humaines différentes et ces termes doivent être identifiés séparément en tant que cœurs de diagnostics dans la Taxonomie II. Les cœurs de diagnostic de la Taxonomie de NANDA-I sont repris dans le tableau 4.1.

Tableau 4.1 *Les cœurs des diagnostics infirmiers de NANDA-I*

- **A**ctivités de loisirs
- Alimentation
- Allaitement
- Angoisse face à la mort
- Anxiété
- Aspiration (fausse route)
- Attachement
- Automutilation
- Auto-négligence

- **B**ien-être
- Bien-être spirituel
- Blessure
- Blessure en péri-opératoire
- Brûlure thermique

- **C**apacité adaptative intracrânienne
- Capacité d'effectuer un transfert
- Chagrin
- Choc
- Chutes
- Communication
- Communication verbale
- Comportement de santé
- Concept de soi
- Conflit décisionnel
- Conflit face au rôle
- Confusion
- Connaissances
- Constipation
- Contamination
- Contrôle émotionnel
- Contrôle des impulsions
- Croissance

- **D**ébit cardiaque
- Dégagement des voies respiratoires
- Déglutition
- Déni
- Dentition
- Désorganisation comportementale
- Détresse morale
- Détresse spirituelle
- **D**euil
- Développement
- Diarrhée
- Dignité humaine
- Douleur
- Dynamique familiale
- Dysfonctionnement
- Dysfonctionnement sexuel
- Dysréflexie autonome

- **É**changes gazeux
- Élimination
- Entretien du domicile
- Équilibre électrolytique
- Équilibre hydrique
- Errance
- Escarre
- Espoir
- Estime de soi
- Exercice du rôle
- Exercice du rôle parental

- **F**atigue
- Fausse route
- Fonction cardiovasculaire
- Fonction hépatique

- **G**lycémie

- **H**abitudes sexuelles
- Habitudes de sommeil
- Hémorragie
- Hyperthermie
- Hypothermie

- **I**ctère
- Identité personnelle
- Image corporelle
- Incontinence
- Infection
- Insomnie
- Intégrité de la peau
- Intégrité des tissus
- Interactions sociales
- Intoxication
- Irrigation gastro-intestinale
- Irrigation rénale
- Irrigation tissulaire
- Isolement social

- **L**ait maternel
- Lien mère–fœtus

(*Suite*)

Tableau 4.1 *Suite*

Maintien de l'état de santé Marche Mécanismes de protection Mémoire Mobilité Mode d'alimentation Mode de respiration Mode de vie Motilité gastro-intestinale Muqueuse	**R**éaction allergique Réaction allergique au latex Réaction à un produit de contraste iodé Régulation de l'humeur Relation Résilience Respiration spontanée Rétablissement postopératoire Rétention urinaire	Syndrome de douleur Syndrome de fragilité chez la personne âgée Syndrome d'immobilité Syndrome d'inadaptation à un changement de milieu Syndrome de mort subite du nourrisson Syndrome post-traumatique Syndrome du traumatisme de viol
Nausée Négligence de l'hémicorps **O**bésité Observance Organisation comportementale **P**eur Planification d'activité Position assise Position debout Pouvoir d'action Pratiques religieuses Prise de décision Prise de décision émancipée Prise en charge de la santé Processus de la maternité	**S**anté Sécheresse de l'œil Sentiment de solitude Sevrage de la ventilation assistée Sommeil Soins personnels Soins personnels : s'alimenter Soins personnels : se laver Soins personnels : se vêtir Soins personnels : utiliser les toilettes Stratégies d'adaptation Stress Suffocation Suicide Surpoids	**T**empérature corporelle Tension dans l'exercice du rôle Thermorégulation Tolérance à l'activité Traumatisme **V**iolence envers les autres Violence envers soi Volume liquidien

Axe 2 : le sujet du diagnostic

Le sujet du diagnostic désigne la population pour qui le diagnostic infirmier est élaboré. Les valeurs de l'axe 2 sont l'individu, l'aidant naturel, la famille, le groupe et la collectivité, ce qui correspond à la définition du terme « patient » repris par NANDA-I :

- Individu : un être humain distinct des autres, une personne.
- Aidant naturel : un membre de la famille ou un autre aidant qui s'occupe régulièrement d'un enfant, d'un malade, d'une personne âgée ou d'une personne handicapée.
- Famille : deux personnes ou plus ayant des liens continus et durables, conscientes de leurs obligations réciproques, percevant le sens des choses de la même façon et partageant certaines obligations envers les autres ; elles peuvent être apparentées par le sang ou liées par choix.
- Groupe : un nombre de personnes qui ont des caractéristiques communes.
- Collectivité : un groupe de personnes vivant dans le même lieu sous la même administration. Les exemples incluent les quartiers et les villes.

L'individu devient par défaut le sujet du diagnostic lorsque celui-ci n'est pas spécifié. Par ailleurs, il est parfaitement approprié de considérer les autres sujets pour ces diagnostics. Le diagnostic *deuil* peut s'appliquer à une personne ou à une famille qui a perdu un être cher. Il peut aussi être approprié pour une collectivité qui a vécu des pertes massives, ou qui souffre de la perte d'un leader important dans la collectivité, une dévastation à la suite d'une catastrophe naturelle, et même la perte d'une structure symbolique (une école, une structure religieuse, un édifice historique, etc.).

Axe 3 : le jugement

Le jugement est un descripteur qui permet de circonscrire ou de spécifier le sens du cœur du diagnostic. Le cœur du diagnostic associé au jugement de l'infirmier(e) forme le diagnostic infirmier. Toutes les définitions utilisées sont reprises du *Oxford Dictionary On-Line* (2013). Les valeurs de l'axe 3 sont reprises dans le tableau 4.2.

Axe 4 : la topologie

La topologie consiste à décrire les parties ou régions du corps et/ou leur fonction incluant les tissus, organes, sites anatomiques ou structures. Les valeurs de l'axe 4 sont reprises dans le tableau 4.3.

Tableau 4.2 *Définitions des termes du jugement de l'axe 3 de la Taxonomie II de NANDA-I d'après l'*Oxford Dictionary On-Line *(2013)*

Jugement	***Définition***
Altéré	Affaibli ou détérioré (quelque chose, en particulier une faculté ou une fonction)
Amélioré	Dont la qualité, la valeur, ou l'étendue est renforcée, augmentée, ou encore perfectionnée
Bas	En dessous de la moyenne en quantité, en étendue ou en intensité; petit
Compromis	Rendu vulnérable ou qui fonctionne moins efficacement
Défensif	Utilisé pour ou destiné à se protéger ou se défendre
Déficient	Manque d'une qualité ou d'un composant requis; une carence ou un défaut, particulièrement dans une fonction neurologique ou psychologique
Déséquilibré	Manque de proportion ou de concordance entre des choses qui devraient correspondre
Désorganisé	Qui n'est pas arrangé ou maîtrisé correctement; dispersé ou inefficient
Diminué	Plus petit ou moins grand en taille, quantité, intensité ou degré
Disproportionné	Trop grand ou trop petit en comparaison de quelque chose d'autre (norme)
Dysfonctionnel	Qui ne fonctionne pas normalement ou correctement; déviation par rapport aux normes de comportement social de façon considérée comme mauvaise
Échec	Action ou état de non-fonctionnement
Efficace	Qui produit l'effet souhaité ou recherché
Émancipé/affranchi	Libre de contraintes sociales, politiques ou légales; libéré
Excès	Une quantité qui dépasse ce qui est nécessaire, autorisé, bénéfique
Fonctionnel	Qui affecte le fonctionnement plutôt que la structure ou un organe
Fragile	Faible, délicat

Inefficace	Qui ne produit pas l'effet attendu ou désiré
Instable	Tendance à changer, à échouer, ou céder ; pas stable
Insuffisant	Pas assez, inadéquat ; incapable, inapte
Interrompu	Un arrêt dans la continuité des progrès d'une activité ou d'un processus ; rompre la continuité de quelque chose
Invalidant	Limité dans les mouvements, les sens ou les activités
Labile	Caractérisé par des émotions qui sont facilement suscitées, exprimées librement et qui tendent à changer rapidement et spontanément
Motivation à	Volonté de faire quelque chose ; être tout à fait prêt pour faire quelque chose
Organisé	Correctement arrangé ou maîtrisé ; efficient
Perçu	Prise de conscience (de quelque chose) par l'utilisation d'un des sens, particulièrement la vue ; interprété ou considéré (quelqu'un ou quelque chose) d'une façon particulière ; considéré comme ; conscient (de quelque chose) ; réalisé ou compris
Perturbé	Ayant eu son mode de fonctionnement habituel ou une fonction perturbée
Problématique	Réunit plusieurs éléments en interaction ; incluant beaucoup d'aspects qui sont différents et prêtent à confusion
Retardé	Une période de temps pendant laquelle quelque chose est retardé, ralenti ou reporté
Risque	Situation impliquant l'exposition à un danger ; possibilité, ou vulnérabilité d'être confronté à un événement désagréable ou indésirable
Sujet à/enclin à risque	Probabilité de, ou susceptibilité de souffrir, faire ou expérimenter quelque chose de typiquement regrettable ou désagréable/dangereux

Tableau 4.3 *Topologie de l'axe 4 de la Taxonomie II de NANDA-I*

Cardiaque	Intestinal	Rénal
Cérébral	Intracrânien	Urinaire
Cornée	Lit	Vasculaire
Fauteuil roulant	Neurovasculaire	Vésical
Gastro-intestinal	Périphérique	Voies urinaires

Axe 5 : l'âge

Cet axe fait référence à l'âge de la personne qui est le sujet du diagnostic (axe 2). Les valeurs de l'axe 5 sont reprises ci-dessous, avec leur définition. La définition de la personne âgée est celle de l'Organisation mondiale de la santé (2013).

- **Fœtus** : un être humain à naître ayant plus de 8 semaines après la conception jusqu'à la naissance
- **Nouveau-né** : enfant âgé de moins de 28 jours
- **Nourrisson** : enfant de 28 jours à 1 an
- **Enfant** : personne âgée de 1 à 9 ans inclus
- **Adolescent** : personne de 10 à 19 ans inclus
- **Adulte** : personne âgée de plus de 19 ans, sauf si une législation nationale fixe l'âge adulte en dessous de 19 ans
- **Personne âgée** : personne de 65 ans ou plus

Axe 6 : le temps

Le temps est la durée du diagnostic infirmier (axe 1). Les valeurs de l'axe 6 sont :

- aigu : moins de 3 mois;
- chronique : supérieur ou égal à 3 mois;
- intermittent : cesse ou revient par intervalles, périodique, cyclique;
- continu : ininterrompu, incessant;
- péri-opératoire : survient ou est exécuté lors de la période opératoire;
- situationnel : lié à un ensemble de circonstances dans lesquelles on se retrouve.

Axe 7 : le type de diagnostic

Le type de diagnostic renvoie à l'actualité ou à la potentialité du problème ou du syndrome, ou à la catégorisation comme diagnostic de promotion de la santé. Les valeurs de l'axe 7 sont :

- focalisé sur le problème : une réaction humaine indésirable à un état de santé ou un processus de vie qui existe au moment présent (y compris le diagnostic de syndrome);

Natij Bouchra
1er BIRS6

- promotion de la santé : motivation et désir d'accroître son bien-être et d'actualiser son potentiel de santé du moment présent (Pender, Murduagh et Parsons, 2006) ;
- de type risque : vulnérabilité à développer dans le futur une réaction humaine indésirable à un état de santé ou un processus de vie (y compris les syndromes de type risque).

Construction et soumission d'un diagnostic infirmier

Le diagnostic infirmier se construit en combinant les valeurs de l'axe 1 (le cœur du diagnostic), de l'axe 2 (le sujet du diagnostic) et de l'axe 3 (le jugement) lorsque nécessaire. S'il est pertinent de clarifier le diagnostic, les valeurs des autres axes sont alors ajoutées. Donc, vous débutez avec le cœur du diagnostic (axe 1) et vous y ajoutez le jugement (axe 3). Il faut se rappeler que ces deux axes sont parfois combinés dans un seul titre de diagnostic infirmier dans lequel le jugement est implicite, comme avec le diagnostic *fatigue* (00093). Puis, vous spécifiez le sujet du diagnostic (axe 2). Si le sujet est un individu, il n'est pas nécessaire de l'expliciter (figure 4.3). Si cela est approprié, vous pouvez utiliser les axes restants pour ajouter plus de détails. Les figures 4.4 et 4.5 illustrent d'autres exemples comme le diagnostic de type risque et le diagnostic de promotion de la santé.

NANDA-I est en désaccord avec le fait de **construire un concept diagnostique d'une manière aléatoire**, en combinant des termes d'un axe avec un autre pour créer un intitulé diagnostique qui représenterait les jugements fondés sur l'évaluation infirmière d'un patient. Les problèmes cliniques ou les aspects concernés par les soins infirmiers qui sont nommés mais qui n'ont pas d'intitulé NANDA-I devraient être décrits soigneusement dans le dossier, afin d'assurer l'exactitude de l'interprétation des jugements cliniques par les autres infirmier(e)s ou les autres professionnels de la santé.

Figure 4.3 *Modèle d'un diagnostic infirmier de NANDA-I (pour un individu) : Position debout altérée.*

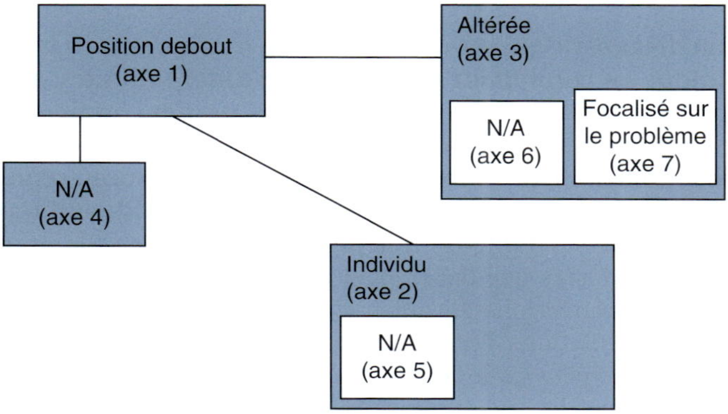

Figure 4.4 *Modèle de NANDA-I appliqué à un diagnostic infirmier de type risque : Risque de désorganisation comportementale chez le nouveau-né/nourrisson.*

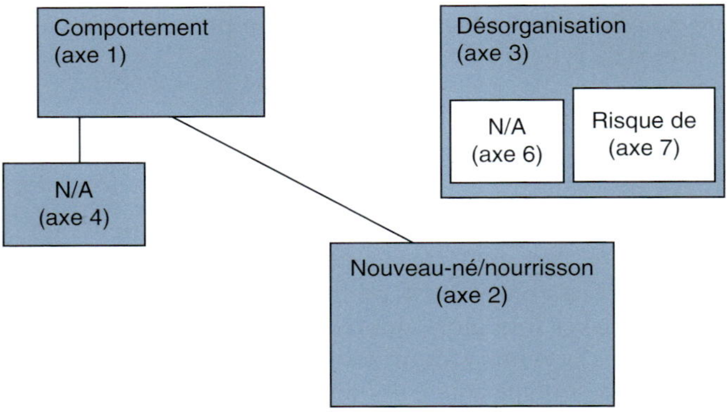

Figure 4.5 *Modèle de NANDA-I appliqué à un diagnostic infirmier de promotion de la santé : Motivation d'une famille à améliorer ses stratégies d'adaptation.*

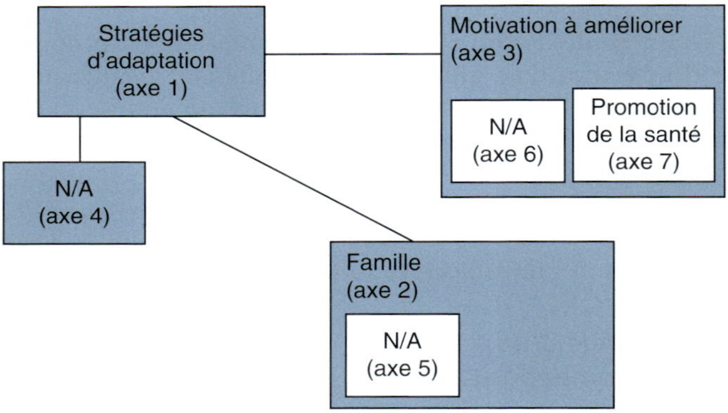

Créer un diagnostic qui sera utilisé dans la pratique et/ou la documentation clinique en combinant des termes de différents axes, alors que le développement de la définition et des autres parties composant le diagnostic (caractéristiques, facteurs favorisants ou facteurs de risque) qui devrait se fonder sur des données probantes est inexistant, rend invalide le but d'un langage standardisé, à savoir : une méthode qui représente, informe et oriente véritablement le jugement clinique et la pratique.

Cela pose de sérieuses questions quant à la sécurité du patient parce que le manque de connaissances inhérent aux parties composant le diagnostic fait en sorte qu'il est impossible d'assurer l'exactitude du diagnostic. Les termes de soins infirmiers créés arbitrairement sur le lieu des soins peuvent produire une interprétation erronée du problème clinique ou de l'aspect concerné par les soins infirmiers, et entraîner en conséquence la fixation de résultats et le choix d'interventions inappropriés. Il devient aussi impossible de rechercher avec exactitude l'incidence des diagnostics infirmiers ou de mener des études sur un résultat ou une intervention liés aux diagnostics, puisque, sans les parties clairement définies composant le diagnostic (caractéristiques, facteurs favorisants ou facteurs de risque), il est impossible de savoir si la réaction humaine à l'étude représente vraiment le même phénomène.

Ainsi, lorsqu'il est question de construction de concepts diagnostiques dans ce chapitre, l'intention est d'informer les infirmier(e)s sur la façon dont les concepts diagnostiques sont développés et d'apporter un éclairage aux personnes qui sont en train de développer un diagnostic aux fins de soumission dans la Taxonomie de NANDA-I. Cela ne devrait pas être interprété comme une suggestion que NANDA-I appuie la création de titres de diagnostics par des cliniciens sur le lieu des soins au patient.

Développement ultérieur

Une taxonomie et un cadre multiaxial pour le développement des diagnostics infirmiers permettent aux clinicien(ne)s de voir où la discipline des soins infirmiers manque de diagnostics, et offrent l'opportunité de développer de nouveaux diagnostics utiles à la clinique. Si vous élaborez un nouveau diagnostic utile pour votre pratique, soumettez-le à NANDA-I afin que d'autres puissent en bénéficier. Vous pouvez trouver des formules de soumission et l'information sur le site internet de NANDA-I (www.nanda.org). Le Comité de développement des diagnostics sera heureux de vous aider à préparer votre soumission.

Références

Lundberg, C., Warren, J., Brokel, J., Bulechek, G., Butcher, H., Dochterman, J., Johnson, M., Maas, M., Martin, K., Moorhead, S., Spisla, C., Swanson, E., & S. Giarrizzo-Wilson, (2008). Selecting a standardized terminology for the electronic health record that reveals the impact of nursing on patient care. *Online Journal of Nursing Informatics*, 12(2). Disponible à l'adresse : http://ojni.org/12_2/lundberg.pdf

Merriam-Webster, Inc. (2009). *Merriam-Webster's Collegiate Dictionary*. (11th ed). Springfield, MA : Merriam-Webster, Inc.

Oxford Dictionary On-Line, British and World Version. (2013). Oxford University Press. Disponible à l'adresse : http://www.oxforddictionaries.com/

Pender, N. J., Murdaugh, C. L., & Parsons, M. A. (2006). *Health promotion in nursing practice*. (5th ed). Upper Saddle River, NJ : Pearson Prentice-Hall.

World Health Organization. (2013a). Health topics : Infant, newborn. Disponible à l'adresse : http://www.who.int/topics/infant_newborn/en/

World Health Organization. (2013b). Definition of key terms. Disponible à l'adresse : http://www.who.int/hiv/pub/guidelines/arv2013/intro/keyterms/en/

Autres lectures recommandées

Matos, F.G.O.A., & Cruz, D.A.L.M. (2009). Development of an instrument to evaluate diagnosis accuracy. Revista da Escola de Enfermagem USP, 43(Spe) : 1087–1095.

Paans, W., Nieweg, R. M. B., Van der Schans, C. P., & Sermeus, W. (2011). What factors influence the prevalence and accuracy of nursing diagnoses documentation in clinical practice ? A systematic literature review. Journal of Clinical Nursing, 20, 2386–2403.

Chapitre 5

Questions fréquemment posées

T. Heather Herdman, RN, PhD, FNI et Shigemi Kamitsuru RN, PhD, FNI

Nous recevons régulièrement des questions via notre site internet, par courriel et quand les membres du Conseil d'administration de NANDA-I ou la Directrice générale voyagent ou participent à diverses conférences. Nous avons décidé d'inclure dans cette partie certaines des questions les plus couramment posées, ainsi que leurs réponses, dans l'espoir que cela aidera d'autres personnes qui peuvent avoir les mêmes questions.

Questions de base à propos des langages de soins infirmiers standardisés

Qu'est-ce qu'un langage de soins infirmiers standardisé ?

Un langage de soins infirmiers standardisé est un ensemble de termes, communément compris, utilisés pour décrire les jugements cliniques impliqués dans les évaluations infirmières (les diagnostics infirmiers), ainsi que les interventions et les résultats concernant la documentation des soins infirmiers.

Combien de langages de soins infirmiers standardisés existe-t-il ?

L'American Nurses Association reconnaît 12 langages de soins infirmiers standardisés.

Quelles sont les différences entre les langages de soins infirmiers standardisés ?

Beaucoup de langages de soins infirmiers prétendent être standardisés ; certains sont tout simplement une liste de termes, d'autres fournissent des définitions de ces termes. NANDA-I maintient qu'un langage standardisé représentant n'importe quelle profession devrait fournir, au minimum, une définition fondée sur des données probantes, la liste des caractéristiques (signes/symptômes) et les facteurs favorisants (facteurs étiologiques) ; les diagnostics de risque devraient inclure une définition fondée sur des données probantes, et une liste des facteurs de risque. Sans cela, n'importe qui peut définir n'importe quel terme à sa manière, ce qui bien évidemment est contraire à l'objectif de la standardisation.

Je vois des gens utiliser des termes tels que « sélectionne un diagnostic », « choisit un diagnostic », « pioche les diagnostics ». Cela donne l'impression qu'il y a un moyen facile de savoir quel diagnostic utiliser. Est-ce exact ?

Lorsque nous parlons de la façon de poser un diagnostic, nous ne parlons vraiment pas de quelque chose d'aussi simpliste que de piocher un terme dans une liste, ou de choisir quelque chose qui « sonne juste » pour notre patient. Nous parlons du processus de prise de décision d'un diagnostic, dans lequel les infirmier(e)s posent un diagnostic. Donc, plutôt que d'utiliser ces termes simplistes (sélectionner, choisir, piocher), nous devrions vraiment décrire le processus de diagnostic. Plutôt que de dire « choisir un diagnostic », nous devrions dire « pose un diagnostic avec le patient/la famille » ; plutôt que de dire « piocher un diagnostic », nous pourrions utiliser l'expression « assurez-vous de l'exactitude de votre diagnostic », ou à nouveau, tout simplement, « pose un diagnostic avec le patient/la famille ». Les mots sont puissants ; alors, quand nous utilisons des propos comme choisir, piocher ou sélectionner, *cela paraît* vraiment simple, comme la lecture d'une liste et la pioche d'un terme au sein de celle-ci. Cependant, utiliser un raisonnement diagnostique est bien plus que cela ; et *diagnostiquer* est ce que nous faisons, et c'est beaucoup plus que juste « piocher » quelque chose.

Questions de base à propos de NANDA-I

Qu'est-ce que NANDA International ?

La mise en œuvre de diagnostics infirmiers améliore tous les aspects de la pratique des soins infirmiers, de l'acquisition du respect professionnel à la garantie d'une documentation cohérente représentant le jugement clinique professionnel de l'infirmier(e), de même qu'une documentation précise pour permettre le remboursement. NANDA-I existe pour développer, affiner et promouvoir une terminologie qui reflète exactement les jugements cliniques des infirmier(e)s.

Qu'est-ce qu'une taxonomie ?

Une taxonomie est la pratique et la science de la catégorisation et de la classification. La Taxonomie de NANDA-I comprend actuellement 235 diagnostics infirmiers qui sont regroupés dans les 13 domaines (catégories) de la pratique des soins infirmiers : promotion de la santé; nutrition; élimination/échange; activité/repos; perception/cognition; perception de soi; relations et rôles; sexualité; adaptation/tolérance au stress; principes de vie; sécurité/protection; bien-être; croissance/développement.

Pourquoi NANDA-I fait-elle payer un droit d'accès à ses diagnostics infirmiers?

Dans n'importe quel domaine, le développement et l'entretien d'un corpus fondé sur la recherche nécessitent un investissement en temps et en expertise, et la diffusion de ce travail est une dépense supplémentaire. Comme organisme bénévole, nous parrainons les réunions du comité pour la révision des diagnostics soumis, pour s'assurer qu'ils rencontrent les critères des niveaux de preuve. Nous fournissons également des formations dans différentes langues en anglais, espagnol et portugais, et ce en raison de la forte demande pour ce contenu. Les membres du comité proviennent de partout à travers le monde, et la vidéoconférence ainsi que les réunions occasionnelles en face-à-face occasionnent des dépenses – tout comme c'est le cas avec nos conférences et les activités éducatives. Ces fonds financent ce travail sur la base d'un seuil de rentabilité, et sont relativement modestes par rapport aux frais exigés pour une licence des diagnostics médicaux de la CIM-10.

Si nous achetons un livre et entrons le contenu dans un logiciel nous-mêmes, devons-nous payer malgré tout?

NANDA International, Inc. dépend des fonds provenant de la vente de ses manuels et des licences électroniques pour maintenir et améliorer le niveau scientifique de la terminologie. La terminologie NANDA-I est une terminologie soumise à droits d'auteur; dès lors, **aucune partie des publications de NANDA-I, *Diagnostics infirmiers. Définitions et Classification*, ne peut être reproduite, stockée dans un système d'extraction, ou transmise par tout moyen, électronique, mécanique, photocopie, enregistrement ou autre, sans l'autorisation préalable de l'auteur. Cela inclut les publications dans les blogs en ligne, les sites internet, etc.**

Cela reste vrai quelle que soit la langue dans laquelle vous avez l'intention d'utiliser le travail. Pour une utilisation autre que la lecture ou la consultation du livre, une licence provenant de Blackwell Publishing, Ltd (une société de John Wiley & Sons Inc.) ou de l'éditeur attitré du livre dans une autre langue est nécessaire. Les détenteurs officiels des droits de traduction de notre travail dans des langues autres que l'anglais peuvent être trouvés à l'adresse suivante : http://www.nanda.org/nanda-international-taxonomy-translation-licensees.html. L'utilisation de ce contenu nécessite que vous demandiez à l'éditeur le droit de reproduire notre travail dans n'importe quel format et receviez son autorisation. De plus amples informations sont disponibles sur notre site internet (www.nanda.org), ou vous pouvez contacter Wiley-Blackwell à cette adresse : wiley@nanda.org, ou visiter leur site internet : www.wiley.com/wiley-blackwell.

Est-ce que la structure de la Taxonomie II devrait être utilisée comme trame de l'évaluation infirmière ?

Le but de la taxonomie est de fournir une organisation des termes (diagnostics) au sein de NANDA-I. Celle-ci n'a jamais été destinée à servir de trame d'évaluation infirmière. Veuillez vous référer à l'énoncé de position sur l'utilisation de la Taxonomie de NANDA-I comme cadre d'évaluation infirmière, p. 465.

Qu'est-ce que le PES, comment a-t-il été développé et quelles sont ses origines ? NANDA-I nécessite-t-elle le format/schéma PES ?

« PES » est un acronyme qui signifie : **P**roblème, **É**tiologie (facteurs favorisants) et **S**ignes/Symptômes (caractéristiques). Le format PES a d'abord été publié par le Dr Marjory Gordon, l'une des fondatrices et ancienne présidente de NANDA-I. Les éléments constitutifs des diagnostics NANDA-I sont désormais appelés caractéristiques et facteurs favorisants, et donc la formulation « format PES » n'est pas utilisée dans les livres actuels NANDA-I. Il est encore utilisé dans plusieurs pays et dans de nombreuses publications. Formuler un diagnostic précis repose sur l'évaluation infirmière et la documentation des « facteurs favorisants et caractéristiques », et le format PES soutient cela, ce qui est essentiel pour l'exactitude des diagnostics infirmiers, un point sur lequel NANDA-I insiste beaucoup.

Cependant, NANDA-I n'exige pas le format PES, ou tout autre format particulier, pour rassembler des données pour les diagnostics infirmiers. Nous sommes conscients de la grande variété de systèmes de documentations électroniques utilisés et en développement dans le monde, et il semble y avoir autant de façons de fournir de la documentation en soins infirmiers qu'il existe de systèmes. De nombreux systèmes informatiques ne permettent pas l'utilisation de la fonction « lié à… mis en évidence par… ». Cependant, il est important que les infirmier(e)s soient en mesure de communiquer les données d'évaluation qui appuient le diagnostic qu'ils(elles) formulent, afin que les autres soignant(e)s sachent pourquoi un diagnostic a été sélectionné. Veuillez vous référer à l'énoncé de position de NANDA-I sur la structure de l'énoncé d'un diagnostic infirmier lorsqu'il est inclus dans un plan de soins (p. 466).

Le format PES reste une méthode éprouvée pour l'enseignement du raisonnement clinique et pour soutenir les étudiant(e)s et infirmier(e)s dans l'apprentissage de l'aptitude à diagnostiquer. Étant donné que les patients ont généralement plus d'un facteur favorisant et/ou plus d'une caractéristique, de nombreux sites remplacent la formulation « se manifestant par/mis en évidence par » et « liée à » par une liste de caractéristiques et facteurs favorisants qui suivent la formulation du diagnostic. Cette liste est fondée sur la situation individuelle du patient et peut utiliser les termes standardisés NANDA-I. Les codes informatiques sont actuellement disponibles sur notre site internet pour tous les indicateurs de diagnostic de la terminologie NANDA-I.

Quelles que soient les exigences en matière de documentation, il est important de rappeler que, pour assurer la sécurité des soins aux patients dans les secteurs cliniques, il est crucial de surveiller ou d'évaluer les caractéristiques (manifestations de diagnostics) et facteurs favorisants (ou causes) des diagnostics infirmiers. Le choix des interventions efficaces est fondé sur les facteurs favorisants et les caractéristiques.

Comment puis-je écrire l'énoncé diagnostique pour les diagnostics de type risque, les diagnostics focalisés sur le problème et les diagnostics de promotion de la santé ?

Les systèmes de documentation diffèrent par organisation ; ainsi, dans certains cas, vous pouvez écrire (ou choisir parmi une liste informatisée) le titre du diagnostic qui correspond à la réaction humaine que vous avez diagnostiquée. Les données d'évaluation infirmière peuvent être trouvées dans une section différente du système informatique (ou « écran »), et vous pouvez sélectionner vos facteurs favorisants et caractéristiques, ou vos facteurs de risque, à cet endroit. Voici quelques exemples de formulations PSE.

Diagnostic focalisé sur un problème

Pour utiliser le format PES, commencez par le diagnostic lui-même, suivi des facteurs étiologiques (favorisants dans un diagnostic focalisé sur un problème). Enfin, identifiez les principaux signes/symptômes (caractéristiques).

- *Anxiété* **liée aux** crises situationnelles et au stress (facteurs favorisants) **mise en évidence par** l'agitation, l'insomnie, l'angoisse et l'anorexie (caractéristiques)

Diagnostic de type risque

Pour les diagnostics de type risque, il n'y a pas de facteurs favorisants (facteurs étiologiques), puisque vous identifiez une *vulnérabilité* chez un patient pour un problème potentiel ; le problème n'est pas encore présent. Différents experts recommandent diverses formulations (certains utilisent « lié à », d'autres utilisent « mis en évidence par » pour les diagnostics de type risque). Étant donné que le terme « lié à » est utilisé pour suggérer une étiologie dans le cas d'un diagnostic focalisé sur un problème et qu'il y a seulement une vulnérabilité à un problème quand un diagnostic de type risque est utilisé, NANDA-I a décidé de recommander l'utilisation de l'expression « mis en évidence par » pour se référer à la preuve qu'un risque existe, si la formulation PES est utilisée.

- *Risque d'infection* **mis en évidence par** la vaccination inadéquate et l'immunosuppression (facteurs de risque)

Diagnostics de promotion de la santé

Parce que les diagnostics de promotion de la santé ne nécessitent pas de facteur favorisant, il n'y a pas de « lié à » dans la formulation de ce diagnostic. Au lieu de cela, le(s) caractéristique(s) sont fournies en tant que preuve de la volonté du patient d'améliorer son état de santé actuel.

- *Motivation à améliorer ses soins personnels* **mise en évidence par** le désir exprimé d'améliorer les soins personnels

NANDA-I fournit-elle une liste de ses diagnostics ?

Il n'y a aucune utilité réelle à simplement fournir une liste de termes ; le faire va à l'encontre de l'objectif d'un langage de soins infirmiers standardisé. À moins que la définition, les caractéristiques, les facteurs favorisants et/ou les facteurs de risque soient connus, le titre lui-même est vide de sens. Nous ne croyons pas, par conséquent, qu'il soit dans l'intérêt de la sécurité du patient de produire de simples listes de termes qui pourraient être mal comprises ou utilisées de manière inappropriée dans un contexte clinique.

Il est essentiel d'avoir la définition du diagnostic et, plus important encore, les indicateurs de diagnostic (données d'évaluation/historique du patient) requis pour effectuer le diagnostic ; par exemple, les signes/symptômes que vous collectez dans votre évaluation (« caractéristiques ») et la cause du diagnostic (« facteurs favorisants ») ou ces choses qui placent un patient dans un risque important pour un diagnostic (« facteurs de risque »). Lors de l'évaluation du patient, vous devrez vous appuyer à la fois sur vos connaissances cliniques et théoriques pour voir des tendances dans les données, des indicateurs de diagnostic qui, regroupés ensemble, peuvent se rapporter à un diagnostic. Les questions à se poser pour identifier et valider le diagnostic correct comprennent :

1. La majorité des caractéristiques/facteurs de risque sont-ils présents chez le patient ?
2. Existe-t-il des facteurs étiologiques (« facteurs favorisants ») pour le diagnostic mis en évidence pour votre patient ?
3. Avez-vous validé le diagnostic avec le patient/la famille ou avec un(e) autre collègue infirmier(e) (quand c'est possible) ?

Questions de base à propos des diagnostics infirmiers

Un diagnostic infirmier peut-il être utilisé sans risque en dehors d'une unité d'hospitalisation, comme en salle d'opération et/ou dans un service de consultations externes ?

Absolument ! Les diagnostics infirmiers sont utilisés dans les salles d'opération, en soins ambulatoires, en établissements psychiatriques, en soins à domicile et en unités de soins palliatifs, ainsi qu'en santé publique, en école de soins infirmiers, en santé du travail – et, bien entendu, dans les hôpitaux. Aussi variée que soit la pratique en soins infirmiers, il y a des diagnostics de base qui semblent s'y retrouver partout. *Douleur aiguë* (00132), *anxiété* (00146), *connaissances insuffisantes* (00126), *motivation à améliorer la prise en charge de sa santé* (00162), par exemple, peuvent probablement être trouvés partout où l'infirmier(e) peut pratiquer. Cela dit, nous savons qu'il est nécessaire de développer les diagnostics pour étendre les termes que nous utilisons afin de décrire les connaissances en soins infirmiers dans l'ensemble des différents domaines de soins infirmiers. Le travail est en cours dans certains domaines, comme en pédiatrie et en santé mentale, et dans un grand nombre de pays, et nous attendons avec impatience les résultats !

L'infirmier(e) en unité de soins intensifs devrait-il(elle) utiliser le diagnostic infirmier ? Nous sommes occupé(e)s à dispenser des soins pour des problèmes médicaux

Quelle question intéressante ! Les infirmier(e)s devraient-ils(elles) dispenser des soins infirmiers ? Oui, bien sûr ! Cela ne fait aucun doute que les infirmier(e)s en soins intensifs se concentrent sur des interventions résultant de problèmes médicaux, et interviennent souvent chez les patients en utilisant des « protocoles permanents » (ordres médicaux permanents) qui exigent une pensée critique pour les appliquer correctement. Mais soyons honnêtes : les infirmier(e)s dans les unités de soins intensifs doivent dispenser des soins infirmiers. Les patients dans un état critique risquent de présenter de nombreuses complications qui peuvent être évitées par des infirmier(e)s : pneumonies liées à la ventilation artificielle (*risque d'infection,* 00004), escarres (*risque d'escarre,* 00249), lésion de la cornée (*risque de blessure de la cornée,* 00245). Ils sont souvent effrayés (*peur,* 00148), et les familles sont stressées mais ont besoin de savoir comment prendre soin de l'être cher quand il rentre à la maison : *connaissances insuffisantes* (00126), *excès de stress* (00177), *risque de tension dans l'exercice du rôle de l'aidant naturel* (00062). Si les infirmier(e)s ne prêtent attention qu'aux problèmes médicaux évidents, alors, comme le dit le vieil adage, ils(elles) peuvent gagner une bataille, mais pas la guerre. Ces patients peuvent développer des séquelles qui auraient pu être évitées, la durée du séjour peut être prolongée, ou le retour à domicile pourrait entraîner des événements indésirables et l'augmentation du taux de réadmission. Être attentif aux problèmes médicaux ? Certainement ! *Et* se concentrer sur les réactions humaines ? Absolument !

Quels sont les différents types de diagnostics infirmiers dans la classification NANDA-I ?

NANDA-I identifie trois catégories de diagnostic infirmier : focalisé sur le problème, promotion de la santé et de type risque. Au sein de ces catégories, vous pouvez également trouver l'utilisation des syndromes. Voir les définitions pour chacune de ces catégories, et les syndromes dans le glossaire des termes, à la p. 471.

Que sont les diagnostics infirmiers et pourquoi devrait-on les utiliser ?

Un diagnostic infirmier est un jugement clinique concernant une réaction humaine aux problèmes de santé/aux processus de vie, ou une vulnérabilité à cette réaction d'un individu, d'une famille, d'un groupe ou d'une collectivité. Il faut une évaluation infirmière pour élaborer correctement le diagnostic de votre patient; vous ne pouvez pas standardiser sans risque les diagnostics infirmiers en utilisant un diagnostic médical. Bien qu'il soit exact qu'il y ait des diagnostics infirmiers courants qui se produisent fréquemment chez les patients avec différents diagnostics médicaux, le fait est que vous ne saurez pas si le diagnostic infirmier est exact à moins que vous ne fassiez une évaluation infirmière pour définir les caractéristiques et établir que les facteurs favorisants clés existent.

Un diagnostic infirmier sert de base pour choisir des interventions de soins visant l'atteinte des résultats dont l'infirmière a la responsabilité. Cela signifie que les diagnostics infirmiers sont utilisés pour déterminer le plan de soins approprié pour le patient, conduisant aux résultats du patient et aux interventions. Vous ne pouvez pas standardiser un diagnostic infirmier, mais il est possible de standardiser les interventions de soins infirmiers, une fois que vous avez sélectionné le résultat approprié pour le diagnostic infirmier, étant donné que les interventions devraient être fondées sur des données probantes chaque fois que possible.

Les diagnostics infirmiers fournissent également un langage standard pour une utilisation dans le dossier de santé électronique, permettant une communication claire entre les membres de l'équipe de soins et la collecte de données pour l'amélioration continue des soins aux patients.

Quelle est la différence entre un diagnostic médical et un diagnostic infirmier ?

Un diagnostic médical traite une affection, une maladie ou une blessure. Un diagnostic infirmier traite les réactions humaines réelles ou potentielles aux problèmes de santé et aux processus de la vie. Par exemple, un diagnostic médical d'*accident vasculaire cérébral* (AVC ou attaque) fournit des informations sur la pathologie du patient. Les diagnostics infirmiers de *communication verbale altérée, risque de chute, dynamique familiale perturbée, douleur chronique* et *sentiment d'impuissance* fournissent une compréhension plus globale de l'impact de cet AVC sur ce patient en particulier et sa famille. Ils orientent aussi les interventions de soins infirmiers pour obtenir des résultats spécifiques au patient. Si les infirmier(e)s se concentrent uniquement sur l'AVC, ils(elles) pourraient manquer la *douleur chronique* dont le patient souffre, son *sentiment d'impuissance,* et même la *dynamique familiale perturbée*. Tous ces problèmes auront un impact sur son retour potentiel à la maison, la capacité de gérer son nouveau programme thérapeutique, et sa qualité de vie en général. Il est également important de se rappeler que, même si un diagnostic médical ne concerne qu'un patient, **les soins infirmiers traitent le patient *et* sa famille** ; donc, les diagnostics concernant la famille sont essentiels, car ils ont la possibilité d'influencer – positivement ou négativement – les résultats que vous essayez d'atteindre chez le patient.

Quelles sont les différentes parties qui composent un diagnostic et que signifient-elles pour les infirmier(e)s en pratique ?

Il y a plusieurs parties dans un diagnostic infirmier : le *titre du diagnostic*, la *définition* et les critères d'évaluation utilisés pour élaborer le diagnostic, les *caractéristiques* et *facteurs favorisants* ou *facteurs de risque*. Comme nous l'avons noté au chapitre 4, NANDA-I a de fortes inquiétudes quant à la sécurité d'utiliser des termes (titres du diagnostic) qui n'ont pas de signification standardisée et/ou pas de critères d'évaluation. Piocher un diagnostic dans une liste, ou inventer un terme au chevet d'un patient est une pratique dangereuse pour deux bonnes raisons. Tout d'abord, la communication entre les membres de l'équipe de soins de santé doit être claire, concise et cohérente. Si chaque personne définit un « diagnostic » de façon différente, il n'y a plus de clarté. Deuxièmement, comment pouvons-nous évaluer la validité d'un diagnostic, ou la capacité de diagnostiquer pour un(e) infirmier(e), si nous n'avons pas de données pour appuyer le diagnostic ?

Regardons l'exemple de Myra Johansen. Cette étude de cas nous montre le problème lorsque l'on « pioche » un diagnostic dans une liste de termes, sans connaissance de la définition ou des données d'évaluation nécessaires pour diagnostiquer la réaction.

Étude de cas : *Myra Johansen*

Myra Johansen est une patiente âgée de 57 ans, de corpulence obèse, avec un passé de fumeuse de 30 ans (elle a arrêté il y a 6 ans). Cette patiente souffre de bronchopneumopathie chronique obstructive (BPCO) et a été admise en raison de complications respiratoires sévères. Son état commence à se stabiliser, et vous devez assurer ses soins au début de votre service. Vous remarquez dans le tableau que l'infirmier(e) qui s'est occupé(e) d'elle avant vous a documenté trois diagnostics infirmiers : *mode de respiration inefficace* (00032), *anxiété* (00146) et *connaissances insuffisantes* (00126). Sur la base de cette communication, vous formez une image de cette patiente dans votre esprit et imaginez la façon dont vous voulez l'aborder. L'*anxiété* vous prévient qu'il est préférable d'avoir une approche calme et rassurante, tandis que le *mode de respiration inefficace* vous dit que Mme Johansen a encore de la difficulté pour la respiration. Le diagnostic de *connaissances insuffisantes* vous préoccupe car vous avez dès lors beaucoup à enseigner à cette patiente en ce qui concerne ses nouveaux médicaments ainsi que les changements nutritionnels qui l'aideront à perdre du poids, ce qui peut contribuer à améliorer sa respiration.

▶

Un peu plus tard, vous complétez votre évaluation et vous constatez que vous avez identifié quelques différences par rapport à l'infirmier(e) précédent(e). Le diagnostic de *mode de respiration inefficace* est manifestement exact; elle présente une orthopnée, une tachypnée, une dyspnée, un diamètre antéropostérieur augmenté; la dilatation des narines est évidente tout comme la respiration lèvres pincées, et elle utilise ses muscles intercostaux pour respirer. Elle est également assise dans la position classique dite des « trois points » pour tenter de faciliter sa respiration. Ses facteurs favorisants incluent la fatigue, l'obésité et une fatigue des muscles respiratoires. L'*anxiété* est également évidente. Elle déclare être une personne anxieuse, « toujours inquiète pour quelque chose ». Actuellement, elle a plusieurs préoccupations comme le fait de s'absenter du travail, de savoir qui prendra soin de son fils adolescent, et ce que représentera l'hospitalisation d'un point de vue financier. Elle dit qu'elle a perdu son emploi à temps plein il y a 3 mois, et a seulement été en mesure de trouver un emploi temporaire à temps partiel. Elle est à peine capable de payer son hypothèque, de faire ses courses à l'épicerie et elle n'a pas d'assurance maladie. Elle vous dit qu'elle n'a pas été en mesure de payer ses médicaments pour sa BPCO ces six à sept dernières semaines, et elle a annulé son rendez-vous de routine avec son pneumologue parce qu'elle ne pouvait pas se permettre de payer la visite. Elle est bien informée sur sa maladie et clairement consciente des conséquences du fait de ne pas prendre ses médicaments, mais elle n'était plus en mesure sur le plan financier de poursuivre le traitement. Il est clair que la préoccupation financière influence son anxiété, ce qui à son tour augmente ses difficultés respiratoires. Votre évaluation n'a confirmé aucune des caractéristiques pour *connaissances insuffisantes,* ni permis d'identifier les facteurs en relation avec ce diagnostic. Au lieu de cela, vous avez identifié la *non-observance* (00079), ce qui est évident vu le développement des complications, l'aggravation de ses symptômes et ses déclarations expliquant qu'elle ne pouvait pas continuer son programme thérapeutique. Le facteur favorisant est le coût du traitement, et son incapacité de se payer les médicaments et le suivi médical.

Lorsque vous mentionnez cette différence dans l'évaluation à votre collègue le lendemain, il(elle) répond : « J'ai pioché *connaissances insuffisantes* parce que c'est un diagnostic standard pour chaque patient : tout le monde a des connaissances insuffisantes en quelque sorte ! » De toute évidence, il s'agit d'une idée erronée. Si votre collègue avait validé le diagnostic en examinant la définition, les caractéristiques et les facteurs favorisants – et en parlant avec la patiente –, il aurait été évident que ce n'était pas un diagnostic infirmier pertinent. En effet, beaucoup de patients souffrant de maladies chroniques en savent souvent autant sinon plus que le professionnel de la santé sur leur état de santé, les réactions associées et ce qui améliore ou aggrave leurs symptômes.

Se centrer sur des *connaissances insuffisantes* dans le cas de Mme Johansen ne serait pas approprié, car elle comprend très bien sa maladie et les conséquences de ne pas suivre son programme thérapeutique. En revanche, mettre l'accent sur la non-observance peut diriger vers une intervention appropriée. En reconnaissant les obstacles financiers, l'infirmier(e) peut commencer à travailler avec la patiente et l'équipe pluridisciplinaire afin d'identifier les sources potentielles de soutien financier pour obtenir ses médicaments, poursuivre son suivi médical, et peut-être même trouver des moyens pour supporter son hospitalisation et les coûts du suivi des soins. Mettre l'accent sur le diagnostic « standard » de *connaissances insuffisantes* pour lequel il n'y avait pas de support d'évaluation rempli entraîne, pour l'infirmier(e), une perte de temps et conduit à fournir des soins inutiles, alors que le temps consacré aux soins pouvant influencer les résultats du patient est limité.

Quel est le diagnostic infirmier qui correspond le mieux à un patient ayant eu un accident vasculaire cérébral ? Comment rédiger un plan de soins incluant un diagnostic infirmier pour les patients ayant un diagnostic/problème médical spécifique, par exemple une fracture de la hanche ?

Les diagnostics infirmiers sont des réactions individuelles (famille, groupe ou collectivité) aux problèmes de santé ou aux processus de vie. Cela signifie qu'on ne peut pas standardiser les diagnostics infirmiers en se fondant sur des diagnostics médicaux ou des procédures. Bien que de nombreux patients ayant, par exemple, une fracture de la hanche puissent souffrir de *douleur aiguë*, de *risque de chute* et/ou *déficit des soins personnels* (se laver), d'autres peuvent réagir par l'*anxiété*, des *habitudes de sommeil perturbées*, ou une *non-observance*. Sans une évaluation infirmière, il est tout simplement impossible de déterminer le diagnostic correct – et cela ne contribue pas à des soins sûrs et de qualité pour les patients.

Le plan de soins individualisé pour chaque patient est fondé sur des données d'évaluation. Les données d'évaluation et les préférences du patient guident l'infirmier(e) dans la priorité donnée aux diagnostics infirmiers et aux interventions ; le diagnostic médical est seulement un élément des données d'évaluation et, par conséquent, ne peut pas être utilisé comme le seul facteur déterminant pour le choix d'un diagnostic infirmier. Un outil de réflexion utilisé par nos collègues en médecine peut être utile au moment où vous déterminez vos diagnostics : l'acronyme SEA TOW est utilisé (Rencic, 2011 ; voir la figure 2.5, p. 49).

C'est toujours une excellente idée de demander à un(e) collègue ou un(e) expert(e) une seconde opinion si vous n'êtes pas certain(e) du diagnostic. Est-ce que le diagnostic que vous envisagez est le résultat d'une découverte (« Eureka ») ? Reconnaissez-vous le schéma d'un diagnostic infirmier à l'intérieur des données de votre évaluation et de l'entretien avec le patient ? Pouvez-vous confirmer ce schéma en revoyant les indicateurs du diagnostic ?

Avez-vous collecté des données qui semblent réfuter ce diagnostic ? Pouvez-vous justifier le diagnostic malgré ces données contraires, ou ces données vous indiquent-elles que vous devez approfondir ? Réfléchissez sur votre manière de penser : était-ce logique, raisonné, construit sur vos connaissances de la science infirmière et des réactions humaines que vous diagnostiquez ? Avez-vous besoin d'informations supplémentaires à propos de la réaction avant d'être prêt(e) à confirmer ce diagnostic ? Êtes-vous trop sûr(e) de vous ? Cela peut arriver lorsque vous êtes habitué(e) à des patients qui présentent des diagnostics particuliers, et qu'ainsi vous « sautez » sur un diagnostic, plutôt que de réellement appliquer le jugement clinique. Enfin, quelles autres données devriez-vous collecter ou réexaminer afin de valider, de confirmer ou d'éliminer une hypothèse de diagnostic infirmier ? Utiliser l'acronyme SEA TOW peut vous aider à valider votre processus de raisonnement clinique et à accroître la probabilité d'un diagnostic exact.

Combien de diagnostics devrait avoir mon patient ?

Les étudiant(e)s sont souvent encouragé(e)s à identifier chaque diagnostic que le patient a ; c'est une méthode d'apprentissage afin d'améliorer le raisonnement clinique et la maîtrise des sciences infirmières. Cependant, dans la pratique, il est important de déterminer la priorité des diagnostics infirmiers étant donné que ceux-ci devraient former la base des interventions de soins infirmiers. Vous devez considérer quels sont les diagnostics les plus importants – aussi bien du point de vue du patient que du point de vue infirmier – ainsi que les ressources et le temps disponibles pour le traitement. Les autres diagnostics peuvent nécessiter un aiguillage vers d'autres dispensateurs de soins de santé ou d'autres services tels que les soins à domicile, une autre unité de soins, des centres de soins spécialisés, etc. En pratique, avoir un diagnostic par domaine NANDA-I, ou un minimum de 5 ou 10 diagnostics, ne reflète en rien la réalité. Même s'il est important d'identifier tous les diagnostics (focalisés sur le problème, de type risque, de promotion de la santé), les infirmier(e)s doivent se focaliser d'abord sur les diagnostics de haute priorité et à haut risque ; les autres diagnostics peuvent être ajoutés plus tard (déplacés vers le haut sur la liste de priorité) pour remplacer ceux qui sont résolus, ou pour lesquels les interventions sont clairement efficaces. En outre, si l'état du patient se détériore ou des données supplémentaires menant à un diagnostic plus urgent sont identifiées, la priorité donnée aux diagnostics doit être revue. La planification des soins pour les patients n'est pas « quelque chose de ponctuel » ; comme avec toutes les facettes de la démarche de soins infirmiers, elle doit être constamment réévaluée et ajustée pour répondre aux besoins du patient et de sa famille.

Puis-je changer le diagnostic infirmier après qu'il a été documenté dans le dossier du patient ?

Absolument ! Comme vous continuez à évaluer votre patient et à recueillir des données supplémentaires, vous pouvez remarquer que votre diagnostic initial n'était pas le plus crucial – ou bien l'état de votre patient peut s'être amélioré, ou de nouvelles données qui recentrent la priorité deviennent disponibles. Il est très important continuer l'évaluation de votre patient pour déterminer si le diagnostic est toujours le plus exact, et ce à n'importe quel moment.

Puis-je documenter les diagnostics infirmiers des membres de la famille dans le dossier du patient ?

Les règles de documentation varient selon l'organisation et les exigences particulières d'un État et d'un pays. Cependant, le concept de soins axés sur la famille est en train de devenir la norme, et bien entendu les diagnostics qui ont un impact sur le patient, et qui peuvent contribuer aux résultats de santé du patient, devraient être pris en considération par les infirmier(e)s. Par exemple, si un patient est admis pour l'exacerbation d'une maladie chronique, et que l'infirmier(e) reconnaît que le(la) conjoint(e) présente des signes/symptômes de *tension dans l'exercice du rôle d'aidant naturel* (00061), il est essentiel que l'infirmier(e) confirme ou infirme ce diagnostic. Profitant de l'hospitalisation du patient, l'infirmier(e) peut travailler avec le(la) conjoint(e) afin de mobiliser des ressources nécessaires pour les soins donnés à la maison, tels que l'identification des sources de soutien pour la gestion du stress, du répit, les préoccupations financières, etc. Une révision du programme thérapeutique, ainsi que des recommandations pour simplifier ou organiser les soins peuvent être très utiles. Le diagnostic et le traitement de *tension dans l'exercice du rôle d'aidant naturel* du (de la) conjoint(e) ne toucheront pas seulement l'aidant naturel, mais auront aussi un impact significatif sur les résultats du patient quand il retournera à la maison.

Tous les diagnostics infirmiers peuvent-ils être utilisés de façon sécuritaire et légalement dans chaque pays ?

La classification NANDA-I représente la pratique infirmière internationale ; dès lors, tous les diagnostics ne seront pas nécessairement appropriés pour chaque infirmier(e) dans le monde. Veuillez-vous référer à « Considérations internationales quant à l'utilisation de la Taxonomie des diagnostics infirmiers de NANDA-I », p. 137–139.

Questions à propos des caractéristiques

Que sont les caractéristiques ?

Les caractéristiques sont des indices/inférences observables qui se regroupent comme manifestations d'un diagnostic focalisé sur un problème ou d'un diagnostic de promotion de la santé ou d'un syndrome. Cela ne se limite pas seulement à ces choses que l'infirmier(e) peut voir, mais concerne aussi les choses qui sont vues, entendues (par exemple ce que le patient/la famille nous dit), touchées ou senties.

Les caractéristiques dans le livre ne sont pas toujours des données observables ; certaines sont des jugements (par exemple deuil problématique *ou* connaissances insuffisantes*). Comment pouvons-nous les utiliser lors de l'évaluation ?*

Compte tenu de la définition actuelle des caractéristiques, les diagnostics infirmiers (inférences) sont considérés comme des caractéristiques acceptables pour les diagnostics. Bien que cela soit logique pour les syndromes, qui sont définis comme un ensemble de deux ou plusieurs diagnostics infirmiers, ce peut être source de confusion pour les autres types de diagnostics. Si vous avez un diagnostic infirmier comme caractéristique, cela signifie que vous avez déjà fait un jugement. Pourtant, un certain degré d'inférence, tel que celui effectué par la comparaison des données aux normes standardisées, est approprié pour mener à bien un diagnostic (par exemple déduire que le rythme cardiaque de 174 chez un homme âgé est supérieur à la normale). La définition des caractéristiques est actuellement à l'étude pour clarifier l'intention.

Les caractéristiques sont-elles classées dans le livre par ordre d'importance ?

Non. Les caractéristiques (et les facteurs favorisants/de risque) sont classés par ordre alphabétique. En fin de compte, l'objectif est de valider les caractéristiques cruciales grâce à la recherche – celles qui doivent être présentes pour élaborer le diagnostic. Nous réorganiserons alors les indicateurs de diagnostic par ordre d'importance.

Combien de caractéristiques ai-je besoin d'identifier pour établir chez un patient un diagnostic infirmier particulier ?

C'est une question difficile, et cela dépend vraiment du diagnostic. Pour certains diagnostics, une caractéristique est tout ce qui est nécessaire ; par exemple, avec les diagnostics de promotion de la santé, un désir exprimé par un patient pour améliorer un aspect particulier d'une réaction humaine est tout ce qui est nécessaire. D'autres diagnostics nécessitent un ensemble de symptômes, probablement trois ou quatre, pour atteindre l'exactitude dans le diagnostic. Dans l'avenir, nous aimerions être en mesure de limiter le nombre d'indicateurs de diagnostic fournis dans NANDA-I, car de longues listes de signes/symptômes ne sont pas nécessairement d'une si grande utilité clinique. Comme plus de recherches sont menées sur les concepts de soins infirmiers, ce travail sera facilité.

Questions à propos des facteurs favorisants

Que sont les facteurs favorisants ?

Les facteurs favorisants peuvent être considérés comme des facteurs étiologiques, ou les données qui semblent montrer un certain type de modèle de relation avec le diagnostic infirmier. De tels facteurs peuvent être décrits comme antécédents à, associés à, liés à, contribuant à, ou d'encouragement. Seuls les syndromes et diagnostics infirmiers focalisés sur un problème doivent avoir des facteurs favorisants ; les diagnostics de promotion de la santé peuvent avoir des facteurs favorisants s'ils aident à clarifier le diagnostic.

Combien de facteurs favorisants ai-je besoin d'identifier pour établir chez un patient un diagnostic infirmier particulier ?

Comme pour les caractéristiques, cela dépend vraiment du diagnostic. Un seul facteur n'est probablement pas suffisant, et c'est particulièrement vrai si vous utilisez un diagnostic médical seul comme facteur favorisant. Cela peut conduire à une pratique où chaque patiente admise pour une mastectomie est « étiquetée » d'une *image corporelle perturbée* (00118), ou bien où tout patient avec une intervention chirurgicale se voit « étiqueté » d'une *douleur aiguë* (00132). Cette pratique n'est pas une pratique de diagnostic ; c'est réellement apposer une étiquette au patient, en se fondant sur l'hypothèse que la réponse d'une personne sera exactement la même que pour tout autre individu. C'est au mieux une hypothèse erronée, et peut faire risquer d'émettre un mauvais diagnostic et conduire les infirmier(e)s à passer du temps sur des interventions inutiles. Dans le pire des cas, cela peut conduire à une erreur d'omission dans laquelle un diagnostic significatif passe inaperçu, ce qui entraîne des problèmes significatifs concernant la qualité des soins et les résultats pour les patients.

Les facteurs favorisants repris dans les diagnostics NANDA-I ne sont pas toujours des facteurs qu'un(e) infirmier(e) peut éliminer ou diminuer. Devrais-je les inclure dans la formulation du diagnostic ?

Actuellement, beaucoup de nos facteurs favorisants sont des facteurs non modifiables, tels que l'âge ou le sexe. Bien que ces facteurs soient importants à connaître lors de l'évaluation infirmière et du diagnostic, il se peut que ceux-ci soient plus précisément les caractéristiques de « groupes à risque » (par exemple les adolescents, les personnes âgées, les femmes, etc.). Ce sont des facteurs qui nous aident pour le diagnostic, mais nous ne pouvons pas intervenir sur l'âge ou le sexe par exemple ; il est donc possible qu'ils doivent être considérés séparément des facteurs favorisants. Cette question est à l'étude en ce moment. En attendant, bien qu'il soit techniquement acceptable d'utiliser ces facteurs favorisants dans une déclaration PES, la meilleure pratique serait d'identifier les facteurs favorisants sur lesquels vous pouvez intervenir, et pour lesquels une intervention pourrait conduire à une diminution ou à la cessation de la réaction humaine défavorable que vous avez diagnostiquée.

Questions à propos des facteurs de risque

Que sont les facteurs de risque ?

Ce sont des facteurs environnementaux et des éléments physiologiques, psychologiques, génétiques ou chimiques qui augmentent la vulnérabilité d'un individu, d'une famille, d'un groupe ou d'une communauté à un événement nuisible pour la santé. Seuls les diagnostics de type risque ont des facteurs de risque.

Combien de facteurs de risque ai-je besoin d'identifier pour établir chez un patient un diagnostic infirmier particulier de type risque ?

Comme avec les caractéristiques et les facteurs favorisants, cela dépend vraiment du diagnostic. Par exemple, dans le nouveau diagnostic *risque d'escarre* (00249), avoir un score de Braden Q <16 chez un enfant, ou un score sur l'échelle de Braden <18 chez un adulte, ou un faible score sur l'échelle Risk Assessment Pressure Sore (RAPS) pourrait être tout ce qui est nécessaire pour diagnostiquer ce risque. C'est parce que ces outils standardisés ont été cliniquement validés comme prédicteurs du risque pour l'escarre. Pour les autres diagnostics qui n'ont pas encore ce niveau de validation des indicateurs de diagnostic, un regroupement des facteurs de risque est nécessaire.

Les facteurs de risque dans le livre ne sont pas toujours des facteurs que l'infirmier(e) peut éliminer ou diminuer. Devrais-je les inclure dans la formulation du diagnostic ?

Se référer à la question concernant les facteurs favorisants.

Existe-t-il une relation entre les facteurs favorisants et les facteurs de risque, comme avec les diagnostics focalisés sur le problème et/ou un diagnostic de promotion de la santé, et un diagnostic de type risque ?

Oui. Vous devriez remarquer de fortes similitudes entre les facteurs favorisants pour un diagnostic focalisé sur un problème et les facteurs de risque d'un diagnostic de type risque liés à un même concept. En effet, les listes de facteurs pourraient être identiques. Le même état pour lequel vous présentez un risque de réaction indésirable s'avère être le plus souvent une étiologie de cette réaction si elle devait se produire. Par exemple, pour le diagnostic *risque de désorganisation comportementale chez le nouveau-né/nourrisson* (00115), la stimulation environnementale excessive est notée comme un facteur de risque. Dans le diagnostic *désorganisation du comportement du nouveau-né/nourrisson* (00116), focalisé sur le problème, la stimulation sensorielle excessive de l'environnement est notée comme un facteur favorisant. Dans les deux cas, de nombreuses interventions de soins infirmiers pouvant diminuer la réaction défavorable, ou modifier son risque de survenue sont disponibles.

Différencier des diagnostics infirmiers similaires

Comment puis-je décider entre des diagnostics qui sont très semblables – comment puis-je savoir quel est le diagnostic le plus exact ?

L'exactitude d'un diagnostic est cruciale. Évitez de parvenir à une conclusion trop rapide, et utilisez certains outils faciles pour réfléchir à votre processus de prise de décision. Une aide au diagnostic qui est utilisée en médecine pour la différenciation des diagnostics peut être facilement adaptée pour les soins infirmiers : SNAPPS (Rencic, 2011) ; voir figure 5.1. Grâce à cet outil, vous résumez les données que vous avez recueillies dans votre entrevue et votre évaluation, ainsi que d'autres données pertinentes provenant du dossier du patient. Vous cherchez ensuite à réduire l'écart entre les diagnostics : éliminez les données communes aux deux diagnostics, de sorte qu'il ne vous reste que les données qui diffèrent. Analysez ces données : un modèle vous semble-t-il plus évident maintenant que vous cherchez un regroupement plus étroit de données ? Consultez un(e) collègue, un(e) professeur(e), ou un(e) expert(e) quand vous avez des doutes ou des questions sans réponse. Ne demandez pas la réponse ; demandez-leur de vous expliquer leur raisonnement pour vous aider à déterminer le diagnostic le plus approprié. Planifiez une stratégie de prise en charge, laquelle devrait inclure une réévaluation fréquente, surtout au début du plan, pour vous assurer que votre diagnostic était vraiment exact. Enfin, sélectionnez des questions liées à un cas pour des compléments d'investigation et d'étude. Trouvez un article, une étude de cas dans un journal, ou des informations à partir d'un texte récent qui peut approfondir votre compréhension de la réaction humaine que vous venez de diagnostiquer.

Puis-je ajouter « risque de » à un diagnostic focalisé sur le problème pour en faire un diagnostic de type risque ? Ou supprimer « risque de » d'un diagnostic de type risque pour en faire un diagnostic focalisé sur le problème ?

La réponse à cette question est « non ». En fait, « composer » aléatoirement un titre n'a pas de sens, et nous croyons que cela pourrait être dangereux. Pourquoi ? Posez-vous ces questions : comment le diagnostic est-il défini ? Quels sont les facteurs de risque (pour les diagnostics de type risque) ou les caractéristiques/facteurs favorisants (pour les diagnostics focalisés sur un problème) qui devraient être identifiés lors de votre évaluation infirmière ?

Figure 5.1 *Aide au diagnostic SNAPPS.*

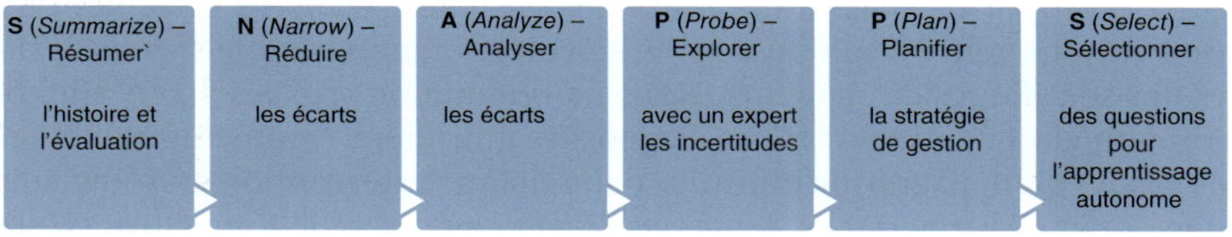

Comment les autres sauront ce que vous voulez dire si le diagnostic n'est pas clairement défini et présenté dans un format ressource (texte, système informatique) pour revoir et permettre la validation du diagnostic ?

Si vous avez repéré un patient qui, d'après vous, peut présenter un risque pour quelque chose pour lequel il n'y a pas de diagnostic infirmier, il est préférable de documenter très clairement ce que vous voyez chez votre patient ou pourquoi vous sentez qu'il présente un risque, afin que les autres puissent facilement suivre votre raisonnement clinique. C'est essentiel pour la sécurité des patients.

Si l'on considère vraiment qu'un diagnostic de type risque devrait être modifié pour créer un diagnostic réel, la question suivante doit être posée : « Est-ce que c'est déjà identifié comme un diagnostic médical ? » Si oui, il n'y a aucune raison de le renommer comme diagnostic infirmier, à moins que les soins infirmiers puissent apporter un point de vue différent de celui de la médecine à ce phénomène. Par exemple, « anxiété » est un diagnostic infirmier/médical/psychiatrique et toutes ces disciplines peuvent l'aborder différemment selon leurs perspectives disciplinaires. Par ailleurs, lorsque l'on considère un diagnostic tel que « pneumonie » (infection), quel point de vue pourrait apporter l'infirmier(e) qui serait différent de celui de la médecine ? À ce jour, nous n'avons pas identifié ou déterminé qu'il pourrait y avoir une différence de traitement parmi ces disciplines ; donc, c'est un diagnostic médical pour lequel les infirmier(e)s utilisent des interventions de soins infirmiers. C'est tout à fait acceptable.

Enfin, si vous avez identifié une réaction humaine que vous croyez devoir être considérée comme un diagnostic infirmier, consultez nos informations sur le développement d'un diagnostic, revoyez la littérature ou travaillez avec des experts pour le développer et le soumettre à NANDA-I. Ce sont généralement les infirmier(e)s praticien(ne)s qui identifient les diagnostics dont nous avons besoin, ce qui permet de faire croître ou d'affiner la terminologie, et ainsi de mieux refléter la réalité de la pratique.

Questions concernant le développement d'un plan de traitement

Est-ce que chaque intervention de soins infirmiers requiert un diagnostic infirmier ? Est-ce que toute la pratique infirmière liée aux soins des patients est dictée par des diagnostics infirmiers ?

Toutes les interventions ou actions en soins infirmiers ne sont pas nécessairement fondées sur des diagnostics infirmiers. Les infirmier(e)s interviennent aussi bien sur les problèmes décrits par les diagnostics médicaux que sur ceux décrits par les diagnostics infirmiers ; ils(elles) réalisent également des interventions qui résultent de protocoles organisationnels versus les besoins spécifiques des patients. Nous ne renommons pas les diagnostics ou termes médicaux pour créer des diagnostics infirmiers, comme nous n'avons pas besoin d'un diagnostic infirmier pour chaque intervention en soins infirmiers. Le *Modèle tripartite de la pratique des soins infirmiers* de Kamitsuru (2008) peut être utile dès lors que vous considérez les interventions que les infirmières réalisent, et quel est le raisonnement ou le support pour ces interventions (figure 5.2).

Comme vous pouvez le voir, il y a trois « piliers » fondamentaux de ce modèle, chacun d'eux représentant différentes positions/normes théoriques qui fournissent raisonnement/connaissances pour les interventions de soins infirmiers (le niveau inférieur du modèle) : les normes médicales de soins, les normes de soins infirmiers et les normes organisationnelles. Au sommet du modèle, la cible des interventions est indiquée : diagnostic médical, diagnostic infirmier et protocole organisationnel. Ceux-ci conduisent à des interventions ou activités de soins infirmiers, dont certaines sont dépendantes, d'autres interdépendantes, et d'autres encore indépendantes.

Où puis-je trouver les interventions que l'on utilise avec un diagnostic infirmier ?

Les interventions doivent être orientées vers les facteurs favorisants ou étiologiques chaque fois que possible. Parfois, cependant, cela n'est pas possible et, dès lors, les interventions sont choisies pour contrôler les symptômes (caractéristiques). Examinons deux situations différentes utilisant le même diagnostic :

- *Douleur aiguë :* (facteurs favorisants : technique de manutention et position corporelle inappropriées; caractéristiques : rapporte de vifs maux de dos, attitude de protection et position pour éviter la douleur)
- *Douleur aiguë :* (facteur favorisants : intervention chirurgicale; caractéristiques : exprime verbalement des douleurs vives au lieu d'incision, attitude de protection et position pour éviter la douleur)

Figure 5.2 *Le Modèle tripartite de la pratique des soins infirmiers (Kamitsuru, 2008).*

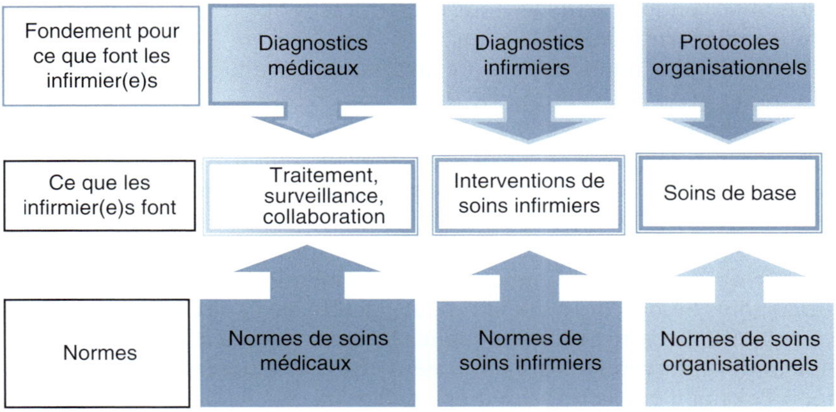

Dans le premier exemple, l'infirmier(e) peut orienter les interventions vers les symptômes (en fournissant des interventions de soulagement de la douleur), mais aussi vers l'étiologie (en fournissant un enseignement sur les techniques appropriées de manutention, une mécanique corporelle appropriée, et des exercices pour renforcer les muscles du tronc et du dos).

Dans le deuxième exemple, l'infirmier(e) ne peut pas intervenir pour supprimer le facteur causal (l'intervention chirurgicale), de sorte que les interventions visent toutes la maîtrise des symptômes (en fournissant des interventions de soulagement de la douleur).

Choisir les interventions pour un patient spécifique est également influencé par la gravité et la durée du diagnostic infirmier, l'efficacité des interventions, les préférences des patients, les guides de bonnes pratique de l'institution, et la capacité d'effectuer l'intervention (par exemple, si l'intervention est réaliste).

Quand est-il nécessaire de revoir un plan de soins infirmiers ?

Il n'y a pas de norme claire concernant la fréquence de révision : cela dépend de l'état du patient, de la gravité et de la complexité des soins, ainsi que des normes organisationnelles. En général, une directive minimale devrait être une fois toutes les 24 heures, mais dans un environnement de soins intensifs ou chez un patient avec des problèmes complexes, cela se fait souvent une ou plusieurs fois par quart de travail.

Que veut dire « revoir » le plan de soins ? Cela nécessite une réévaluation des problèmes actuels du patient, d'identifier les réactions humaines qui requièrent une intervention de soins infirmiers, et d'examiner celles qui avaient été précédemment identifiées pour déterminer :

1. Les diagnostics infirmiers précédemment identifiés sont-ils toujours présents ?
2. Ont-ils toujours une haute priorité ?
3. S'améliorent-ils, restent-ils les mêmes, s'aggravent-ils ?
4. Les interventions actuelles sont-elles efficaces ? Le résultat souhaité a-t-il été atteint/partiellement atteint ?
5. Peut-être plus important encore, avez-vous identifié la réaction correcte à traiter (avez-vous formulé le diagnostic exact) ?

Toutes ces questions exigent une réévaluation continue du patient. Lorsque l'intervention ne réussit pas à atteindre les résultats déterminés pour un patient, poursuivre la même intervention n'est peut-être pas la meilleure politique. Est-il possible qu'il y ait quelque chose d'autre qui se passe et qui n'ait pas été indiqué précédemment ? Quelles autres données auriez-vous besoin de recueillir pour identifier d'autres problèmes ? Le patient est-il d'accord avec vous quant à la priorité donnée aux soins ? Existe-t-il d'autres interventions qui pourraient être plus efficaces ? Tout cela participe à l'examen et à la révision du plan de soins.

Rappelez-vous que le plan de soins infirmiers est une représentation informatisée (ou écrite) de votre jugement clinique. Ce n'est pas quelque chose que vous faites et puis que vous oubliez; cela devrait orienter chaque chose que vous faites chez ce patient. Chaque question que vous posez, chaque diagnostic, résultat de test, chaque élément de données d'évaluation physique ajoute plus d'informations à prendre en considération quand on examine les réactions des patients. Ainsi, un bilan et une évaluation devraient se produire chaque fois que vous regardez, parlez avec, ou touchez un patient, et chaque fois que vous interagissez avec sa famille et avec les données du dossier du patient.

Le raisonnement clinique, le diagnostic et la planification appropriée du traitement exigent une pratique réflexive et consciente. La planification des soins pour les patients n'est pas une tâche à cocher de sorte qu'ensuite vous pouvez passer à autre chose – c'est l'élément clé d'une pratique de soins infirmiers professionnels.

Questions à propos de l'enseignement/l'apprentissage des diagnostics infirmiers

Je n'ai jamais appris ce qu'était le diagnostic infirmier pendant mes études. Quelle est la meilleure façon d'étudier le diagnostic infirmier ? Je ne suis pas à l'aise pour enseigner les diagnostics infirmiers car je n'ai jamais rien appris à leur sujet lors de mes études. Avez-vous des recommandations ?

Vous avez trouvé un bon moyen de débuter en utilisant ce livre ! Mais d'abord, nous vous recommandons vraiment de passer un peu temps pour apprendre/revoir les concepts qui appuient les diagnostics. Pensez à ce que vous savez à propos de la ventilation, l'adaptation, la tolérance à l'activité, la mobilité, les modes d'alimentation, les habitudes de sommeil, la perfusion tissulaire, etc. Il est vraiment nécessaire de commencer avec une compréhension solide de ces phénomènes dits « neutres » : Qu'est-ce qui est *normal* ? Qu'attendez-vous de voir chez un patient en bonne santé ? Quels sont les facteurs physiologiques/psychologiques/sociologiques qui influencent ces modèles normaux ? Une fois que vous comprenez vraiment les concepts, vous pouvez aller vers les déviations de la norme : Comment évalueriez-vous celles-ci ? Quels sont les autres domaines de la santé qui pourraient être affectés si un écart se produit ? Quel genre de choses pourrait provoquer chez quelqu'un le risque de développer une réaction indésirable ? Quelles sont les forces que les gens pourraient mobiliser pour améliorer ce domaine de leur santé ? Que disent les infirmier(e)s au sujet de ces phénomènes – quelle recherche a été réalisée ? Y a-t-il des guides cliniques pour la pratique ? Tous ces domaines de connaissances contribueront à votre compréhension du diagnostic infirmier – après tout, les diagnostics infirmiers nomment les connaissances de la discipline.

Il ne suffit pas de prendre ce livre, ou tout autre, et de commencer à écrire des diagnostics qui « correspondraient bien » à votre patient, ou qui seraient liés à un diagnostic médical d'une façon quelque peu standardisée. Une fois que vous comprenez vraiment les concepts, que vous commencez à voir les modèles dans vos données d'évaluation qui vous indiquent les états de risque, les problèmes et les forces, vous pouvez commencer à aiguiser votre compréhension des diagnostics en revoyant les définitions et les indicateurs de diagnostic pour les diagnostics qui semblent représenter la majorité des réactions des patients que vous voyez dans votre pratique. Il y a des diagnostics de base dans tous les domaines de la pratique, et ce sont sur ceux-là que vous devrez vous focaliser afin de développer une expertise en commençant par eux.

Dois-je choisir un diagnostic de chacun des 13 domaines et combiner ceux-ci à la fin de l'évaluation ?

Même si nous savons que certains professeurs enseignent de cette façon, cela n'est pas vraiment une méthode que nous approuvons. Attribuer de manière arbitraire un certain nombre de diagnostics à envisager n'est ni pratique, ni nécessairement le reflet de la réalité du patient. En outre, comme indiqué précédemment, les domaines ne représentent pas une trame d'évaluation infirmière. Vous devez remplir une évaluation infirmière, et pendant que vous réalisez votre évaluation, vous allez commencer à émettre des hypothèses à propos de diagnostics possibles. Cela devrait vous permettre une évaluation plus ciblée pour infirmer ou confirmer ces hypothèses. Une évaluation est un processus fluide ; une donnée peut vous ramener aux données précédemment obtenues, ou elle peut exiger une évaluation en profondeur afin de recueillir des informations supplémentaires. Nous recommandons l'utilisation d'une évaluation fondée sur un modèle de soins infirmiers, tel que les Modes fonctionnels de santé de Gordon. Bien que la taxonomie soit actuellement inspirée de ces modes, la trame d'évaluation fournit un support aux infirmier(e)s pour les entrevues et évaluations du patient, permettant (et encourageant !) une attitude souple sur la façon dont les données et l'information obtenues à partir des autres modes interagissent pendant que l'évaluation se déroule.

Nos professeur(e)s ne nous permettent pas d'utiliser des diagnostics de risque, parce qu'ils(elles) disent que l'on doit se concentrer sur les diagnostics « réels ». Les risques des patients ne sont-ils pas « réels » ?

Absolument ! Les diagnostics de risque peuvent effectivement être les diagnostics qui ont la priorité la plus élevée chez un patient – un patient avec une grande vulnérabilité aux infections, chutes, escarres, ou à l'hémorragie peut n'avoir aucun autre diagnostic crucial que ce risque. L'utilisation précédente du terme diagnostic « réel » peut avoir mené vers cette confusion ; certaines personnes interprétaient celui-ci pour signifier que le diagnostic « réel » (focalisé sur le problème) était plus « réel/vrai » que le risque. Pensez à la jeune femme qui vient de donner naissance à un nouveau-né en bonne santé, mais qui a développé une coagulation intravasculaire disséminée pendant sa grossesse et a des antécédents d'hémorragie du post-partum. Elle n'a probablement pas de diagnostic infirmier d'une priorité plus haute que le *risque d'hémorragie* (00206). Elle peut avoir une *douleur aiguë* (00132) provenant de son épisiotomie, elle peut avoir de l'*anxiété* (00146), et elle peut avoir une *motivation à améliorer l'allaitement maternel* (00106) – mais toute sage-femme vous dira que la priorité numéro une sera le *risque d'hémorragie*.

Notre programme de soins infirmiers de base est déjà plein. Quand et qui devrait enseigner les diagnostics infirmiers ?

Les soins infirmiers, tout comme d'autres disciplines, luttent pour passer d'un système éducationnel au contenu chargé à un processus éducatif axé sur le raisonnement. Depuis plusieurs décennies au moins, le modèle dans la formation infirmière a été d'essayer d'inclure de plus en plus d'informations dans des cours, des lectures et des devoirs conduisant à un modèle de mémorisation et de restitution des connaissances (souvent suivi de l'oubli, peu de temps après, de la plupart des choses qui avaient été « apprises ») – cela ne fonctionne tout simplement pas ! La vitesse de développement des connaissances a augmenté de façon exponentielle ; nous ne pouvons pas continuer à enseigner chaque élément d'information nécessaire. Au lieu de cela, nous devons enseigner les concepts de base, enseigner aux étudiant(e)s comment raisonner, comment découvrir des connaissances, savoir si elles sont fiables et comment les appliquer. Nous devons leur donner les outils qui mènent vers un apprentissage tout au long de la vie, et le raisonnement clinique est probablement le plus crucial de ceux-ci. Mais le raisonnement critique nécessite un champ de connaissance – dans ce cas, les soins infirmiers – et ce dernier nécessite la maîtrise de nos connaissances disciplinaires, qui sont représentées par les diagnostics infirmiers.

Chaque enseignant(e) en soins infirmiers doit enseigner les diagnostics infirmiers – dans tous les cours, et comme base du cours. À travers l'étude des concepts, les étudiant(e)s apprendront les disciplines liées, leurs diagnostics et les traitements standard ; ils(elles) apprendront également les réactions humaines et comment elles diffèrent dans une variété de situations, ou du fait de l'âge, du sexe, de la culture, etc. Restructurer les programmes pour se concentrer vraiment sur les soins infirmiers peut paraître radical, mais c'est le seul moyen d'assurer de manière solide le contenu des soins infirmiers pour les infirmier(e)s des années à venir. Enseignez d'abord les diagnostics de base qui recouvrent tous les domaines de la pratique, puis, comme les étudiant(e)s acquièrent des connaissances, enseignez les diagnostics de base des spécialités. Le reste – ceux qui n'apparaissent pas souvent ou qui n'apparaissent que pour des problèmes très particuliers – s'apprendra dès qu'ils(elles) seront dans la pratique et rencontreront des patients qui présentent ces réactions.

Questions à propos de l'utilisation de NANDA-I dans les dossiers de santé électroniques (DSE)

Existe-t-il une réglementation rendant obligatoire le fait de devoir utiliser la terminologie NANDA-I pour les problèmes du patient, les interventions et les résultats inclus dans un dossier de santé électronique ? Pourquoi devrions-nous utiliser les diagnostics infirmiers NANDA-I avec un système de santé électronique ?

Il n'y a pas de réglementation obligatoire. Cependant, les diagnostics infirmiers de NANDA International sont fortement suggérés par les organismes de standardisation pour les inclure dans le DSE. Plusieurs articles et études d'experts internationaux recommandent l'inclusion de la Taxonomie de NANDA-I dans le DES, et ce pour plusieurs raisons :

- la sécurité des patients nécessite une documentation précise des problèmes de santé (par exemple les états de santé à risque, les diagnostics réels, les diagnostics de promotion de la santé) et NANDA-I est la seule classification ayant une large base documentaire (avec quelques diagnostics fondés sur des données probantes, y compris une structure de niveaux de preuve [NP]). Plus important encore, les diagnostics de NANDA-I sont des concepts globaux qui ont été définis, et qui incluent des facteurs favorisants et des caractéristiques. C'est la grande différence avec d'autres terminologies de soins infirmiers ;
- non seulement NANDA-I, NIC/CISI et NOC/CRSI (NNN) sont les classifications les plus fréquemment utilisées à l'échelle internationale, mais de plus des études ont montré qu'elles sont les classifications fondées sur des données probantes les plus complètes (Tastan, Linch, Keenan, Stifter, McKinney, Fahey… et Wilkie, 2013) ;
- les diagnostics de NANDA-I sont continuellement en révision et en développement. La classification n'est pas le produit d'un auteur unique ; elle est fondée sur le travail d'infirmier(e)s professionnel(le)s à travers le monde, membres et non membres de NANDA International (Anderson, Keenan, et Jones, 2009 ; Bernhard-Just, Hillewerth, Holzer-Pruss et al, 2009 ; Keenan, Tschannen et Wesley, 2008 ; Lunney, 2006 ; Lunney, Delaney, Duffy et al., 2005 ; Müller-Staub, 2007, 2009 ; Müller-Staub, Lavin, Needham et al, 2007).

Questions à propos du développement et de la révision des diagnostics

Qui développe et revoit les diagnostics de NANDA-I ?

Les nouveaux diagnostics et les diagnostics révisés sont soumis au Comité de développement des diagnostics de NANDA-I par les infirmier(e)s du monde entier. Ces infirmier(e)s proviennent principalement des domaines de la pratique et de l'éducation, même si nous avons des chercheur(e)s et théoricien(ne)s qui soumettent aussi parfois des diagnostics. Le Comité de développement des diagnostics élabore et mène les processus de révision des diagnostics proposés. Les fonctions du comité comprennent – mais ne sont pas limitées à – : la révision des nouveaux diagnostics ou des diagnostics révisés, ou les propositions de suppression de diagnostics infirmiers actuels ; la sollicitation et la diffusion des retours d'information des expert(e)s ; la mise en œuvre des processus de révision par les membres du comité ; et le vote par l'assemblée générale/membres du comité sur des questions liées au développement de diagnostics.

Je comprends que les infirmier(e)s puissent soumettre de nouveaux diagnostics infirmiers ainsi que réviser les diagnostics infirmiers actuels. Comment NANDA-I nous aide-t-elle ? Existe-t-il des frais facturés pour ce soutien ?

Le Comité de développement des diagnostics NANDA-I vous fournit un mentor pendant le processus de soumission. Lorsque vous nous contactez pour une soumission ou révision de diagnostic, cette personne vous est affectée et devient votre contact principal vis-à-vis du comité. Elle travaillera avec vous pour comprendre toutes les questions émises par les membres du comité, ou pour clarifier votre soumission, et ce afin de s'assurer que celle-ci réponde bien aux exigences identifiées dans le processus de soumission. Aucun frais n'est facturé pour ce soutien.

Pourquoi certains diagnostics sont-ils révisés ?

Les connaissances sont en constante évolution au sein de la pratique infirmière, et dès lors que la recherche clarifie et affine ces connaissances, il est important que la terminologie de NANDA-I reflète ces changements. Les infirmier(e)s praticien(ne)s, ainsi que les enseignant(e)s et chercheur(e)s soumettent des révisions en fonction de leur propre travail ou d'une revue de la littérature lors d'une recherche. Le but est d'affiner les diagnostics, en fournissant des renseignements qui permettent l'exactitude du diagnostic.

Questions à propos du texte de NANDA-I, *Définitions et classification*

Comment puis-je savoir quels diagnostics sont nouveaux ?

Tous les nouveaux diagnostics et diagnostics révisés sont mis en évidence dans la section de ce livre intitulée **« Qu'y a-t-il de nouveau dans l'édition 2015–2017 de la *Classification des diagnostics* ? »** (p. 4–15).

Lorsque j'ai examiné les codes informatiques fournis dans le livre, j'ai remarqué qu'il y avait des codes manquants – est-ce que cela signifie qu'il y a des diagnostics manquants ?

Non, les codes manquants représentent des codes qui n'ont pas été attribués, ou des diagnostics qui ont été retirés ou supprimés de la taxonomie au fil du temps. Les codes ne sont pas réutilisés, mais sont, tout comme les diagnostics, retirés. De même, les codes non affectés ne sont jamais affectés plus tard, hors séquence, mais restent simplement en permanence non affectés.

Quand un diagnostic est révisé, comment savoir ce qui a changé ? J'ai constaté des changements dans des diagnostics, mais ils ne sont pas repris dans la liste des révisions, pourquoi ?

La section **« Qu'y a-t-il de nouveau dans l'édition 2015–2017 de la *Classification des diagnostics* ?** » (p. 4-15) fournit des informations détaillées sur les modifications apportées à cette édition. Cependant, la meilleure façon de voir chaque changement est de comparer l'édition actuelle avec la précédente. Nous n'avons pas énuméré toutes les modifications apportées étant donné que nous avons standardisé les termes pour les indicateurs de diagnostic ; nous n'avons pas non plus considéré ces changements comme des révisions, mais plutôt comme des modifications rédactionnelles. Durant ce cycle, l'accent a été mis sur la poursuite du travail précédent de perfectionnement et de standardisation des termes concernant les caractéristiques, les facteurs favorisants et les facteurs de risque. Ce travail a permis le codage de ces termes afin de faciliter le développement d'une structure d'évaluation dans un dossier de santé électronique. Ce travail est en cours, car il y a actuellement plus de 5600 indicateurs de diagnostic dans la terminologie (caractéristiques, facteurs favorisants et facteurs de risque), ce qui nécessite un travail lent et minutieux pour s'assurer que ces changements n'ont pas d'impact sur le sens voulu des termes. L'édition 2015–2017 fournit le premier codage et la première standardisation complète de ces termes (le codage est disponible sur le site internet de NANDA-I).

Pourquoi tous les diagnostics ne montrent-ils pas un niveau de preuve (NP) ?

NANDA International n'a commencé à utiliser les critères de niveau de preuve qu'en 2002 ; dès lors, les diagnostics qui ont été insérés dans la taxonomie avant cette date ne montrent pas un niveau de preuve car aucun n'a été identifié quand les diagnostics ont été soumis. Tous les diagnostics qui existaient dans la taxonomie en 2002 ont bénéficié d'une clause d'antériorité et ont été ajoutés dans la taxonomie, avec l'intention, pour ceux qui ne répondaient clairement pas aux critères (par exemple aucun facteur favorisant identifié, diagnostics multiples concentrés dans le titre, etc.), de les réviser ou les supprimer dans les prochaines éditions. Le dernier de ces diagnostics a été retiré dans cette édition. Nous encourageons fortement les travaux sur les diagnostics plus anciens pour les amener à un niveau minimal de preuve compatible avec le niveau de preuve de 2.1 pour des raisons de maintien dans la terminologie, et d'emplacement dans la structure taxonomique.

Qu'est-il arrivé aux références ? Pourquoi NANDA-I n'imprime pas toutes les références utilisées pour tous les diagnostics ?

NANDA-I a commencé à publier les références en demandant aux auteurs d'identifier leurs trois références les plus importantes. Dans l'édition de 2009–2011, nous avons commencé à publier la liste complète des références en raison du grand nombre de demandes de personnes concernant la revue de littérature pour les différents diagnostics. Nous avons désormais appris que de nombreuses personnes préféreraient avoir accès aux références en ligne plutôt que dans le livre. Il y a également eu des préoccupations émises au sujet de l'impact environnemental d'un livre plus gros, et des recommandations pour publier des informations spécifiques aux chercheur(e)s et informaticien(ne)s sur notre site internet, pour ceux (celles) qui veulent accéder à cette information. Après discussion, nous avons décidé que ce plan d'action serait le meilleur pour les objectifs de cet ouvrage. Par conséquent, toutes les références que nous avons pour tous les diagnostics seront placées dans la base de connaissances du site NANDA-I (www.nanda.org), ainsi que sur le site internet compagnon de cet ouvrage (dans l'édition américaine, NdT), afin de faciliter la recherche et la récupération de l'information.

Références

Anderson, C. A., Keenan, G., & Jones, J. (2009). Using bibliometrics to support your selection of a nursing terminology set. CIN : Computers, Informatics, Nursing, 27(2), 82–90.

Bernhard-Just, A., Hillewerth, K., Holzer-Pruss, C., Paprotny, M., & Zimmermann Heinrich, H. (2009). Die elektronische Anwendung der NANDA-, NOC- und NIC Klassifikationen und Folgerungen für die Pflegepraxis. Pflege, 22(6), 443–454.

Kamitsuru, S. (2008). *Kango shindan seminar shiryou* [Nursing diagnosis seminar handout]. Kango Laboratory (en japonais)..

Keenan, G., Tschannen, D., & Wesley, M. L. (2008). Standardized nursing teminologies can transform practice. Journal of Nursing Administration, 38(3), 103–106.

Lunney, M. (2006). NANDA diagnoses, NIC interventions, and NOC outcomes used in an electronic health record with elementary school children. Journal of School Nursing, 22(2), 94–101.

Lunney, M. (2008). Critical need to address accuracy of nurses' diagnoses. OJIN : The Online Journal of Issues in Nursing, 13(1).

Lunney, M., Delaney, C., Duffy, M., Moorhead, S., & Welton, J. (2005). Advocating for standardized nursing languages in electronic health records. Journal of Nursing Administration, 35(1), 1–3.

Müller-Staub, M. (2007). Evaluation of the implementation of nursing diagnostics : A study on the use of nursing diagnoses, interventions and outcomes in nursing documentation. Ponsen & Looijen : Wageningen.

Müller-Staub, M. (2009). Preparing nurses to use standardized nursing language in the electronic health record. Studies in health technology and informatics. Connecting Health and Humans, 146, 337–341.

Müller-Staub, M., Lavin, M. A., Needham, I., & van Achterberg, T. (2007). Meeting the criteria of a nursing diagnosis classification : Evaluation of ICNP®, ICF, NANDA and ZEFP. International Journal of Nursing Studies, 44(5), 702–713.

Rencic, J. (2011). Twelve tips for teaching expertise in clinical reasoning. Medical Teacher, 33(11), 887–892.

Tastan, S., Linch, G. C., Keenan, G. M., Stifter, J., McKinney, D., Fahey, L., & Wilkie, D. J. (2013). Evidence for the existing American Nurses Association-recognized standardized nursing terminologies : A systematic review. International journal of nursing studies.

Partie 3
Diagnostics infirmiers de NANDA International

Considérations internationales quant à l'utilisation de la Taxonomie des diagnostics infirmiers de NANDA-I

T. Heather Herdman, RN, PhD, FNI

Comme annoncé dans les chapitres précédents, NANDA International Inc. a commencé en tant qu'association nord-américaine; c'est la raison pour laquelle les premiers diagnostics infirmiers ont été développés initialement par des infirmier(e)s des États-Unis et du Canada. Cependant, il y a eu, durant les 20 dernières années, une implication croissante des infirmier(e)s au niveau mondial et les membres de NANDA-I proviennent d'environ 40 pays, dont presque les deux tiers ne font pas partie de l'Amérique du Nord. Un travail est en cours sur tous les continents qui utilisent les diagnostics infirmiers dans la formation, la pratique clinique, la recherche et dans les applications informatiques. Le développement et l'amélioration des diagnostics infirmiers sont en cours dans de nombreux pays.

Pour refléter cette activité internationale accrue en termes de contribution et d'utilisation des diagnostics, la North American Nursing Diagnoses Association (Association nord-américaine des diagnostics infirmiers [ANADI]) a changé son champ d'application en devenant une association internationale en 2002; elle est alors devenue **NANDA International Inc.** Nous vous prions donc **de ne plus évoquer l'Association nord-américaine des diagnostics infirmiers (ou l'Association nord-américaine des diagnostics infirmiers internationale)**, sauf si vous faites référence à quelque chose qui s'est déroulé avant 2002 – cela ne reflète tout simplement pas notre champ d'application international et ce n'est pas le nom légal de l'organisation. Nous avons retenu « NANDA » dans notre nom du fait de son statut dans la profession infirmière; voyez alors cela plus comme une marque déposée ou une marque plutôt que comme un acronyme, puisqu'il ne reflète plus le nom original.

Comme les expériences au sein de NANDA-I ont augmenté son adoption dans le monde entier, les questions liées aux différences dans le champ de la pratique infirmière, à la diversité des modèles en soins infirmiers, aux législations et réglementations divergentes, aux compétences des infirmier(e)s et aux différents systèmes de formation doivent être envisagées. En 2009, un groupe de réflexion comprenant 86 participants de 16 pays s'est constitué et a eu des discussions importantes sur la façon de gérer ces questions importantes ainsi que d'autres. Dans certains pays, les infirmier(e)s ne sont pas en mesure d'utiliser des diagnostics infirmiers de nature plus physiologique, parce qu'ils ou elles sont en conflit avec leur champ de pratique professionnelle. Dans d'autres pays, les infirmier(e)s sont confronté(e)s à des règlements pour s'assurer que tout ce qu'ils ou elles font dans la pratique des soins infirmiers est fondé sur des données probantes et ils ou elles doivent faire face aux difficultés des anciens diagnostics infirmiers et/ou des liens avec les interventions qui ne sont pas appuyés par un niveau très élevé de données de recherche. Il y a eu des discussions avec des leaders internationaux à propos de l'utilisation des diagnostics infirmiers et de la recherche, en vue de donner une orientation pouvant répondre aux besoins de la communauté internationale.

Une décision unanime issue de ces discussions a été de maintenir la taxonomie comme un corpus de connaissances intact, dans toutes les langues, afin de permettre aux infirmier(e)s du monde entier de consulter, discuter et d'envisager les concepts diagnostiques à l'intérieur ou à l'extérieur de leur pays, et afin d'engager des discussions, des recherches et de débattre au sujet du caractère approprié de tous les diagnostics infirmiers. Les points les plus importants du groupe de réflexion sont repris sur notre site internet (www.nanda.org). Cependant, un point important précisé par ce groupe est repris ici avant de parler des diagnostics infirmiers en eux-mêmes.

Tous les diagnostics de la Taxonomie de NANDA-I ne sont pas appropriés pour tous(tes) les infirmier(e)s dans leur pratique – et cela n'a jamais été le cas. Certains de ces diagnostics infirmiers sont spécifiques à une spécialité et ne devraient pas nécessairement être utilisés par tous(tes) les infirmier(e)s dans la pratique clinique. Il y a des diagnostics dans la taxonomie qui peuvent être en dehors des normes de la pratique infirmière d'une région géographique particulière où un(e) infirmier(e) exerce.

Dans ces cas, les diagnostics ne seraient pas appropriés pour la pratique, et ils ne devraient pas être utilisés s'ils se situent en dehors du champ d'exercice ou des normes de la pratique pour une région géographique particulière. Cependant, ces diagnostics doivent être maintenus dans la taxonomie parce qu'ils représentent les jugements cliniques effectués par les infirmier(e)s à travers le monde, et pas seulement ceux effectués dans une région géographique ou un pays en particulier. Chaque infirmier(e) devrait être au courant des normes et du champ d'exercice au sein desquels il(elle) est autorisé(e) à pratiquer. Toutefois, il est aussi important pour l'ensemble des infirmier(e)s d'être au courant des différents domaines de la pratique qui existent globalement, pour alimenter la discussion et, au fil du temps, soutenir l'élargissement de la pratique infirmière dans d'autres pays. Inversement, ces personnes peuvent être en mesure de fournir des preuves qui pourraient appuyer la suppression de diagnostics de la taxonomie actuelle; s'ils n'étaient pas repris dans les traductions, il serait peu probable que cela se produise.

En fin de compte, les infirmier(e)s doivent identifier les diagnostics qui sont appropriés pour leur pratique, qui s'inscrivent dans leur champ d'exercice ou qui respectent les réglementations légales et pour lesquels ils(elles) sont compétent(e)s. Les enseignant(e)s, les expert(e)s cliniques et les gestionnaires de soins infirmiers ont un rôle essentiel pour s'assurer que les infirmier(e)s soient conscient(e)s des diagnostics qui sont vraiment peu utilisés dans leur champ d'exercice dans une région géographique particulière. De nombreux livres en plusieurs langues reprenant l'ensemble de la Taxonomie de NANDA-I, supprimer le diagnostic du texte pour un pays serait sans aucun doute source de grande confusion dans le monde entier. La publication de la taxonomie ne requiert en aucun cas que l'infirmier(e) utilise tous les diagnostics qui y sont repris, et ne justifie pas non plus une pratique hors du champ d'exercice de l'infirmier(e) ou de sa réglementation.

Domaine 1
Promotion de la santé

DOMAINE 1. PROMOTION DE LA SANTÉ		
La connaissance de ce qu'est le bien-être ou le fonctionnement normal et les stratégies utilisées pour préserver et améliorer ce bien-être ou ce fonctionnement normal		
Classe 1. Connaissance de l'état de santé *La reconnaissance du fonctionnement normal et de l'état de bien-être*		
Code	**Diagnostic**	**Page**
00097	**Activités de loisirs** déficientes	143
00168	**Mode de vie** sédentaire	144
Classe 2. Prise en charge de la santé *L'identification, le contrôle, l'application et l'intégration d'activités pour préserver la santé et le bien-être*		
Code	**Diagnostic**	**Page**
00188	**Comportement** à risque **pour la santé**	145
00099	**Maintien** inefficace de **l'état de santé**	146
00043	**Mécanismes de protection** inefficaces	147
00079	Non-**observance**	148
00078	**Prise en charge** inefficace **de la santé**	150
00162	Motivation à améliorer la **prise en charge de la santé**	151
00080	**Prise en charge** inefficace **de la santé** par la famille	152
00215	**Santé** d'une collectivité déficiente	153
00257	**Syndrome de fragilité chez la personne âgée**	154
00231	Risque de **syndrome de fragilité chez la personne âgée**	155

00097

Activités de loisirs déficientes
(1980)

Définition
Ennui résultant d'une baisse d'intérêt pour les activités de loisirs ou de l'impossibilité d'en avoir.

Caractéristiques

- Ennui.
- Environnement actuel qui ne permet pas d'avoir des activités.

Facteurs favorisants

- Activités de loisirs insuffisantes.
- Extrêmes d'âge.
- Hospitalisation prolongée.
- Institutionnalisation prolongée.

Domaine 1 : *Promotion de la santé*
Classe 1 : *Connaissance de l'état de santé*

00168

Mode de vie sédentaire

(2004; N.P. 2.1)

Définition

Habitudes de vie d'une personne caractérisées par un niveau d'activité physique faible.

Caractéristiques

- Activité physique quotidienne moyenne inférieure à celle recommandée pour le sexe et l'âge.
- Déconditionnement physique.
- Préférence pour des activités nécessitant peu d'effort physique.

Facteurs favorisants

- Connaissances insuffisantes des bénéfices de l'exercice physique sur la santé.
- Entraînement insuffisant pour accomplir de l'exercice physique.
- Manque d'intérêt pour l'activité physique.
- Motivation insuffisante pour l'activité physique.
- Ressources insuffisantes pour une activité physique.

Références disponibles sur http://www.em-consulte.com/em/e-complement/474757/emm017.pdf

00188

Comportement à risque pour la santé

(1986, 1998, 2006, 2008; N.P. 2.1)

Définition

Incapacité de modifier ses habitudes de vie ou ses comportements de manière à pouvoir améliorer sa santé.

Caractéristiques

- Incapacité d'acquérir un sentiment de maîtrise optimal sur la situation.
- Incapacité d'agir de manière à prévenir d'autres problèmes de santé.
- Minimise le changement de l'état de santé.
- Refus d'accepter les changements dans l'état de santé.

Facteurs favorisants

- Attitude négative face aux soins de santé.
- Baisse de son efficacité.
- Classe socio-économique défavorisée.
- Défaut de compréhension.
- Facteurs de stress.
- Soutien social insuffisant.
- Tabagisme.
- Toxicomanie.

Références disponibles sur http://www.em-consulte.com/em/e-complement/474757/emm017.pdf

Domaine 1 : *Promotion de la santé*
Classe 2 : *Prise en charge de la santé*

00099

Maintien inefficace de l'état de santé
(1982)

Définition
Incapacité d'identifier, de gérer et/ou de chercher de l'aide pour se maintenir en santé.

Caractéristiques

- Absence d'adaptation face aux changements environnementaux.
- Absence d'intérêt pour l'amélioration des comportements de santé.
- Connaissances insuffisantes sur les pratiques sanitaires de base.
- Incapacité d'assumer la responsabilité des pratiques sanitaires de base.
- Mode de vie présentant un manque de comportements propices à la santé.
- Soutien social insuffisant.

Facteurs favorisants

- Altération des capacités cognitives.
- Capacité de communiquer inefficace.
- Détresse spirituelle.
- Deuil dysfonctionnel.
- Diminution de la motricité globale et/ou fine.
- Prise de décision altérée.
- Problème de perception.
- Ressources insuffisantes (par ex. financières, sociales, connaissances).
- Stratégies d'adaptation familiale inefficaces.
- Stratégies d'adaptation inefficaces.
- Tâches de développement inachevées.

00043

Mécanismes de protection inefficaces
(1990)

Définition
Baisse de l'aptitude à se protéger des menaces internes ou externes telles que la maladie ou les accidents.

Caractéristiques

- Agitation.
- Altération plaquettaire.
- Altérations neurosensorielles.
- Anorexie.
- Déficit immunitaire.
- Démangeaisons.
- Désorientation.
- Dyspnée.
- Escarres de décubitus.
- Faiblesse.
- Fatigue.
- Frissons.
- Immobilité.
- Insomnie.
- Modification de la transpiration.
- Réaction inadaptée au stress.
- Toux.

Facteurs favorisants

- Affection immunitaire (par ex. neuropathie associée au virus de l'immunodéficience humaine [VIH], varicelle).
- Alimentation inadéquate.
- Cancer.
- Extrêmes d'âge.
- Hémogramme anormal.
- Programme thérapeutique.
- Toxicomanie.
- Traitement médicamenteux.

Domaine 1 : *Promotion de la santé*
Classe 2 : *Prise en charge de la santé*

00079

Non-observance
(1973, 1996, 1998)

Définition

Comportement de la personne ou de l'aidant naturel non en accord avec le programme de traitement ou de promotion de la santé, convenu entre la personne (ou la famille ou la collectivité) et le professionnel de la santé.

En présence d'un accord mutuel, le comportement de la personne ou de l'aidant naturel peut être partiellement conforme ou non conforme au programme et peut compromettre les résultats cliniques escomptés.

Caractéristiques

- Absence de progrès.
- Apparition de complications.
- Comportement de non-adhésion.
- Exacerbation des symptômes.
- Non-respect des rendez-vous.

Facteurs favorisants

Facteurs personnels

- Attentes incompatibles avec les étapes de développement.
- Connaissances insuffisantes du programme thérapeutique.
- Croyances sur la santé incompatibles avec le plan de traitement.
- Incompatibilité culturelle.
- Motivation insuffisante.
- Peu de capacités pour suivre le traitement.
- Soutien social insuffisant.
- Valeurs du patient incompatibles avec le plan de traitement.
- Valeurs spirituelles incompatibles avec le plan de traitement.

Plan de soins

- Barrières financières.
- Complexité du programme thérapeutique.
- Coût élevé du traitement.
- Durée du traitement.
- Intensité du traitement.

Réseau

- Participation insuffisante de l'entourage au plan de traitement.
- Perception que les croyances de la personne clé sont différentes du plan de traitement.
- Peu de valeur sociale accordée au plan de traitement.

Système de santé

- Accessibilité aux soins inadéquate.
- Aptitude insuffisante du soignant pour l'enseignement.
- Communication inefficace du soignant.
- Couverture d'assurance maladie insuffisante.
- Discontinuité du soignant.
- Faible crédibilité du soignant.
- Incommodité des soins.
- Peu de satisfaction relative aux soins.
- Relation soignant–soigné difficile.
- Remboursement du soignant insuffisant.
- Suivi de la part du soignant insuffisant.

Domaine 1 : *Promotion de la santé*
Classe 2 : *Prise en charge de la santé*

00078

Prise en charge inefficace de la santé

(1994, 2008 ; N.P. 2.1)

Définition

Façon d'organiser les modalités du traitement d'une maladie ou de ses séquelles et de l'intégrer à la vie quotidienne ne permettant pas d'atteindre certains objectifs de santé.

Caractéristiques

- Choix inefficaces dans la vie quotidienne pour atteindre les buts de santé.
- Difficultés avec le traitement prescrit.
- Échec des mesures prises pour diminuer les facteurs de risque.
- Échec pour intégrer le programme thérapeutique aux habitudes quotidiennes.

Facteurs favorisants

- Classe socio-économique défavorisée.
- Complexité du programme thérapeutique.
- Complexité du système de soins de santé.
- Conflit décisionnel.
- Conflit familial.
- Connaissances insuffisantes du programme thérapeutique.
- Fardeau trop lourd.
- Habitudes familiales concernant la santé.
- Perception de la gravité de la situation.
- Perception de la vulnérabilité.
- Perception des bénéfices.
- Perception des obstacles.
- Points de repère inadéquats.
- Sentiment d'impuissance.
- Soutien social insuffisant.

Références disponibles sur http://www.em-consulte.com/em/e-complement/474757/emm017.pdf

00162

Motivation à améliorer la prise en charge de la santé

(2002, 2010, 2013; N.P. 2.1)

Définition

Façon d'organiser et d'intégrer dans la vie quotidienne le programme thérapeutique d'une maladie et de ses séquelles, qui peut être renforcée.

Caractéristiques

- Exprime le désir d'améliorer la gestion de sa maladie.
- Exprime le désir d'améliorer la gestion des facteurs de risque.
- Exprime le désir d'améliorer la gestion des symptômes.
- Exprime le désir d'améliorer la gestion du traitement prescrit.
- Exprime le désir d'améliorer le choix d'activités quotidiennes permettant d'atteindre les buts.
- Exprime le désir d'améliorer son immunisation/vaccination.

Références disponibles sur http://www.em-consulte.com/em/e-complement/474757/emm017.pdf

Domaine 1 : *Promotion de la santé*
Classe 2 : *Prise en charge de la santé*

00080

Prise en charge inefficace de la santé par la famille
(1992, 2013)

Définition

Façon d'organiser les modalités du traitement d'une maladie ou de ses séquelles et de l'intégrer dans les habitudes familiales ne permettant pas d'atteindre certains objectifs de santé.

Caractéristiques

- Activités familiales inappropriées pour atteindre les objectifs de santé.
- Difficultés relatives au traitement prescrit.
- Diminution de la vigilance face à la maladie.
- Échec des mesures prises pour réduire les facteurs de risque.
- Exacerbation des symptômes de la maladie d'un membre de la famille.

Facteurs favorisants

- Classe socio-économique défavorisée.
- Complexité du programme thérapeutique.
- Complexité du système de soins de santé.
- Conflit décisionnel.
- Conflit familial.

00215

Santé d'une collectivité déficiente

(2010 ; N.P. 2.1.)

Définition

Présence d'un ou de plusieurs problèmes de santé ou de facteurs qui empêchent le bien-être ou qui augmentent le risque, pour un groupe, de rencontrer des problèmes de santé.

Caractéristiques

- Problèmes de santé rencontrés par des groupes ou des populations.
- Programme visant l'augmentation du bien-être des groupes ou des populations non disponible.
- Programme visant l'élimination d'un ou de plusieurs problèmes de santé des groupes ou des populations non disponible.
- Programme visant la diminution d'un ou de plusieurs problèmes de santé des groupes ou des populations non disponible.
- Programme visant la prévention d'un ou de plusieurs problèmes de santé des groupes ou des populations non disponible.
- Risques relatifs à l'état de santé rencontrés par des groupes ou des populations.
- Risques relatifs à l'état psychologique rencontrés par des groupes ou des populations.
- Risques relatifs aux hospitalisations rencontrés par des groupes ou des populations.

Facteurs favorisants

- Accès au dispensateur de soins de santé insuffisant.
- Budget inadéquat pour le programme.
- Données concernant les résultats du programme inadéquates.
- Manque de satisfaction du consommateur vis-à-vis du programme.
- Nombre de spécialistes en santé communautaire insuffisant.
- Plan d'évaluation du programme inadéquat.
- Programme abordant les problèmes de santé de façon incomplète.
- Ressources insuffisantes (par ex. financières, sociales, connaissances).
- Soutien social pour le programme inadéquat.

Références disponibles sur http://www.em-consulte.com/em/e-complement/474757/emm017.pdf

00257

Syndrome de fragilité chez la personne âgée

(2013 ; N.P. 2.1)

Définition

État dynamique d'un déséquilibre qui affecte la personne âgée présentant une détérioration dans un ou plusieurs domaines de la santé (physique, fonctionnel, psychologique ou social) et qui prédispose à des effets néfastes pour la santé, lors d'une déficience quelconque.

Caractéristiques

- Alimentation déficiente (00002).
- Débit cardiaque diminué (00029).
- Déficit de soins personnels : s'alimenter (00102).
- Déficit de soins personnels : se laver (00108).
- Déficit de soins personnels : se vêtir (00109).
- Déficit de soins personnels : utiliser les toilettes (00110).
- Difficulté à la marche (00088).
- Fatigue (00093).
- Intolérance à l'activité (00092).
- Isolement social (00053).
- Mobilité physique réduite (00085).
- Perte d'espoir (00124).
- Troubles de la mémoire (00131).

Facteurs favorisants

- Altération des fonctions cognitives.
- Antécédents de chute.
- Hospitalisation prolongée.
- Le fait de vivre seul.
- Maladie chronique.
- Malnutrition.
- Mode de vie sédentaire.
- Obésité sarcopénique.
- Problème psychiatrique.
- Sarcopénie.

Références disponibles sur http://www.em-consulte.com/em/e-complement/474757/emm017.pdf

00231

Risque de syndrome de fragilité chez la personne âgée

(2013 ; N.P. 2.1)

Définition

Vulnérabilité à un état dynamique de déséquilibre qui affecte la personne âgée présentant une détérioration dans un ou plusieurs domaines de la santé (physique, fonctionnel, psychologique ou social) et qui prédispose à des effets néfastes pour la santé, lors d'une déficience quelconque.

Facteurs de risque

- Activité physique quotidienne moyenne inférieure aux recommandations pour le sexe et l'âge.
- Âge > 70 ans.
- Altération des fonctions cognitives.
- Altération du processus de coagulation (par ex. facteur VII, D-dimères).
- Anorexie.
- Antécédents de chute.
- Anxiété.
- Autre ethnie que caucasienne.
- Classe socio-économique défavorisée.
- Déficit sensoriel (par ex. visuel, auditif).
- Dépression.
- Diminution de l'énergie.
- Diminution de la concentration sérique en 25-hydrovitamine D.
- Diminution de la force musculaire.
- Épuisement.
- Espace de vie restreint.
- Faiblesse musculaire.
- Hospitalisation prolongée.
- Immobilité.
- Intolérance à l'activité.
- Isolement social.
- Le fait de vivre seul.
- Maladie chronique.
- Malnutrition.
- Mobilité réduite.
- Mode de vie sédentaire.
- Niveau d'éducation peu élevé.
- Obésité sarcopénique.
- Obésité.
- Perte de poids involontaire de plus de 25 % sur un an.
- Perte de poids involontaire de plus de 4,5 kg en un an.
- Peur de chuter.
- Réaction inflammatoire supprimée (par ex. interleukine 6 [IL-6], protéine C réactive [CRP]).
- Régulation endocrine dysfonctionnelle (par ex. intolérance au glucose, augmentation des IGF-1 [*insulin-like growth factor 1*], des androgènes, de la DHEA [déhydroépiandrostérone] et du cortisol).

- Sarcopénie.
- Sexe féminin.
- Soutien social insuffisant.
- Temps requis pour marcher 4 mètres > 5 secondes.
- Tristesse.
- Troubles de l'équilibre.
- Vulnérabilité sociale (par ex. absence de pouvoir d'action, diminution du contrôle de sa vie).

Références disponibles sur http://www.em-consulte.com/em/e-complement/474757/emm017.pdf

Domaine 2
Nutrition

DOMAINE 2. NUTRITION *Les activités d'absorption, d'assimilation et d'utilisation des substances nutritives afin de maintenir ou réparer les tissus et de produire de l'énergie*		
Classe 1. Ingestion *L'action de prendre des aliments ou des substances nutritives dans l'organisme*		
Code	**Diagnostic**	**Page**
00002	**Alimentation** déficiente	159
00163	Motivation à améliorer son **alimentation**	160
00107	**Mode d'alimentation** inefficace chez le nouveau-né/nourrisson	161
00104	**Allaitement** maternel inefficace	162
00105	**Allaitement** maternel interrompu	164
00106	Motivation à améliorer **l'allaitement** maternel	165
00103	Troubles de la **déglutition**	166
00216	**Lait maternel** insuffisant	168
00232	**Obésité**	169
00233	**Surpoids**	171
00234	Risque de **surpoids**	173

Classe 2. Digestion *Les activités physiques et chimiques qui transforment les aliments en substances absorbables et assimilables*		
Aucun actuellement		
Classe 3. Absorption *L'action de faire passer les substances nutritives dans les tissus de l'organisme*		
Aucun actuellement		
Classe 4. Métabolisme *Les réactions chimiques et physiques qui s'accomplissent dans les cellules et les organismes vivants pour développer et utiliser le protoplasme, produire des déchets et de l'énergie, et libérer l'énergie nécessaire à tous les processus vitaux*		
Code	**Diagnostic**	**Page**
00178	Risque d'altération de la **fonction hépatique**	175
00179	Risque de déséquilibre de la **glycémie**	176
00194	**Ictère** néonatal	177
00230	Risque d'**ictère** néonatal	178
Classe 5. Hydratation *L'action de prendre et d'absorber des liquides et des électrolytes*		
Code	**Diagnostic**	**Page**
00195	Risque de **déséquilibre électrolytique**	179
00160	Motivation à améliorer son **équilibre hydrique**	180
00027	Déficit de **volume liquidien**	181
00028	Risque de déficit de **volume liquidien**	182
00026	Excès de **volume liquidien**	183
00025	Risque de déséquilibre de **volume liquidien**	184

00002

Alimentation déficiente

(1975, 2000)

Définition
Apport nutritionnel inférieur aux besoins métaboliques.

Caractéristiques

- Altération du sens du goût.
- Aversion pour la nourriture.
- Borborygmes.
- Crampes abdominales.
- Diarrhée.
- Douleur abdominale.
- Faiblesse des muscles intervenant dans la déglutition ou la mastication.
- Fragilité capillaire.
- Idées fausses.
- Impression d'incapacité d'ingérer de la nourriture.
- Information insuffisante, information erronée.
- Manque d'intérêt pour la nourriture.
- Manque de tonus musculaire.
- Pâleur des muqueuses.
- Perte de poids malgré une ration alimentaire adéquate.
- Perte excessive de cheveux.
- Plaie à la cavité buccale.
- Poids corporel inférieur de 20 % ou plus au poids idéal.
- Ration alimentaire inférieure aux apports quotidiens recommandés.
- Satiété immédiate après l'ingestion de nourriture.

Facteurs favorisants

- Apport alimentaire insuffisant.
- Classe socio-économique défavorisée.
- Facteurs biologiques.
- Facteurs psychologiques.
- Incapacité d'absorber les aliments.
- Incapacité d'ingérer la nourriture.
- Incapacité de digérer la nourriture.

00163

Motivation à améliorer son **alimentation**

(2002, 2013 ; N.P. 2.1)

Définition

Habitudes alimentaires qui peuvent être renforcées.

Caractéristique

- Exprime le désir d'améliorer son alimentation.

00107

Mode d'alimentation inefficace chez le nouveau-né/nourrisson

(1992, 2006; N.P. 2.1)

Définition

Perturbation du réflexe de succion d'un nourrisson ou difficulté à coordonner succion et déglutition, entraînant une alimentation par voie orale insuffisante pour les besoins métaboliques.

Caractéristiques

- Incapacité d'amorcer une succion efficace.
- Incapacité de coordonner succion, déglutition et respiration.
- Incapacité de maintenir une succion efficace.

Facteurs favorisants

- Atteinte neurologique (par ex. électro-encéphalogramme [EEG] positif, traumatisme crânien, troubles épileptiques).
- Hypersensibilité buccale.
- Malformation oropharyngée.
- Prématurité.
- Régime « à jeun strict » prolongé.
- Retard neurologique.

Références disponibles sur http://www.em-consulte.com/em/e-complement/474757/emm017.pdf

Domaine 2 : *Nutrition*
Classe 1 : *Ingestion*

00104

Allaitement maternel inefficace

(1988, 2010, 2013 ; N.P. 2.2)

Définition
Difficulté d'allaiter un bébé ou un enfant qui peut compromettre son état nutritionnel.

Caractéristiques

- Allaitement non continu.
- Échec des autres mesures pour le consoler.
- Gain de poids insuffisant.
- Incapacité pour le bébé de saisir correctement le sein.
- Irritabilité du bébé dans l'heure qui suit la tétée.
- Perception d'un apport lacté inadéquat.
- Perte de poids soutenue chez le bébé.
- Plaie au mamelon persistant après la première semaine d'allaitement.
- Pleurs du bébé dans l'heure qui suit la tétée.
- Pleurs lors de l'allaitement.
- Raidissement lors de l'allaitement.
- Refus de saisir le sein.
- Selles du bébé anormales.
- Signes de libération d'ocytocine insuffisants.
- Vidage insuffisant de chaque sein après l'allaitement.

Facteurs favorisants

- Alimentation d'appoint au biberon.
- Allaitement interrompu.
- Ambivalence de la mère.
- Anomalie mammaire.
- Anomalie oropharyngée.
- Anxiété de la mère.
- Apport lacté inadéquat.
- Chirurgie mammaire antérieure.
- Connaissances parentales sur l'importance de l'allaitement insuffisantes.
- Connaissances parentales sur les techniques d'allaitement insuffisantes.
- Douleur de la mère.
- Échec antérieur de l'allaitement au sein.
- Fatigue de la mère.
- Lactogenèse de stade II retardée.
- Obésité de la mère.
- Opportunités d'allaiter insuffisantes.
- Prématurité.

- Réflexe de succion faible.
- Séjour à la maternité de courte durée.
- Soutien de la famille insuffisant.
- Utilisation de tétine.

00105

Allaitement maternel interrompu

(1992, 2013 ; N.P. 2.2)

Définition

Suspension de l'allaitement maternel à un bébé ou un enfant qui peut compromettre son état nutritionnel ou le succès de l'allaitement.

Caractéristique

- Allaitement maternel non exclusif.

Facteurs favorisants

- Contre-indications à l'allaitement maternel (par ex. médicaments).
- Hospitalisation du bébé.
- Maladie de la mère.
- Maladie du bébé.
- Nécessité de sevrer brusquement le bébé.
- Prématurité.
- Retour de la mère au travail.
- Séparation mère–enfant.

00106

Motivation à améliorer l'**allaitement** maternel

(1990, 2010, 2013 ; N.P. 2.2)

Définition

Processus d'allaitement maternel à un bébé ou un enfant qui peut être renforcé.

Caractéristiques

- La mère exprime le désir d'améliorer l'allaitement maternel pour répondre aux besoins nutritionnels de l'enfant.
- La mère exprime le désir de se consacrer exclusivement à l'allaitement maternel.

Domaine 2 : *Nutrition*
Classe 1 : *Ingestion*

00103

Trouble de la **déglutition**

(1986, 1998)

Définition

Dysfonctionnement du mécanisme de déglutition associé à un déficit structurel ou fonctionnel de la bouche, du pharynx ou de l'œsophage.

Caractéristiques

Première étape : phase buccale

- Absence de mouvement de la langue pour former le bol alimentaire.
- Accumulation d'aliments dans les replis latéraux de la muqueuse buccale.
- Bave.
- Consommation insuffisante malgré la durée prolongée du repas.
- Déglutition fragmentée.
- Expulsion des aliments hors de la bouche.
- Fermeture incomplète des lèvres.
- Formation prolongée du bol alimentaire.
- Incapacité de vider la cavité buccale.
- Les aliments sortent de la bouche.
- Mamelon rentrant.
- Mastication insuffisante.
- Progression prématurée du bol alimentaire.
- Reflux nasal.
- Succion insuffisante.
- Test de déglutition démontrant une anomalie de la phase buccale.
- Toux, étouffement, haut-le-cœur avant d'avaler.

Deuxième étape : phase pharyngée

- Changement de position de la tête.
- Déglutition retardée.
- Efforts répétés de déglutition.
- Élévation inadéquate du larynx.
- Fièvres d'origine inconnue.
- Gargouillements vocaux.
- Infections pulmonaires récurrentes.
- Reflux nasal.
- Refus de nourriture.
- Test de déglutition démontrant une anomalie de la phase pharyngée.
- Toux, étouffement ou haut-le-cœur.

Troisième étape : phase œsophagienne

- Bruxisme.
- Déglutition répétée.
- Difficulté à avaler.
- Douleur ou brûlure épigastrique.
- Haleine acide.
- Hématémèse.
- Hyperextension de la tête.
- Irritabilité inexpliquée lors des repas.
- Odynophagie.
- Refus de nourriture ou quantité limitée.
- Régurgitation.
- Signale : « quelque chose reste bloqué ».
- Test de déglutition démontrant une anomalie de la phase œsophagienne.
- Toux ou réveil nocturne.
- Vomissements sur l'oreiller.
- Vomissements.

Facteurs favorisants

Anomalies congénitales

- Anomalie des voies respiratoires supérieures.
- Antécédents d'alimentation entérale.
- Automutilation.
- Maladie cardiaque congénitale.
- Obstruction mécanique.
- Pathologies caractérisées par une hypotonie importante.
- Perte d'élan vital.
- Problème respiratoire.
- Problèmes d'alimentation d'origine comportementale.
- Sous-alimentation protéinée.
- Trouble neuromusculaire.

Problèmes neurologiques

- Achalasie.
- Anomalie de la cavité nasopharyngienne.
- Anomalie des voies respiratoires supérieures.
- Anomalie laryngée.
- Anomalie oropharyngée.
- Anomalie trachéale.
- Atteinte des nerfs crâniens.
- Infirmité motrice cérébrale.
- Reflux gastro-œsophagien.
- Malformations anatomiques acquises.
- Prématurité.
- Problèmes neurologiques.
- Retard de développement.
- Traumatisme.
- Traumatisme cérébral (accident vasculaire cérébral, maladie neurologique, traumatisme, tumeur).

Domaine 2 : *Nutrition*
Classe 1 : *Ingestion*

00216

Lait maternel insuffisant

(2010 ; N.P. 2.1)

Définition

Faible production du lait maternel.

Caractéristiques

Nourrisson

- Constipation.
- Demandes fréquentes pour téter.
- Durée de la tétée semblant insuffisante.
- Gain de poids inférieur à 500 g en un mois.
- Mictions de petites quantités d'urine concentrée.
- Pleurs fréquents.
- Refuse de téter.
- Temps d'allaitement prolongé.

Mère

- Absence de production de lait lorsque le mamelon est stimulé.
- Exprime moins de lait que le volume prescrit.
- Production de lait retardée.

Facteurs favorisants

Nourrisson

- Incapacité de saisir le sein correctement.
- Occasions insuffisantes pour téter.
- Réflexe de succion insuffisant.
- Rejet du sein.
- Temps de tétée insuffisant.

Mère

- Consommation d'alcool.
- Grossesse.
- Malnutrition.
- Programme thérapeutique.
- Tabagisme.
- Volume liquidien insuffisant.

Références disponibles sur http://www.em-consulte.com/em/e-complement/474757/emm017.pdf

00232

Obésité

(2013 ; N.P. 2.2)

Définition

État dans lequel une personne accumule une quantité anormale ou excessive de graisse pour son âge et son sexe, qui dépasse le surpoids.

Caractéristiques

- Adulte : indice de masse corporelle (IMC) >30 kg/m^2.
- Enfant <2 ans : terme non utilisé pour les enfants de cet âge.
- Enfant de 2 à 18 ans : IMC $>95^e$ percentile ou 30 kg/m^2 en fonction de l'âge et du sexe.

Facteurs favorisants

- Activité physique quotidienne moyenne inférieure aux recommandations pour le sexe et l'âge.
- Aliments solides comme source principale alimentaire avant l'âge de 5 mois.
- Classe socio-économique défavorisée.
- Collations fréquentes.
- Comportement sédentaire >2 heures par jour.
- Consommation excessive d'alcool.
- Consommation excessive de boissons sucrées.
- Crainte d'un manque d'approvisionnement alimentaire.
- Dépenses énergétiques en dessous de la consommation d'énergie en fonction d'une évaluation standardisée (par ex. WAVE[1]).
- Diabète maternel.
- Fréquentation répétée de restaurants ou consommation fréquente d'aliments frits.
- Hérédité de facteurs interdépendants (répartition du tissu adipeux, dépense d'énergie, activité des lipoprotéines lipases, synthèse des lipides, lipolyse).
- Lait maternisé ou alimentation mixée pour bébé.
- Obésité parentale.

[1] Évaluation WAVE : *Weight, Activity, Variety in diet, Excess* – poids, activité, variété dans l'alimentation, excès alimentaire.

- Portions alimentaires plus importantes que celles recommandées.
- Prise de poids rapide pendant l'enfance, incluant la 1re semaine, les quatre premiers mois et la 1re année.
- Pubarche prématurée.
- Régime alimentaire pauvre en calcium durant l'enfance.
- Score élevé pour des comportements de désinhibition et de restriction alimentaire.
- Surpoids pendant la petite enfance.
- Tabagisme maternel.
- Temps de sommeil raccourci.
- Trouble génétique.
- Troubles de perception alimentaire.
- Troubles du comportement alimentaire.
- Troubles du sommeil.

Références disponibles sur http://www.em-consulte.com/em/e-complement/474757/emm017.pdf

00233

Surpoids

(2013 ; N.P. 2.2)

Définition

État dans lequel une personne accumule une quantité anormale ou excessive de graisse pour son âge et son sexe.

Caractéristiques

- Adulte : indice de masse corporelle (IMC) >25 kg/m².
- Enfant <2 ans : rapport poids/taille >95e percentile.
- Enfant de 2 à 18 ans : IMC >85e percentile ou 25 kg/m² mais <95e percentile ou 30 kg/m² en fonction de l'âge et du sexe.

Facteurs favorisants

- Activité physique quotidienne moyenne inférieure aux recommandations pour le sexe et l'âge.
- Aliments solides comme source principale alimentaire avant l'âge de 5 mois.
- Classe socio-économique défavorisée.
- Collations fréquentes.
- Comportement alimentaire déséquilibré (grignotage compulsif, contrôle de poids extrême).
- Comportement sédentaire >2 heures par jour.
- Consommation excessive d'alcool.
- Consommation excessive de boissons sucrées.
- Crainte d'un manque d'approvisionnement alimentaire.
- Dépenses énergétiques en dessous de la consommation d'énergie en fonction d'une évaluation standardisée (par ex. WAVE[1]).
- Diabète maternel.
- Fréquentation répétée de restaurants ou consommation fréquente d'aliments frits.
- Hérédité de facteurs interdépendants (répartition du tissu adipeux, dépense d'énergie, activité des lipoprotéines lipases, synthèse des lipides, lipolyse).

[1] Évaluation WAVE : *Weight, Activity, Variety in diet, Excess* – poids, activité, variété dans l'alimentation, excès alimentaire.

- Lait maternisé ou alimentation mixée pour bébé.
- Obésité parentale.
- Obésité pendant la petite enfance.
- Portions alimentaires plus importantes que celles recommandées.
- Prise de poids rapide durant la petite enfance, incluant la 1re semaine, les quatre premiers mois et la 1re année.
- Prise de poids rapide pendant l'enfance.
- Pubarche prématurée.
- Régime alimentaire pauvre en calcium durant l'enfance.
- Score élevé pour des comportements de désinhibition et de restriction alimentaire.
- Tabagisme maternel.
- Temps de sommeil raccourci.
- Trouble génétique.
- Troubles de perception alimentaire.
- Troubles du sommeil.

Références disponibles sur http://www.em-consulte.com/em/e-complement/474757/emm017.pdf

00234

Risque de **surpoids**

(2013 ; N.P. 2.2)

Définition

Vulnérabilité à une accumulation d'une quantité anormale ou excessive de graisse pour l'âge et le sexe, qui peut compromettre la santé.

Facteurs de risque

- Activité physique quotidienne moyenne inférieure aux recommandations pour le sexe et l'âge.
- Adulte : indice de masse corporelle (IMC) proche de 25 kg/m^2.
- Aliments solides comme source principale alimentaire avant l'âge de 5 mois.
- Classe socio-économique défavorisée.
- Collations fréquentes.
- Comportement alimentaire déséquilibré (par ex. grignotage compulsif, contrôle de poids extrême).
- Comportement sédentaire >2 heures par jour.
- Consommation excessive d'alcool.
- Consommation excessive de boissons sucrées.
- Crainte d'un manque d'approvisionnement alimentaire.
- Dépenses énergétiques en dessous de la consommation d'énergie en fonction d'une évaluation standardisée (par ex. WAVE[1]).
- Diabète maternel.
- Enfant <2 ans : rapport poids/taille proche du 95e percentile.
- Enfant de 2 à 18 ans : IMC proche du 85e percentile ou 25 kg/m^2.
- Enfants ayant tendance à dépasser les percentiles de l'IMC.
- Fréquentation répétée de restaurants ou consommation fréquente d'aliments frits.
- Hérédité de facteurs interdépendants (répartition du tissu adipeux, dépense d'énergie, activité des lipoprotéines lipases, synthèse des lipides, lipolyse).
- Lait maternisé ou alimentation mixée pour bébé.
- Obésité parentale.
- Obésité pendant la petite enfance.

[1] Évaluation WAVE : *Weight, Activity, Variety in diet, Excess* – poids, activité, variété dans l'alimentation, excès alimentaire.

- Portions alimentaires plus importantes que celles recommandées.
- Prise d'aliments en réponse à des facteurs externes (par ex. heure, activités sociales).
- Prise d'aliments en réponse à des facteurs internes autres que la faim (par ex. anxiété).
- Prise de poids rapide durant la petite enfance, incluant la 1re semaine, les quatre premiers mois et la 1re année.
- Prise de poids rapide pendant l'enfance.
- Prise de poids supérieure à la norme au début de chaque grossesse.
- Pubarche prématurée.
- Régime alimentaire pauvre en calcium durant l'enfance.
- Score élevé pour des comportements de désinhibition et de restriction alimentaire.
- Tabagisme maternel.
- Temps de sommeil raccourci.
- Trouble génétique.
- Troubles de perception alimentaire.
- Troubles du sommeil.

Références disponibles sur http://www.em-consulte.com/em/e-complement/474757/emm017.pdf

00178

Risque d'altération de la **fonction hépatique**

(2006, 2008, 2013 ; N.P. 2.1)

Définition

Vulnérabilité à un dysfonctionnement du foie, qui peut compromettre la santé.

Facteurs de risque

- Co-infection au virus de l'immunodéficience humaine (VIH).
- Infection virale.
- Médicaments.
- Toxicomanie.

Références disponibles sur http://www.em-consulte.com/em/e-complement/474757/emm017.pdf

Domaine 2 : *Nutrition*
Classe 4 : *Métabolisme*

00179

Risque de déséquilibre de la **glycémie**

(2006, 2013 ; N.P. 2.1)

Définition

Vulnérabilité à la variation de la concentration du glucose sanguin par rapport à la limite normale, qui peut compromettre la santé.

Facteurs de risque

- Activité physique quotidienne moyenne inférieure aux recommandations pour le sexe et l'âge.
- Altération de l'état mental.
- Apport alimentaire insuffisant.
- Connaissances insuffisantes à propos de la gestion du diabète.
- Développement cognitif retardé.
- État de santé compromis.
- Gain de poids excessif.
- Gestion inefficace de la médication.
- Grossesse.
- N'accepte pas le diagnostic.
- Non-observance du plan de traitement du diabète.
- Périodes de croissance rapide.
- Perte de poids excessive.
- Stress excessif.
- Surveillance inadéquate de la glycémie.

Références disponibles sur http://www.em-consulte.com/em/e-complement/474757/emm017.pdf

00194

Ictère néonatal

(2008, 2010; N.P. 2.1)

Définition

Teint jaune orange de la peau et des muqueuses du nouveau-né apparaissant après 24 heures de vie et résultant de la présence de bilirubine non conjuguée dans la circulation.

Caractéristiques

- Contusions sur la peau.
- Muqueuses jaune orange.
- Peau jaune orange.
- Résultat sanguin anormal.
- Sclérotiques jaunes.

Facteurs favorisants

- Difficultés du nouveau-né à faire la transition vers la vie extra-utérine.
- Élimination de méconium retardée.
- Mode d'alimentation déficient.
- Nouveau-né de ≤ 7 jours.
- Perte de poids anormale non intentionnelle.

Références disponibles sur http://www.em-consulte.com/em/e-complement/474757/emm017.pdf

Domaine 2 : *Nutrition*
Classe 4 : *Métabolisme*

00230

Risque d'**ictère** néonatal

(2010, 2013 ; N.P. 2.1)

Définition

Vulnérabilité à l'apparition d'un teint jaune orange de la peau et des muqueuses du nouveau-né après 24 heures de vie et résultant de la présence de bilirubine non conjuguée dans la circulation, qui peut compromettre la santé.

Facteurs de risque

- Difficultés du nouveau-né à faire la transition vers la vie extra-utérine.
- Élimination de méconium retardée.
- Mode d'alimentation pas encore clairement établi.
- Nouveau-né de ≤7 jours.
- Perte de poids anormale (>7–8 % pour le nouveau-né nourri au sein ; 15 % pghour le nouveau-né à terme).
- Prématurité.

Références disponibles sur http://www.em-consulte.com/em/e-complement/474757/emm017.pdf

Domaine 2 : *Nutrition*
Classe 5 : *Hydratation*

00195

Risque de **déséquilibre électrolytique**

(2008, 2013 ; N.P. 2.1)

Définition

Vulnérabilité à une variation des taux des électrolytes sériques, qui peut compromettre la santé.

2. Nutrition

Facteurs de risque

- Déficit de volume liquidien.
- Diarrhée.
- Dysfonctionnement de la régulation endocrinienne (par ex. intolérance au glucose, augmentation des IGF-1 [*insulin-like growth factor 1*], des androgènes, de la DHEA [déhydroépiandrostérone] et du cortisol).
- Dysfonctionnement rénal.
- Excès de volume liquidien.
- Mécanismes de régulation compromis.
- Programme thérapeutique.
- Vomissements.

Références disponibles sur http://www.em-consulte.com/em/e-complement/474757/emm017.pdf

Domaine 2 : *Nutrition*
Classe 5 : *Hydratation*

00160

Motivation à améliorer son **équilibre hydrique**

(2002, 2013 ; N.P. 2.1)

Définition

Un ensemble de comportements permettant de maintenir l'équilibre entre le volume hydrique et la composition chimique des liquides organiques pour satisfaire les besoins physiques, qui peut être renforcé.

Caractéristique

- Exprime le désir d'améliorer l'équilibre hydrique.

00027

Déficit de **volume liquidien**

(1978, 1996)

Définition

Diminution des liquides intravasculaire, interstitiel et/ou intracellulaire. Cela fait référence à une déshydratation, avec perte de liquide, sans modification du sodium.

Caractéristiques

- Altération de l'état mental.
- Augmentation de l'hématocrite.
- Augmentation de la concentration urinaire.
- Augmentation de la fréquence cardiaque.
- Augmentation de la température corporelle.
- Diminution de la diurèse.
- Diminution de la pression artérielle.
- Diminution de la pression pulsatile de l'amplitude du pouls.
- Diminution de la turgescence linguale.
- Diminution du remplissage veineux.
- Faiblesse.
- Modification de la turgescence cutanée.
- Perte brusque de poids.
- Sécheresse de la peau et des muqueuses.
- Soif.

Facteurs favorisants

- Mécanismes de régulation compromis.
- Pertes actives de liquides.

Domaine 2 : *Nutrition*
Classe 5 : *Hydratation*

00028

Risque de déficit de **volume liquidien**

(1978, 2010, 2013)

Définition

Vulnérabilité à une déshydratation intravasculaire, interstitielle et/ou intracellulaire, qui peut compromettre la santé.

Facteurs de risque

- Anomalies affectant l'absorption des liquides.
- Anomalies affectant la prise de liquides.
- Connaissances insuffisantes sur les besoins en liquides.
- Extrêmes d'âge.
- Extrêmes de poids.
- Facteurs agissant sur les besoins en liquides.
- Mécanismes de régulation compromis.
- Médicaments.
- Obstacle à l'accès aux liquides.
- Perte active de liquides.
- Perte de liquides par une voie artificielle.
- Perte excessive de liquides par les voies naturelles.

00026

Excès de **volume liquidien**
(1982, 1996, 2013)

Définition
Augmentation de la rétention de liquide isotonique.

Caractéristiques

- Agitation.
- Altération de l'état mental.
- Anasarque.
- Anxiété.
- Apports supérieurs aux pertes.
- Augmentation de la pression veineuse centrale.
- Augmentation de poids en peu de temps.
- Azotémie.
- Bruits respiratoires adventices.
- Changement de la densité urinaire.
- Changement du mode respiratoire.
- Congestion pulmonaire.
- Déséquilibre électrolytique.
- Diminution de l'hématocrite.
- Diminution de l'hémoglobine.
- Dyspnée nocturne paroxystique.
- Dyspnée.
- Épanchement pleural.
- Hépatomégalie.
- Modification de la pression artérielle pulmonaire (PAP).
- Modification de la pression artérielle.
- Œdème.
- Oligurie.
- Orthopnée.
- Présence du troisième bruit du cœur (B_3).
- Reflux hépatojugulaire.
- Turgescence des veines jugulaires.

Facteurs favorisants

- Apport excessif de liquide.
- Apport excessif de sodium.
- Mécanismes de régulation compromis.

Références disponibles sur http://www.em-consulte.com/em/e-complement/474757/emm017.pdf

Domaine 2 : *Nutrition*
Classe 5 : *Hydratation*

00025

Risque de déséquilibre de **volume liquidien**

(1998, 2008, 2013; N.P. 2.1)

Définition

Vulnérabilité à une augmentation, une diminution ou à un passage rapide de l'un vers l'autre des liquides intravasculaire, interstitiel et/ou intracellulaire, qui peut compromettre la santé. Cela fait référence à une perte, un excès (ou les deux à la fois) de liquides corporels.

Facteurs de risque

- Aphérèse.
- Ascite.
- Brûlures.
- Obstruction intestinale.
- Pancréatite.
- Programme thérapeutique.
- Septicémie.
- Traumatisme.

Références disponibles sur http://www.em-consulte.com/em/e-complement/474757/emm017.pdf

Domaine 3
Élimination/échange

DOMAINE 3. ÉLIMINATION/ÉCHANGE		
La sécrétion et l'excrétion des déchets de l'organisme		
Classe 1. Fonction urinaire *Les processus de sécrétion, de réabsorption et d'excrétion d'urine*		
Code	**Diagnostic**	**Page**
00016	**Élimination** urinaire altérée	187
00166	Motivation à améliorer son **élimination** urinaire	188
00017	**Incontinence** urinaire à l'effort	189
00020	**Incontinence** urinaire fonctionnelle	190
00019	**Incontinence** urinaire par besoin impérieux	191
00022	Risque d'**incontinence** urinaire par besoin impérieux	192
00176	**Incontinence** urinaire par regorgement	193
00018	**Incontinence** urinaire réflexe	194
00023	**Rétention urinaire**	195
Classe 2. Fonction gastro-intestinale *L'excrétion et l'expulsion des déchets par l'intestin*		
Code	**Diagnostic**	**Page**
00011	**Constipation**	196
00012	Pseudo-**constipation**	198
00015	Risque de **constipation**	199

Diagnostics infirmiers

Classe 2. Fonction gastro-intestinale (suite)		
Code	**Diagnostic**	**Page**
00235	**Constipation** fonctionnelle chronique	201
00236	Risque de **constipation** fonctionnelle chronique	203
00013	**Diarrhée**	204
00014	**Incontinence** fécale	205
00196	**Motilité gastro-intestinale** dysfonctionnelle	206
00197	Risque de dysfonctionnement de la **motilité gastro-intestinale**	207
Classe 3. Fonction tégumentaire *Le processus de sécrétion et d'excrétion par la peau*		
Aucun actuellement		
Classe 4. Fonction respiratoire *L'élimination des produits dérivés du métabolisme, des sécrétions et des corps étrangers par les poumons et les bronches*		
Code	**Diagnostic**	**Page**
00030	**Échanges gazeux** perturbés	208

00016

Élimination urinaire altérée

(1973, 2006; N.P. 2.1)

Définition

Perturbation de l'élimination urinaire.

Caractéristiques

- Dysurie.
- Incontinence urinaire.
- Miction impérieuse.
- Mictions fréquentes.
- Nycturie.
- Retard à la miction.
- Rétention urinaire.

Facteurs favorisants

- Causes multiples.
- Infection des voies urinaires.
- Obstruction anatomique.
- Trouble sensorimoteur.

Références disponibles sur http://www.em-consulte.com/em/e-complement/474757/emm017.pdf

Domaine 3 : *Élimination/échange*
Classe 1 : *Fonction urinaire*

00166

Motivation à améliorer son **élimination** urinaire

(2002, 2013 ; N.P. 2.1)

Définition

Un ensemble de comportements permettant de satisfaire les besoins d'élimination, qui peut être renforcé.

Caractéristique

- Exprime le désir d'améliorer son élimination urinaire.

00017

Incontinence urinaire à l'effort

(1986, 2006; N.P. 2.1)

Définition

Fuite soudaine d'urine lors d'activités qui augmentent la pression intra-abdominale.

Caractéristiques

- Perte involontaire de petites quantités d'urine (par ex. associée à la toux, à l'éternuement, aux rires, à l'effort).
- Perte involontaire de petites quantités d'urine sans contraction du détrusor.
- Perte involontaire de petites quantités d'urine sans distension vésicale.

Facteurs favorisants

- Augmentation de la pression intra-abdominale.
- Dégénérescence des muscles pelviens.
- Faiblesse des muscles pelviens.
- Relâchement du sphincter interne de l'urètre.

Références disponibles sur http://www.em-consulte.com/em/e-complement/474757/emm017.pdf

00020

Incontinence urinaire fonctionnelle

(1986, 1998)

Définition

Incapacité pour une personne habituellement continente d'atteindre les toilettes à temps pour éviter la perte involontaire d'urine.

Caractéristiques

- Incontinence urinaire au lever matinal.
- Le temps nécessaire pour se rendre aux toilettes est trop long après la sensation du besoin impérieux d'uriner.
- Miction avant d'atteindre les toilettes.
- Sensation du besoin d'uriner.
- Vide complètement la vessie.

Facteurs favorisants

- Altération des fonctions cognitives.
- Diminution de la vision.
- Faiblesse de la musculature pelvienne.
- Modification de l'environnement.
- Trouble neuromusculaire.
- Trouble psychologique.

00019

Incontinence urinaire par besoin impérieux

(1986, 2006; N.P. 2.1)

Définition

Écoulement involontaire d'urine peu après une forte et soudaine envie d'uriner.

Caractéristiques

- Fuite d'urine accompagnée de contractions et de spasmes vésicaux.
- Incapacité d'atteindre les toilettes à temps pour éviter la perte d'urine.
- Miction impérieuse.

Facteurs favorisants

- Consommation d'alcool.
- Consommation de caféine.
- Diminution de la capacité vésicale.
- Fécalome.
- Hyperactivité du détrusor associée à une altération de la contractilité vésicale.
- Infection vésicale.
- Programme thérapeutique.
- Urétrite atrophique.
- Vaginite atrophique.

Références disponibles sur http://www.em-consulte.com/em/e-complement/474757/emm017.pdf

Domaine 3 : *Élimination/échange*
Classe 1 : *Fonction urinaire*

00022

Risque d'**incontinence** urinaire par besoin impérieux
(1998, 2008, 2013 ; N.P. 2.1)

Définition
Vulnérabilité à un écoulement involontaire d'urine peu après une forte et soudaine envie d'uriner, qui peut compromettre la santé.

Facteurs de risque

- Capacité vésicale faible.
- Consommation d'alcool.
- Fécalome.
- Habitudes associées à l'utilisation des toilettes inadaptées.
- Hyperactivité du muscle détrusor avec une instabilité de la contractilité de la vessie.
- Instabilité de la contractilité de la vessie.
- Programme thérapeutique.
- Relâchement du sphincter lisse.
- Urétrite atrophique.
- Vaginite atrophique.

Références disponibles sur http://www.em-consulte.com/em/e-complement/474757/emm017.pdf

00176

Incontinence urinaire par regorgement

(2006 ; N.P. 2.1)

Définition

Évacuation involontaire du trop-plein d'urine associée à la distension vésicale.

Caractéristiques

- Augmentation du volume d'urine résiduelle postmictionnel.
- Distension vésicale.
- Nycturie.
- Perte involontaire de petites quantités d'urine.

Facteurs favorisants

- Diminution de la contractilité du détrusor.
- Dyssynergie entre le détrusor et le sphincter externe de l'urètre.
- Fécalome.
- Obstruction du col de la vessie.
- Obstruction urétrale.
- Programme thérapeutique.
- Prolapsus utérin sévère.

Références disponibles sur http://www.em-consulte.com/em/e-complement/474757/emm017.pdf

Domaine 3 : *Élimination/échange*
Classe 1 : *Fonction urinaire*

00018

Incontinence urinaire réflexe

(1986, 1998)

Définition
Perte involontaire d'urine à intervalles relativement prévisibles quand la vessie atteint un volume déterminé.

Caractéristiques

- Absence de sensation de plénitude vésicale.
- Absence de sensation du besoin impérieux d'uriner.
- Absence de sensation durant la miction.
- Incapacité d'inhiber ou d'initier volontairement la miction.
- Schéma d'élimination prévisible.
- Sensation d'un besoin impérieux d'uriner sans inhibition volontaire de la contraction vésicale.
- Sensation de vessie pleine.
- Vidange incomplète de la vessie avec lésion au-dessus du centre pontique de la miction.

Facteurs favorisants

- Altération neurologique au-dessus du centre pontique de la miction.
- Altération neurologique au-dessus du centre sacré de la miction.
- Lésions tissulaires.

00023

Rétention urinaire

(1986)

Définition

Vidange incomplète de la vessie.

Caractéristiques

- Distension vésicale.
- Dysurie.
- Fuite mictionnelle.
- Incontinence par regorgement.
- Mictions fréquentes et de faible importance ou absence de mictions.
- Sensation de plénitude vésicale.
- Urine résiduelle.

Facteurs favorisants

- Blocage au niveau des voies urinaires.
- Inhibition de l'arc réflexe.
- Pression urétrale élevée.
- Sphincter puissant.

Domaine 3 : *Élimination/échange*
Classe 2 : *Fonction gastro-intestinale*

00011

Constipation

(1975, 1998)

Définition

Diminution de la fréquence habituelle des selles, accompagnée d'une défécation difficile ou incomplète et/ou de l'émission de selles dures et sèches.

Caractéristiques

- Anorexie.
- Augmentation de la pression intra-abdominale.
- Ballonnement sévère.
- Borborygmes.
- Bruit sourd à la percussion abdominale.
- Bruits intestinaux rares ou fréquents.
- Céphalées.
- Changement dans les habitudes d'élimination.
- Diminution de la fréquence des selles.
- Diminution du volume des selles.
- Distension abdominale.
- Douleur à la défécation.
- Douleur abdominale.
- Effort à la défécation.
- Fatigue.
- Incapacité d'émettre une selle.
- Indigestion.
- Manifestations atypiques chez une personne âgée (par ex. modification de l'état mental, incontinence urinaire, chutes inexpliquées, élévation de la température corporelle).
- Masse abdominale palpable.
- Masse rectale palpable.
- Présence de sang rouge vif sur les selles.
- Présence de selles molles et pâteuses dans le rectum.
- Selles dures, moulées.
- Selles liquides.
- Sensation de pression ou de plénitude rectale.
- Sensibilité abdominale avec ou sans résistance musculaire palpable.
- Vomissements.

Facteurs favorisants

Facteurs fonctionnels

- Activité physique quotidienne moyenne inférieure aux recommandations pour le sexe et l'âge.
- Changements récents dans l'environnement.
- Faiblesse des muscles abdominaux.
- Habitudes associées à l'utilisation des toilettes inadaptées.
- Habitudes de défécation irrégulières.
- Réprime habituellement un besoin impérieux de déféquer.

Facteurs mécaniques

- Abcès ou ulcère rectal.
- Atteinte neurologique (par ex. électroencéphalogramme [EEG] positif, traumatisme crânien, troubles épileptiques).
- Déséquilibre électrolytique.
- Fissures anorectales.
- Grossesse.
- Hémorroïdes.
- Hypertrophie prostatique.
- Maladie de Hirschsprung.
- Obésité.
- Occlusion intestinale postchirurgicale.
- Prolapsus rectal.
- Rectocèle.
- Sténose anorectale.
- Tumeur.

Facteurs pharmacologiques

- Abus de laxatifs.
- Médicaments.

Facteurs physiologiques

- Alimentation pauvre en fibres.
- Changement dans les habitudes alimentaires (nourriture, heures de repas).
- Dentition ou hygiène buccale inadéquate.
- Déshydratation.
- Diminution du péristaltisme intestinal.
- Habitudes alimentaires inadaptées.
- Hydratation insuffisante.

Facteurs psychologiques

- Confusion.
- Dépression.
- Trouble émotionnel.

00012

Pseudo-constipation
(1988)

Définition
Autodiagnostic de constipation et utilisation de laxatifs, de lavements et de suppositoires pour assurer une élimination intestinale quotidienne.

Caractéristiques

- Abus de lavements, de laxatifs, de suppositoires.
- S'oblige à aller à selles chaque jour à la même heure.
- S'oblige à aller à selles quotidiennement.

Facteurs favorisants

- Altération des opérations de la pensée.
- Croyances culturelles et familiales à propos de la santé.

00015

Risque de **constipation**

(1998, 2013)

Définition

Vulnérabilité à une diminution de la fréquence habituelle des selles, accompagnée d'une défécation difficile ou incomplète, qui peut compromettre la santé.

Facteurs de risque

Facteurs fonctionnels

- Activité physique quotidienne moyenne inférieure aux recommandations pour le sexe et l'âge.
- Changements récents dans l'environnement.
- Faiblesse des muscles abdominaux.
- Habitudes associées à l'utilisation de toilettes inadaptées.
- Habitudes de défécation irrégulières.
- Réprime habituellement le besoin impérieux de déféquer.

Facteurs mécaniques

- Abcès ou ulcère rectal.
- Atteinte neurologique (par ex. électroencéphalogramme [EEG] positif, traumatisme crânien, troubles épileptiques).
- Déséquilibre électrolytique.
- Fissure anorectale.
- Grossesse.
- Hémorroïdes.
- Hypertrophie prostatique.
- Maladie de Hirschsprung.
- Obésité.
- Occlusion intestinale postchirurgicale.
- Prolapsus rectal.
- Rectocèle.
- Sténose anorectale.
- Tumeur.

Facteurs pharmacologiques

- Abus de laxatifs.
- Médicaments.
- Sels de fer.

Facteurs physiologiques

- Alimentation pauvre en fibres.
- Changement dans les habitudes alimentaires (nourriture, heures de repas).
- Dentition ou hygiène buccale inadéquate.
- Déshydratation.
- Diminution du péristaltisme intestinal.
- Habitudes alimentaires inadaptées.
- Hydratation insuffisante.

Facteurs psychologiques

- Confusion.
- Dépression.
- Trouble émotionnel.

00235

Constipation fonctionnelle chronique

(2013; N.P. 2.2)

Définition

Évacuation difficile ou rare de selles présente pendant au moins trois des 12 mois précédents.

Caractéristiques

- Abdomen distendu.
- Chez l'adulte : présence de 2 symptômes ou plus de la classification de Rome III :
  - selles dures ou granuleuses dans 25 % ou plus des défécations
  - effort à la défécation dans 25 % ou plus des défécations
  - sensation d'évacuation incomplète dans 25 % ou plus des défécations
  - sensation d'obstruction ou de blocage anorectal dans 25 % ou plus des défécations
  - manœuvres manuelles pour faciliter la défécation (manœuvres digitales, soutien du plancher pelvien) dans 25 % des défécations
  - défécations < 3 fois par semaine
- Chez l'enfant ≤ 4 ans : présence de 2 critères ou plus de la classification pédiatrique de Rome III, et ce pendant un mois ou plus :
  - ≤ 2 défécations par semaine
  - ≤ 1 épisode d'incontinence fécale par semaine
  - position de rétention de selles
  - péristaltisme intestinal important ou douloureux
  - présence d'une masse fécale importante dans le rectum
  - selles de gros volume qui peuvent bloquer la toilette
- Chez l'enfant ≥ 4 ans : présence de 2 critères ou plus de la classification pédiatrique de Rome III, et ce pendant 2 mois ou plus :
  - ≤ 2 défécations par semaine
  - ≤ 1 épisode d'incontinence fécale par semaine
  - position de rétention de selles
  - péristaltisme intestinal important ou douloureux
  - présence d'une masse rectale importante
  - selles de gros volume qui peuvent bloquer la toilette
- Douleur à la défécation.
- Émission de selles lors d'une stimulation digitale.
- Fécalome.

- Incontinence fécale (chez l'enfant).
- Masse abdominale palpable.
- Tension prolongée.
- Test positif de sang occulte dans les selles.
- Type 1 ou 2 de l'échelle de Bristol.

Facteurs favorisants

- Accident vasculaire cérébral.
- Alimentation insuffisante.
- Alimentation pauvre en fibres.
- Amyloïdose.
- Apport pauvre en calories.
- Cancer colorectal.
- Démence.
- Dépression.
- Dermatomyosite.
- Déshydratation.
- Diabète.
- Dysfonctionnement du plancher pelvien.
- Fissure anale.
- Grossesse.
- Hémorroïdes.
- Hydratation insuffisante.
- Hypercalcémie.
- Hypothyroïdie.
- Insuffisance rénale chronique.
- Lésion de la moelle épinière.
- Lésion périnéale.
- Maladie de Hirschprung.
- Maladie de Parkinson.
- Maladie inflammatoire de l'intestin.
- Masse extra-intestinale.
- Médicament.
- Mobilité réduite.
- Mode de vie sédentaire.
- Myotonie atrophique.
- Neuropathie autonome.
- Panhypopituitarisme.
- Paraplégie.
- Perte d'élan vital.
- Polymédication.
- Porphyrie.
- Proctite.
- Pseudo-obstruction intestinale chronique.
- Ralentissement du transit au niveau du côlon.
- Régime déséquilibré : riche en graisses.
- Régime déséquilibré : riche en protéines.
- Réprime habituellement le besoin impérieux de déféquer.
- Sclérodermie.
- Sclérose en plaques.
- Sténose anale.
- Sténose chirurgicale.
- Sténose ischémique.
- Sténose post-inflammatoire.

Références disponibles sur http://www.em-consulte.com/em/e-complement/474757/emm017.pdf.

00236

Risque de constipation fonctionnelle chronique
(2013 ; N.P. 2.2)

Définition

Vulnérabilité à une évacuation difficile ou rare de selles présente pendant au moins trois des 12 mois précédents, qui peut compromettre la santé.

Facteurs de risque

- Alimentation pauvre en fibres.
- Apport pauvre en calories.
- Dépression.
- Déshydratation.
- Diminution de l'apport de nourriture.
- Hydratation insuffisante.
- Médicaments.
- Mobilité réduite.
- Mode de vie sédentaire.
- Perte d'élan vital.
- Polymédication.
- Pseudo-occlusion intestinale chronique.
- Ralentissement du transit au niveau du côlon.
- Régime déséquilibré : riche en graisses.
- Régime déséquilibré : riche en protéines.
- Réprime habituellement le besoin impérieux de déféquer.

Références disponibles sur http://www.em-consulte.com/em/e-complement/474757/emm017.pdf.

Domaine 3 : *Élimination/échange*
Classe 2 : *Fonction gastro-intestinale*

00013

Diarrhée

(1975, 1998)

Définition

Émission de selles molles non moulées.

Caractéristiques

- Au moins trois selles liquides par jour.
- Augmentation des bruits intestinaux.
- Besoin impérieux de déféquer.
- Crampes.
- Douleur abdominale.

Facteurs favorisants

Facteurs physiologiques

- Infection.
- Inflammation gastro-intestinale.
- Irritation gastro-intestinale.
- Malabsorption.
- Parasites.

Facteurs psychologiques

- Anxiété.
- Augmentation du niveau de stress.

Facteurs situationnels

- Abus de laxatifs.
- Alimentation entérale.
- Exposition à des agents de contamination.
- Exposition à des toxines.
- Programme thérapeutique.
- Toxicomanie.
- Voyages.

00014

Incontinence fécale

(1975, 1998)

Définition
Changement dans les habitudes d'élimination intestinale caractérisé par l'émission involontaire de selles.

Caractéristiques

- Écoulement continu de selles molles.
- Impossibilité de retenir une défécation.
- Incapacité d'expulser des selles formées malgré la sensation d'une plénitude rectale.
- Incapacité de ressentir une plénitude rectale.
- Manque d'attention à une forte envie de déféquer.
- Ne reconnaît pas le besoin impérieux de déféquer.
- Odeur fécale.
- Peau péri-anale rouge.
- Sensation de besoin impérieux de déféquer.
- Taches de selles sur les vêtements et/ou dans le lit.

Facteurs favorisants

- Abus de laxatifs.
- Altération de la capacité du réservoir rectal.
- Altération des fonctions cognitives.
- Altération des nerfs moteurs inférieurs.
- Altération des nerfs moteurs supérieurs.
- Anomalie du sphincter anal.
- Augmentation de la pression abdominale ou intestinale.
- Diarrhées chroniques.
- Difficultés associées à l'utilisation des toilettes.
- Diminution de la tonicité musculaire générale.
- Dysfonctionnement du sphincter anal.
- Facteur de l'environnement (par ex. toilettes inaccessibles).
- Facteurs de stress.
- Fécalome.
- Habitudes alimentaires inadaptées.
- Immobilité.
- Lésion colorectale.
- Médicaments.
- Perte de maîtrise du sphincter rectal.
- Vidange incomplète du rectum.

00196

Motilité gastro-intestinale dysfonctionnelle

(2008 ; N.P. 2.1)

Définition

Activité péristaltique augmentée, diminuée, inefficace ou absente au sein du système gastro-intestinal.

Caractéristiques

- Absence de flatulence.
- Augmentation du résidu gastrique.
- Crampe abdominale.
- Diarrhée.
- Difficulté à déféquer.
- Distension abdominale.
- Douleur abdominale.
- Modification des bruits intestinaux.
- Nausée.
- Régurgitation.
- Résidu gastrique coloré de bile.
- Selles dures.
- Vidange gastrique accélérée.
- Vomissement.

Facteurs favorisants

- Alimentation entérale.
- Anxiété.
- Immobilité.
- Ingestion de produits contaminés (par ex. produits radioactifs, nourriture, eau).
- Intolérance alimentaire.
- Malnutrition.
- Mode de vie sédentaire.
- Prématurité.
- Programme thérapeutique.
- Vieillissement.

Références disponibles sur http://www.em-consulte.com/em/e-complement/474757/emm017.pdf

00197

Risque de dysfonctionnement de la **motilité gastro-intestinale**

(2008, 2013 ; N.P. 2.1)

Définition

Vulnérabilité à une activité péristaltique augmentée, diminuée, inefficace ou absente au sein du système gastro-intestinal, qui peut compromettre la santé.

Facteurs de risque

- Anxiété.
- Changement d'eau.
- Changement des habitudes alimentaires (par ex. nourriture, heures de repas).
- Circulation gastro-intestinale diminuée.
- Diabète.
- Facteurs de stress.
- Immobilité.
- Infection.
- Intolérance alimentaire.
- Manque d'hygiène lors de la préparation d'aliments.
- Médicaments.
- Mode de vie sédentaire.
- Prématurité.
- Reflux gastro-œsophagien.
- Vieillissement.

Références disponibles sur http://www.em-consulte.com/em/e-complement/474757/emm017.pdf

Domaine 3 : *Élimination/échange*
Classe 4 : *Fonction respiratoire*

00030

Échanges gazeux perturbés

(1980, 1996, 1998)

Définition

Excès ou manque d'oxygénation et/ou d'élimination du gaz carbonique au niveau de la membrane alvéolocapillaire.

Caractéristiques

- Agitation.
- Anomalie de la respiration (par ex. fréquence, rythme, amplitude).
- Anomalie des valeurs des gaz du sang artériel.
- Anomalie du pH artériel.
- Battements des ailes du nez.
- Céphalées au réveil.
- Coloration anormale de la peau (par ex. pâle, grisâtre, cyanosée).
- Confusion.
- Cyanose.
- Diaphorèse.
- Diminution des concentrations du gaz carbonique.
- Dyspnée.
- Hypercapnie.
- Hypoxémie.
- Hypoxie.
- Irritabilité.
- Somnolence.
- Tachycardie.
- Troubles de la vision.

Facteurs favorisants

- Déséquilibre ventilation/perfusion.
- Modification de la membrane alvéolocapillaire.

Domaine 4
Activité/repos

DOMAINE 4. ACTIVITÉ/REPOS		
La production, la conservation, l'utilisation ou l'équilibre des ressources énergétiques		
Classe 1. Sommeil/repos *L'action de dormir paisiblement, de se reposer ou d'être inactif*		
Code	**Diagnostic**	**Page**
00095	**Insomnie**	211
00198	**Habitudes de sommeil** perturbées	212
00096	Privation de **sommeil**	213
00165	Motivation à améliorer son **sommeil**	215
Classe 2. Activité/exercice *Le mouvement des parties du corps (mobilité), le travail ou l'exécution d'actions contre une résistance (souvent, mais pas toujours)*		
Code	**Diagnostic**	**Page**
00088	Difficultés à la **marche**	216
00085	**Mobilité** physique réduite	217
00091	**Mobilité** réduite au lit	219
00089	**Mobilité** réduite en fauteuil roulant	220
00237	**Position assise** altérée	221
00238	**Position debout** altérée	222
00040	Risque de **syndrome d'immobilité**	223
00090	Difficultés lors d'un **transfert**	224

Diagnostics infirmiers

Classe 3. Équilibre énergétique *Un état dynamique d'harmonie entre l'apport et l'utilisation des ressources*		
Code	**Diagnostic**	**Page**
00154	**Errance**	225
00093	**Fatigue**	226

Classe 4. Réponses cardiovasculaires/respiratoires *Les mécanismes cardiorespiratoires qui soutiennent l'activité/repos*		
Code	**Diagnostic**	**Page**
00092	**Intolérance** à l'**activité**	227
00094	Risque d'**intolérance** à **l'activité**	228
00029	**Débit cardiaque** diminué	229
00240	Risque de diminution du **débit cardiaque**	231
00239	Risque d'altération de la **fonction cardiovasculaire**	232
00200	Risque de diminution de l'**irrigation cardiaque**	233
00201	Risque d'altération de l'**irrigation cérébrale**	234
00202	Risque d'altération de l'**irrigation gastro-intestinale**	235
00203	Risque d'altération de l'**irrigation rénale**	236
00204	**Irrigation tissulaire** périphérique inefficace	237
00228	Risque d'**irrigation tissulaire** périphérique inefficace	238
00032	**Mode de respiration** inefficace	239
00033	**Respiration spontanée** altérée	240
00034	Intolérance au **sevrage de la ventilation assistée**	241

Classe 5. Soins personnels *Capacités d'accomplir les activités de soins relatives à son corps et aux fonctions corporelles*		
Code	**Diagnostic**	**Page**
00193	**Auto-négligence**	243
00098	**Entretien** inefficace **du domicile**	244
00102	Déficit des **soins personnels** : s'alimenter	245
00108	Déficit des **soins personnels** : se laver	246
00109	Déficit des **soins personnels** : se vêtir	247
00110	Déficit des **soins personnels** : utiliser les toilettes	248
00182	Motivation à améliorer ses **soins personnels**	249

Domaine 4 : *Activité/repos*
Classe 1 : *Sommeil/repos*

00095

Insomnie

(2006 ; N.P. 2.1)

Définition

Altération de la quantité et de la qualité du sommeil qui perturbe le fonctionnement de la personne.

Caractéristique

- Altération de la concentration.
- Augmentation de l'absentéisme.
- Augmentation des accidents.
- Changement de l'affect.
- Changement des habitudes de sommeil.
- Changements d'humeur.
- Difficultés à rester endormi.
- Difficultés d'endormissement.
- Diminution de la qualité de vie.
- État de santé compromis.
- Manque d'énergie.
- Perturbations du sommeil ayant des conséquences le lendemain.
- Réveil plus tôt que désiré.
- Sommeil non réparateur (dû par ex. aux responsabilités de l'aidant naturel, aux habitudes parentales, au partenaire de sommeil).
- Sommeil non satisfaisant.

Facteurs favorisants

- Activité physique quotidienne moyenne inférieure aux recommandations pour le sexe et l'âge.
- Anxiété.
- Changements hormonaux.
- Consommation d'alcool.
- Dépression.
- Deuil.
- Facteurs de stress.
- Hygiène de sommeil inadéquate.
- Inconfort physique.
- Médicaments.
- Obstacles environnementaux (par ex. bruit ambiant, lumière du jour, température ambiante, humidité ambiante, milieu non familier).
- Peur.
- Siestes fréquentes.

Références disponibles sur http://www.em-consulte.com/em/e-complement/474757/emm017.pdf

Domaine 4 : *Activité/repos*
Classe 1 : *Sommeil/repos*

00198

Habitudes de sommeil perturbées

(1980, 1998, 2006; N.P. 2.1)

Définition

Interruptions limitées dans le temps de la quantité et de la qualité du sommeil dues à des facteurs externes.

Caractéristiques

- Changement des habitudes de sommeil.
- Difficulté à fonctionner au quotidien.
- Difficulté d'endormissement.
- Insatisfaction concernant le sommeil.
- Périodes de réveil non souhaitées.
- Sensation de ne pas se sentir reposé(e).

Facteurs favorisants

- Immobilisation.
- Manque d'intimité.
- Obstacle environnemental (par ex. bruit ambiant, exposition lumière du jour–obscurité, température/humidité ambiantes, environnement non familier).
- Perturbation causée par le partenaire de sommeil.
- Sommeil non réparateur (dû par ex. aux responsabilités de l'aidant naturel, aux habitudes parentales, au partenaire de sommeil).

Domaine 4 : *Activité/repos*
Classe 1 : *Sommeil/repos*

00096

Privation de **sommeil**

(1998)

Définition

Périodes prolongées d'éveil sans qu'il y ait suspension naturelle et périodique de la vigilance.

Caractéristiques

- Agitation.
- Agressivité.
- Altération de la concentration.
- Anxiété.
- Apathie.
- Augmentation de la sensibilité à la douleur.
- Confusion.
- Diminution de la capacité fonctionnelle.
- Diminution du temps de réaction.
- Fatigue.
- Hallucinations.
- Irritabilité.
- Léthargie.
- Malaise.
- Nystagmus transitoire.
- Paranoïa transitoire.
- Somnolence.
- Tremblements des mains.
- Troubles de la perception.

Facteurs favorisants

- Activité physique quotidienne moyenne inférieure aux recommandations pour le sexe et l'âge.
- Apnées du sommeil.
- Cauchemars.
- Changements des phases de sommeil liés à l'âge.
- Démence.
- Désynchronisation du rythme circadien.
- Énurésie nocturne.
- Érections douloureuses pendant le sommeil.
- Hygiène de sommeil régulièrement inadéquate.
- Hypersomnie idiopathique d'origine centrale.
- Inconfort prolongé (par ex. physique, psychologique).
- Narcolepsie.
- Obstacle environnemental.
- Paralysie du sommeil d'origine familiale.

- Pathologies présentant des mouvements périodiques des membres (par ex. syndrome des jambes sans repos, myoclonie nocturne).
- Programme thérapeutique.
- Sommeil non réparateur (dû par ex. aux responsabilités de l'aidant naturel, aux habitudes parentales, au partenaire de sommeil).
- Somnambulisme.
- Stimulation soutenue de l'environnement.
- Syndrome vespéral.
- Terreurs nocturnes.

00165

Motivation à améliorer son **sommeil**

(2002, 2013 ; N.P. 2.1)

Définition

Suspension naturelle et périodique de la vigilance pour procurer un repos adéquat et permettre le mode de vie souhaité dont le schéma peut être renforcé.

Caractéristique

- Exprime le désir d'améliorer son sommeil.

Domaine 4 : *Activité/repos*
Classe 2 : *Activité/exercice*

00088

Difficulté à la **marche**

(1998, 2006 ; N.P. 2.1)

Définition

Restriction de la capacité de se déplacer de façon autonome dans l'espace habituel de marche.

Caractéristiques

- Difficulté à descendre une pente.
- Difficulté à franchir les bordures de trottoir.
- Difficulté à marcher sur des surfaces inégales.
- Difficulté à monter les marches.
- Difficulté à monter une pente.
- Difficulté à parcourir les distances requises.

Facteurs favorisants

- Altération des fonctions cognitives.
- Changement d'humeur.
- Connaissances insuffisantes des stratégies pour se mobiliser.
- Déconditionnement physique.
- Diminution de l'endurance.
- Diminution de la vision.
- Douleur.
- Force musculaire insuffisante.
- Manque d'équilibre.
- Obésité.
- Obstacles environnementaux (par ex. escaliers, pentes, surfaces inégales, obstacles, distances, manque de dispositifs d'aides à la marche).
- Peur de tomber.
- Trouble musculosquelettique.
- Trouble neuromusculaire.

Références disponibles sur http://www.em-consulte.com/em/e-complement/474757/emm017.pdf

00085

Mobilité physique réduite

(1973, 1998, 2013; N.P. 2.1)

Définition

Restriction de la capacité de se mouvoir de façon autonome qui affecte tout le corps ou l'une ou plusieurs de ses extrémités.

Caractéristiques

- Changements dans la démarche.
- Développe des comportements de substitution (par ex. intérêt pour les activités des autres, comportement visant à contrôler les autres, focalisation sur les activités antérieures à la maladie).
- Difficulté à se tourner.
- Diminution de l'ampleur des mouvements.
- Diminution de la capacité de la motricité fine.
- Diminution de la capacité de la motricité globale.
- Diminution du temps de réaction.
- Dyspnée d'effort.
- Inconfort.
- Instabilité posturale.
- Mouvement ralenti.
- Mouvements spastiques ou non coordonnés.
- Tremblement déclenché par le mouvement.

Facteurs favorisants

- Altération des fonctions cognitives.
- Altération du métabolisme.
- Anxiété.
- Atteinte à l'intégrité des os.
- Connaissances insuffisantes concernant les bienfaits de l'activité physique.
- Dépression.
- Diminution de l'endurance.
- Diminution de la force, du contrôle ou de la masse musculaire.
- Douleur.
- Indice de masse corporelle (IMC) au-dessus du 75e percentile, selon l'âge et le sexe.
- Intolérance à l'activité.
- Malnutrition.
- Médicaments.
- Mode de vie sédentaire, inactivité ou déconditionnement physique.
- Raideur articulaire ou contractures.
- Restriction des mouvements imposée.

- Retard du développement.
- Réticence à effectuer des mouvements.
- Soutien de l'environnement insuffisant (par ex. physique, social).
- Trouble de la perception sensorielle.
- Trouble musculosquelettique.
- Trouble neuromusculaire.
- Valeurs culturelles se rapportant aux activités acceptables.

Références disponibles sur http://www.em-consulte.com/em/e-complement/474757/emm017.pdf

Domaine 4 : *Activité/repos*
Classe 2 : *Activité/exercice*

00091

Mobilité réduite au lit

(1998, 2006; N.P. 2.1)

Définition

Restriction de la capacité de la personne alitée de changer de position de façon autonome.

Caractéristiques

- Difficulté à changer seul de position dans le lit.
- Difficulté à passer du décubitus dorsal à la position assise, jambes allongées, ou vice versa.
- Difficulté à passer du décubitus dorsal à la position assise, ou vice versa.
- Difficulté à passer du décubitus dorsal au décubitus ventral, ou vice versa.
- Difficulté à se tourner d'un côté à l'autre.

Facteurs favorisants

- Altération des fonctions cognitives.
- Connaissances insuffisantes sur les stratégies de mobilisation.
- Déconditionnement physique.
- Douleur.
- Manque de force musculaire.
- Médicament.
- Obésité.
- Obstacles environnementaux (par ex. taille du lit, type de lit, équipement, contentions).
- Trouble musculosquelettique.
- Trouble neuromusculaire.

Références disponibles sur http://www.em-consulte.com/em/e-complement/474757/emm017.pdf

00089

Mobilité réduite en fauteuil roulant

(1998, 2006; N.P. 2.1)

Définition

Restriction de la capacité de manœuvrer un fauteuil roulant de façon autonome dans un environnement donné.

Caractéristiques

- Difficulté à manœuvrer un fauteuil roulant à commande manuelle ou électrique sur une surface uniforme ou inégale.
- Difficulté à manœuvrer un fauteuil roulant à commande manuelle ou électrique sur une pente ascendante ou descendante.
- Difficulté à manœuvrer un fauteuil roulant à commande manuelle ou électrique pour franchir les bordures de trottoirs.

Facteurs favorisants

- Altération des fonctions cognitives.
- Changement d'humeur.
- Connaissances insuffisantes sur l'utilisation d'un fauteuil roulant.
- Déconditionnement physique.
- Diminution de l'endurance.
- Diminution de la vision.
- Douleur.
- Force musculaire insuffisante.
- Obésité.
- Obstacles environnementaux (par ex. escaliers, plans inclinés, surfaces inégales, obstacles, distances).
- Trouble musculosquelettique.
- Trouble neuromusculaire.

Références disponibles sur http://www.em-consulte.com/em/e-complement/474757/emm017.pdf

Domaine 4 : *Activité/repos*
Classe 2 : *Activité/exercice*

00237

Position assise altérée

(2013; N.P. 2.1)

Définition

Restriction de la capacité d'atteindre et/ou de maintenir de façon autonome et délibérée une position de repos en s'appuyant sur les fesses et les cuisses, avec le torse à la verticale.

Caractéristiques

- Difficulté à atteindre une position équilibrée du torse.
- Difficulté à fléchir ou étendre les deux genoux.
- Difficulté à fléchir ou étendre les deux hanches.
- Difficulté à maintenir une position équilibrée du torse.
- Difficulté à modifier la position d'un ou des deux membres inférieurs sur une surface inégale.
- Difficulté à soutenir le torse avec le poids corporel.

Facteurs favorisants

- Altération des fonctions cognitives.
- Chirurgie orthopédique.
- Douleur.
- Endurance insuffisante.
- Énergie insuffisante.
- Fonctionnement métabolique diminué.
- Force musculaire insuffisante.
- Malnutrition.
- Position prescrite.
- Posture de soulagement volontaire.
- Sarcopénie.
- Trouble neurologique.
- Trouble psychologique.

Références disponibles sur http://www.em-consulte.com/em/e-complement/474757/emm017.pdf

00238

Position debout altérée
(2013 ; N.P. 2.1)

Définition
Restriction de la capacité de se mettre debout de façon autonome et délibérée et/ou de maintenir le corps en position verticale de la tête aux pieds.

Caractéristiques

- Difficulté à atteindre une position équilibrée du torse.
- Difficulté à étendre un ou les deux genoux.
- Difficulté à étendre une ou les deux hanches.
- Difficulté à fléchir un ou les deux genoux.
- Difficulté à fléchir une ou les deux hanches.
- Difficulté à maintenir une position équilibrée du torse.
- Difficulté à modifier la position d'un ou des deux membres inférieurs sur une surface inégale.
- Difficulté à soutenir le torse avec le poids corporel.

Facteurs favorisants

- Blessure d'un membre inférieur.
- Détresse émotionnelle.
- Douleur.
- Endurance insuffisante.
- Énergie insuffisante.
- Fonctionnement métabolique diminué.
- Force musculaire insuffisante.
- Intervention chirurgicale.
- Malnutrition.
- Obésité.
- Position prescrite.
- Posture de soulagement volontaire.
- Sarcopénie.
- Trouble circulatoire.
- Trouble neurologique.

Références disponibles sur http://www.em-consulte.com/em/e-complement/474757/emm017.pdf

00040

Risque de **syndrome d'immobilité**
(1988, 2013)

Définition
Vulnérabilité à une détérioration des fonctions organiques résultant d'une inactivité musculosquelettique prescrite ou inévitable, qui peut compromettre la santé.

Facteurs de risque

- Altération du niveau de conscience.
- Douleur.
- Immobilisation mécanique ou prescrite.
- Paralysie.

Domaine 4 : *Activité/repos*
Classe 2 : *Activité/exercice*

00090

Difficulté lors d'un **transfert**

(1998, 2006; N.P. 2.1)

Définition
Restriction de la capacité de se mouvoir de façon autonome entre deux surfaces rapprochées.

Caractéristiques

- Difficulté à entrer ou à sortir de la baignoire.
- Difficulté à entrer ou à sortir de la douche.
- Difficulté à s'asseoir sur la chaise percée ou à se relever.
- Difficulté à s'asseoir sur les toilettes ou à se relever.
- Difficulté à se transférer d'un niveau à l'autre.
- Difficulté à se transférer entre la voiture et le fauteuil.
- Difficulté à se transférer entre le fauteuil et la position debout.
- Difficulté à se transférer entre le fauteuil et le sol.
- Difficulté à se transférer entre le lit et la position debout.
- Difficulté à se transférer entre le lit et le fauteuil.
- Difficulté se transférer de la position au sol à la position debout.

Facteurs favorisants

- Altération des fonctions cognitives.
- Connaissances insuffisantes des techniques de transfert.
- Déconditionnement physique.
- Diminution de la vision.
- Douleur.
- Force musculaire insuffisante.
- Obésité.
- Obstacles environnementaux (par ex. hauteur du lit, espace inadapté, type de fauteuil roulant, dispositifs thérapeutiques, contentions).
- Trouble musculosquelettique.
- Trouble neuromusculaire.
- Troubles de l'équilibre.

Références disponibles sur http://www.em-consulte.com/em/e-complement/474757/emm017.pdf

00154

Errance
(2000)

Définition
Déplacements sans but ou répétitifs, selon un parcours compliqué, souvent incompatible avec les délimitations du périmètre de circulation ou avec les obstacles, et comportant des dangers pour la personne.

Caractéristiques

- Comportement de fuite.
- Comportement d'une personne qui scrute, qui cherche.
- Déambulation agitée ou d'un pas rythmé.
- Déambulation dans des endroits non autorisés.
- Déambulation derrière le soignant ou dans son sillage.
- Déambulation pendant de longues périodes sans destination apparente.
- Déambulation résultant d'une tendance à se perdre.
- Déplacements aléatoires.
- Déplacements continuels en quête de quelque chose.
- Déplacements fréquents ou incessants d'un endroit à l'autre, avec retours fréquents aux mêmes lieux.
- Déplacements qui ne peuvent être facilement réorientés.
- Empiétement sur la propriété d'autrui.
- Hyperactivité.
- Incapacité de localiser des points de repère dans un endroit familier.
- Périodes de déambulation alternant avec des périodes d'inactivité (par ex. assis, debout ou couché).

Facteurs favorisants

- Altération des fonctions cognitives.
- Atrophie corticale.
- Comportement prémorbide (par ex. personnalité sociable et extravertie).
- Environnement trop stimulant.
- État physiologique (par ex. la faim, la soif, la douleur, l'envie d'uriner).
- Moment de la journée.
- Sédation.
- Séparation d'un environnement familier.
- Trouble psychologique.

Domaine 4 : *Activité/repos*
Classe 3 : *Équilibre énergétique*

00093

Fatigue

(1988, 1998)

Définition

Sensation accablante et prolongée d'épuisement réduisant la capacité habituelle de travail physique et mental.

Caractéristiques

- Altération de la concentration.
- Augmentation des symptômes physiques.
- Besoin de repos accru.
- Désintérêt pour l'entourage, introspection.
- Difficulté à poursuivre ses activités habituelles.
- Difficulté de maintenir le niveau d'activité physique habituel.
- Énergie insuffisante.
- Exercice du rôle inefficace.
- Lassitude.
- Léthargie ou apathie.
- Modification de la libido.
- Sentiment de culpabilité devant la difficulté d'assumer ses responsabilités.
- Sommeil non réparateur (dû par ex. aux responsabilités d'aidant naturel, aux habitudes parentales, au partenaire).
- Somnolence.

Facteurs favorisants

- Anxiété.
- Augmentation de l'effort physique.
- Déconditionnement physique.
- Dépression.
- Événements entraînant des conséquences négatives.
- Facteurs de stress.
- Impératifs professionnels (travail par pause, niveau élevé d'activités, stress).
- Malnutrition.
- Mode de vie non stimulant.
- Obstacles environnementaux (par ex. bruit ambiant, exposition à la lumière du jour ou à l'obscurité, température/humidité ambiante, milieu non familier).
- Privation de sommeil.
- Problème physiologique (anémie, grossesse, maladie).

00092

Intolérance à l'activité
(1982)

Définition
Manque d'énergie physique ou psychique pour poursuivre ou mener à bien les activités quotidiennes requises ou désirées.

Caractéristiques

- Fatigue.
- Fréquence cardiaque ou pression artérielle anormales après une activité.
- Malaise ou dyspnée à l'effort.
- Modifications électrocardiographiques (par ex. arythmies, anomalie de conduction, ischémie).

Facteurs favorisants

- Alitement ou immobilisation.
- Déséquilibre entre l'apport et les besoins en oxygène.
- Mode de vie sédentaire.

00094

Risque d'intolérance à l'activité
(1982, 2013)

Définition
Vulnérabilité à un manque d'énergie physique ou psychologique pour poursuivre ou mener à bien les activités quotidiennes requises ou désirées, qui peut compromettre la santé.

Facteurs de risque

- Antécédents d'intolérance.
- Déconditionnement physique.
- Inexpérience de l'activité.
- Maladie respiratoire.
- Problème circulatoire.

Domaine 4 : *Activité/repos*
Classe 4 : *Réponses cardiovasculaires/respiratoires*

00029

Débit cardiaque diminué

(1975, 1996, 2000)

Définition

Volume insuffisant de sang pompé par le cœur pour répondre aux besoins métaboliques.

Caractéristiques

Fréquence ou rythme cardiaque altéré

- Bradycardie.
- Modifications de l'électrocardiogramme (ECG) (par ex. arythmie, anomalie de conduction, ischémie.
- Tachycardie.

Précharge altérée

- Fatigue.
- Gain de poids.
- Œdème.
- Pression capillaire pulmonaire (PCP) augmentée ou diminuée.
- Pression veineuse centrale (PVC) augmentée ou diminuée.
- Souffle cardiaque.
- Turgescence des jugulaires.

Postcharge altérée

- Coloration anormale de la peau (par ex. pâle, foncée, cyanosée).
- Dyspnée.
- Lenteur du remplissage capillaire.
- Modification de la pression artérielle.
- Oligurie.
- Peau moite.
- Pouls périphériques diminués.
- Résistance vasculaire pulmonaire diminuée ou augmentée.
- Résistance vasculaire systémique diminuée ou augmentée.

Contractilité altérée

- Bruits B_3 ou B_4 à l'auscultation cardiaque.
- Bruits respiratoires adventices.
- Diminution de l'index cardiaque.
- Diminution de la fraction d'éjection, de l'index du volume d'éjection systolique, de l'index de travail systolique du ventricule gauche.
- Dyspnée paroxystique nocturne.
- Orthopnée.
- Toux.

Caractéristiques d'ordre émotionnel ou comportemental

- Agitation.
- Anxiété.

Facteurs favorisants

- Altération de la contractilité.
- Altération de la fréquence ou du rythme cardiaque.
- Altération de la postcharge.
- Altération de la précharge.
- Altération du débit systolique.

Domaine 4 : *Activité/repos*
Classe 4 : *Réponses cardiovasculaires/respiratoires*

00240

Risque de diminution du **débit cardiaque**
(2013 ; N.P. 2.1)

Définition
Vulnérabilité à un volume insuffisant de sang pompé par le cœur pour répondre aux besoins métaboliques, qui peut compromettre la santé.

Facteurs de risque

- Altération de la contractilité.
- Altération de la fréquence ou du rythme cardiaque.
- Altération de la postcharge.
- Altération de la précharge.
- Altération du débit systolique.

Références disponibles sur http://www.em-consulte.com/em/e-complement/474757/emm017.pdf

00239

Risque d'altération de la **fonction cardiovasculaire**

(2013 ; N.P. 2.1)

Définition

Vulnérabilité à des désordres internes ou externes qui peuvent endommager un ou plusieurs organes vitaux et le système circulatoire lui-même.

Facteurs de risque

- Âge ≥ 65 ans.
- Antécédents de maladie cardiovasculaire.
- Antécédents familiaux de maladie cardiovasculaire.
- Connaissances insuffisantes des facteurs de risque modifiables.
- Diabète.
- Dyslipidémie.
- Hypertension.
- Médicaments.
- Mode de vie sédentaire.
- Obésité.
- Tabagisme.

Références disponibles sur http://www.em-consulte.com/em/e-complement/474757/emm017.pdf

00200

Risque de diminution de l'irrigation cardiaque

(2008, 2013 ; N.P. 2.1)

Définition

Vulnérabilité à une diminution de l'irrigation (coronarienne) du tissu cardiaque, qui peut compromettre la santé.

Facteurs de risque

- Antécédents familiaux de maladie cardiovasculaire.
- Chirurgie cardiovasculaire.
- Connaissances insuffisantes des facteurs de risque modifiables (tabagisme, vie sédentaire, obésité).
- Diabète.
- Élévation de la protéine C réactive.
- Hyperlipidémie.
- Hypertension.
- Hypovolémie.
- Hypoxémie.
- Hypoxie.
- Médicaments.
- Spasme des artères coronaires.
- Tamponnade cardiaque.
- Toxicomanie.

Références disponibles sur http://www.em-consulte.com/em/e-complement/474757/emm017.pdf

Domaine 4 : *Activité/repos*
Classe 4 : *Réponses cardiovasculaires/respiratoires*

00201

Risque d'altération de l'irrigation cérébrale

(2008, 2013 ; N.P. 2.1)

Définition

Vulnérabilité à une diminution de la circulation sanguine du tissu cérébral, qui peut compromettre la santé.

Facteurs de risque

- Anévrisme cérébral.
- Athérosclérose aortique.
- Cardiomégalie.
- Coagulation intravasculaire disséminée.
- Coagulopathie (par ex. drépanocytose).
- Dissection artérielle.
- Embolie.
- Endocardite infectieuse.
- Fibrillation auriculaire.
- Hypercholestérolémie.
- Hypertension.
- Infarctus du myocarde récent.
- Lésion cérébrale (par ex. trouble cérébrovasculaire, maladie neurologique, traumatisme, tumeur).
- Maladie du nœud sinusal.
- Médicament.
- Myxome auriculaire.
- Paroi du ventriculaire gauche akinétique.
- Programme thérapeutique.
- Prothèse valvulaire mécanique.
- Sténose des carotides.
- Sténose mitrale.
- Temps de prothrombine (PT ou temps de Quick) anormal.
- Temps de thromboplastine partielle (PTT ou aPTT ou TCA pour temps de céphaline activée) anormal.
- Toxicomanie.
- Tumeur cérébrale.

Références disponibles sur http://www.em-consulte.com/em/e-complement/474757/emm017.pdf

00202

Risque d'altération de l'irrigation gastro-intestinale

(2008, 2013 ; N.P. 2.1)

Définition

Vulnérabilité à une diminution de la circulation sanguine du tissu gastro-intestinal, qui peut compromettre la santé.

Facteurs de risque

- Accident vasculaire cérébral.
- Âge > 60 ans.
- Altération de la fonction hépatique (par ex. cirrhose, hépatite).
- Anémie.
- Anévrisme aortique abdominal.
- Coagulation intravasculaire disséminée.
- Coagulopathie (par ex. drépanocytose).
- Diabète.
- Hémorragie gastro-intestinale aiguë.
- Infarctus du myocarde.
- Instabilité hémodynamique.
- Insuffisance ventriculaire gauche.
- Maladie rénale (par ex. rein polykystique, sténose de l'artère rénale, insuffisance rénale).
- Pathologie gastro-intestinale (par ex. ulcère colite ischémique, pancréatite ischémique).
- Pathologie vasculaire.
- Programme thérapeutique.
- Sexe féminin.
- Syndrome du compartiment abdominal.
- Tabagisme.
- Temps de prothrombine (PT ou temps de Quick) anormal.
- Temps de thromboplastine partielle (PTT ou aPTT ou TCA pour temps de céphaline activée).
- Traumatisme.
- Varices gastro-œsophagiennes.

Références disponibles sur http://www.em-consulte.com/em/e-complement/474757/emm017.pdf

Domaine 4 : *Activité/repos*
Classe 4 : *Réponses cardiovasculaires/respiratoires*

00203

Risque d'altération de l'irrigation rénale

(2008, 2013 ; N.P. 2.1)

Définition

Vulnérabilité à une diminution de la circulation sanguine du tissu rénal, qui peut compromettre la santé.

Facteurs de risque

- Altération du métabolisme.
- Angéite.
- Brûlure.
- Chirurgie cardiaque.
- Circulation extracorporelle.
- Diabète.
- Embolie vasculaire.
- Exposition à des néphrotoxines.
- Extrêmes d'âge.
- Glomérulonéphrite.
- Hypertension maligne.
- Hypertension.
- Hypovolémie.
- Hypoxémie.
- Hypoxie.
- Infection.
- Maladie rénale (par ex. rein polykystique, sténose de l'artère rénale, insuffisance rénale).
- Nécrose bilatérale du cortex rénal.
- Néphrite interstitielle.
- Programme thérapeutique.
- Pyélonéphrite.
- Sexe féminin.
- Syndrome de réponse inflammatoire systémique (SRIS ou SIRS).
- Syndrome du compartiment abdominal.
- Tabagisme.
- Toxicomanie.
- Traumatisme.
- Tumeur maligne.
- Vasculite.

Références disponibles sur http://www.em-consulte.com/em/e-complement/474757/emm017.pdf

00204

Irrigation tissulaire périphérique inefficace

(2008, 2010; N.P. 2.1)

Définition

Diminution de la circulation sanguine périphérique qui peut compromettre la santé.

Caractéristiques

- Absence de ou des pouls périphérique(s).
- Altération de la fonction motrice.
- Altération des caractéristiques de la peau (couleur, élasticité, pilosité, turgescence, sensibilité, température).
- Bruit fémoral.
- Claudication intermittente.
- Diminution de la distance parcourue sans douleur lors du test de marche de 6 minutes.
- Diminution de la pression sanguine aux extrémités.
- Diminution des pouls périphériques.
- Distance plus courte parcourue lors du test de marche de 6 minutes inférieure à la normale (400 à 700 mètres pour les adultes).
- Douleur aux extrémités.
- Index cheville–bras $<0,90$.
- Œdème.
- Pâleur de la peau lors de l'élévation du membre.
- Paresthésie.
- Persistance de la pâleur de la peau après élévation de la jambe pendant 1 minute.
- Remplissage capillaire > 3 secondes.
- Retard de la cicatrisation d'une plaie périphérique.

Facteurs favorisants

- Connaissances insuffisantes des facteurs aggravants (par ex. tabac, mode de vie sédentaire, obésité, alimentation riche en sel, traumatisme, immobilité).
- Connaissances insuffisantes des processus pathologiques.
- Diabète.
- Hypertension.
- Mode de vie sédentaire.
- Tabagisme.

Références disponibles sur http://www.em-consulte.com/em/e-complement/474757/emm017.pdf

00228

Risque d'**irrigation tissulaire** périphérique inefficace

(2010, 2013 ; N.P. 2.1)

Définition

Vulnérabilité à une diminution de la circulation périphérique, qui peut compromettre la santé.

Facteurs de risque

- Apport excessif en sel.
- Connaissances insuffisantes des facteurs aggravants (par ex. tabagisme, mode de vie sédentaire, obésité, alimentation riche en sel, traumatisme, immobilité).
- Connaissances insuffisantes des facteurs de risque.
- Connaissances insuffisantes des processus pathologiques.
- Diabète.
- Hypertension.
- Mode de vie sédentaire.
- Tabagisme.
- Technique intravasculaire.
- Traumatisme.

Références disponibles sur http://www.em-consulte.com/em/e-complement/474757/emm017.pdf

00032

Mode de respiration inefficace

(1980, 1996, 1998, 2010; N.P. 2.1)

Définition

L'inspiration et/ou l'expiration sont insuffisantes pour maintenir une ventilation adéquate.

Caractéristiques

- Adoption de la position assise, une main sur chaque genou, penché en avant.
- Augmentation du diamètre antéropostérieur du thorax.
- Battements des ailes du nez.
- Bradypnée.
- Diminution de la capacité vitale (CV).
- Diminution de la pression expiratoire.
- Diminution de la pression inspiratoire.
- Diminution de la ventilation par minute.
- Dyspnée.
- Mode de respiration anormal (par ex. fréquence, rythme, profondeur).
- Mouvements thoraciques altérés.
- Orthopnée.
- Prolongement de la phase expiratoire.
- Respiration avec les lèvres pincées.
- Tachypnée.
- Utilisation des muscles respiratoires accessoires.

Facteurs favorisants

- Absence de maturité neurologique.
- Anxiété.
- Déformation de la cage thoracique.
- Déformation osseuse.
- Douleur.
- Fatigue des muscles respiratoires.
- Fatigue.
- Hyperventilation.
- Lésion de la moelle épinière.
- Lésion neurologique (électroencéphalogramme [EEG] positif, traumatisme crânien, troubles épileptiques).
- Obésité.
- Position du corps qui entrave l'expansion pulmonaire.
- Syndrome d'hypoventilation.
- Trouble musculosquelettique.
- Trouble neuromusculaire.

Références disponibles sur http://www.em-consulte.com/em/e-complement/474757/emm017.pdf

Domaine 4 : *Activité/repos*
Classe 4 : *Réponses cardiovasculaires/respiratoires*

00033

Respiration spontanée altérée
(1992)

Définition
Diminution des réserves énergétiques rendant la personne incapable de maintenir une respiration suffisante pour assurer ses besoins vitaux.

Caractéristiques

- Agitation.
- Appréhension.
- Augmentation de l'utilisation des muscles respiratoires accessoires.
- Augmentation de la fréquence cardiaque.
- Augmentation de la pression partielle en dioxyde de carbone (PCO_2).
- Augmentation du taux métabolique.
- Diminution de la collaboration.
- Diminution de la pression partielle en oxygène (PO_2).
- Diminution de la saturation en oxygène (SaO_2).
- Diminution du volume courant.
- Dyspnée.

Facteurs favorisants

- Altération du métabolisme.
- Fatigue des muscles respiratoires.

00034

Intolérance au **sevrage de la ventilation assistée**
(1992)

Définition
Incapacité de s'adapter à une diminution de la ventilation mécanique, ce qui interrompt et prolonge le processus de sevrage.

Caractéristiques

Intolérance légère

- Agitation.
- Augmentation de la concentration sur la respiration.
- Fatigue.
- Légère augmentation de la fréquence respiratoire (par rapport aux valeurs initiales).
- Perception d'un besoin d'un supplément d'oxygène.
- Peur que l'appareil ne soit déréglé.
- Sensation de chaleur.
- Sensation de gêne respiratoire.

Intolérance moyenne

- Appréhension.
- Augmentation de moins de 20 battements/min de la fréquence cardiaque (par rapport aux valeurs initiales).
- Augmentation de moins de 20 mmHg de la pression artérielle (par rapport aux valeurs initiales).
- Concentration intense sur les activités.
- Couleur anormale de la peau (par ex. pâle, foncée, cyanosée).
- Difficulté à suivre les directives.
- Expression faciale de peur.
- Incapacité de coopérer.
- Légère augmentation de la fréquence respiratoire (par rapport aux valeurs initiales).
- Légère utilisation des muscles accessoires de la respiration.
- Réduction de l'air inspiré audible à l'auscultation.
- Transpiration abondante.

Intolérance grave

- Agitation.
- Augmentation ≥ 20 battements/min de la fréquence cardiaque (par rapport aux valeurs initiales).
- Augmentation ≥ 20 mmHg de la pression artérielle (par rapport aux valeurs initiales).
- Augmentation importante de la fréquence respiratoire (par rapport aux valeurs initiales).
- Bruits respiratoires adventices.
- Couleur anormale de la peau (par ex. pâle, foncée, cyanosée).

- Détérioration des valeurs des gaz du sang artériel (par rapport aux valeurs initiales).
- Diminution de l'état de conscience.
- Respiration abdominale paradoxale.
- Respiration non synchrone avec le respirateur.
- Respiration superficielle et haletante.
- Transpiration profuse.
- Utilisation maximale des muscles accessoires de la respiration.

Facteurs favorisants

Facteurs physiologiques

- Alimentation inadéquate.
- Changement des habitudes de sommeil.
- Dégagement inefficace des voies respiratoires.
- Douleur.

Facteurs psychologiques

- Anxiété.
- Connaissances insuffisantes sur le processus de sevrage.
- Diminution de la motivation.
- Faible estime de soi.
- Impression d'être incapable de se passer du respirateur.
- Manque de confiance envers le professionnel de soins de santé.
- Perte d'espoir.
- Peur.
- Sentiment d'impuissance.

Facteurs situationnels

- Antécédents de dépendance à la ventilation de plus de 4 jours.
- Échecs antérieurs à une tentative de sevrage.
- Fluctuations passagères et non maîtrisées des besoins énergétiques.
- Obstacle environnemental (par ex. distractions, ratio patients/infirmier(e)s insuffisant, personnel des soins de santé peu familier).
- Rythme inapproprié du processus de sevrage.
- Soutien social insuffisant.

Domaine 4 : *Activité/repos*
Classe 5 : *Soins personnels*

00193

Auto-négligence

(2008 ; N.P. 2.1)

Définition

Un ensemble d'habitudes acquises concernant une ou plusieurs activités de soins personnels qui ne permet pas de maintenir des niveaux de santé et de bien-être conformes aux normes acceptées socialement (Gibbons, Lauder et Ludwick, 2006).

4. Activité/repos

Caractéristiques

- Hygiène environnementale insuffisante.
- Hygiène personnelle insuffisante.
- Refus d'adhérer à des pratiques favorables à la santé.

Facteurs favorisants

- Altération des fonctions cognitives.
- Capacité pour exécuter une tâche déficiente.
- Choix d'un style de vie.
- Difficulté d'apprentissage.
- Dysfonctionnement du lobe frontal affectant la capacité d'exécuter une tâche.
- Facteurs de stress.
- Impotence fonctionnelle.
- Incapacité de maintenir le contrôle.
- Peur d'être placé dans un établissement.
- Simulation.
- Syndrome de Capgras.
- Toxicomanie.
- Trouble psychiatrique.
- Trouble psychotique.

Gibbons, S., Lauder, W., & Ludwick, R. (2006). Self-neglect : A proposed new NANDA diagnosis. International Journal of Nursing Terminologies and Classification, 17(1), 10–18.

Références disponibles sur http://www.em-consulte.com/em/e-complement/474757/emm017.pdf

Domaine 4 : *Activité/repos*
Classe 5 : *Soins personnels*

00098

Entretien inefficace du domicile

(1980)

Définition

Inaptitude à maintenir sans aide un milieu sûr et propice à la croissance personnelle.

Caractéristiques

- Crise financière (par ex. dettes, finances insuffisantes).
- Demande d'assistance pour l'entretien du domicile.
- Difficulté à maintenir un environnement confortable.
- Environnement insalubre.
- Linge en insuffisance.
- Maladies, infections provoquées par des conditions peu hygiéniques.
- Manque d'équipement pour entretenir la maison.
- Matériel de cuisson insuffisant.
- Responsabilités familiales excessives.
- Vêtements en insuffisance.

Facteurs favorisants

- Altération des fonctions cognitives.
- Blessure influençant la capacité d'entretenir le domicile.
- Connaissances insuffisantes concernant l'entretien du domicile.
- Connaissances insuffisantes des ressources du quartier.
- Maladie influençant la capacité d'entretenir le domicile.
- Manque d'organisation ou de planification dans la famille.
- Modèle inadéquat concernant ce rôle.
- Réseaux de soutien insuffisants.
- Situation influençant la capacité d'entretenir le domicile (par ex. pathologie, blessure).

Domaine 4 : *Activité/repos*
Classe 5 : *Soins personnels*

00102

Déficit de **soins personnels** : s'alimenter
(1980, 1998)

Définition

Difficulté à accomplir ou à terminer les activités liées à l'alimentation.

Caractéristiques

- Difficulté à avaler les aliments.
- Difficulté à avaler une quantité suffisante de nourriture.
- Difficulté à manger d'une manière socialement acceptable.
- Difficulté à manger en toute sécurité.
- Difficulté à mastiquer.
- Difficulté à ouvrir les contenants.
- Difficulté à porter les aliments à la bouche.
- Difficulté à prendre les aliments avec les ustensiles.
- Difficulté à prendre un verre ou une tasse.
- Difficulté à préparer les aliments.
- Difficulté à remuer les aliments dans la bouche.
- Difficulté à se servir des ustensiles.
- Difficulté à terminer un repas.
- Difficulté à utiliser les aides techniques.

Facteurs favorisants

- Altération des fonctions cognitives.
- Anxiété.
- Baisse de motivation.
- Douleur.
- Faiblesse.
- Fatigue.
- Inconfort.
- Obstacle environnemental.
- Trouble de la perception.
- Trouble musculosquelettique.
- Trouble neuromusculaire.

Domaine 4 : *Activité/repos*
Classe 5 : *Soins personnels*

00108

Déficit de **soins personnels** : se laver

(1980, 1998, 2008; N.P. 2.1)

Définition

Difficulté à accomplir ou à terminer les activités liées aux soins d'hygiène.

Caractéristiques

- Difficulté à entrer et sortir de la salle de bains.
- Difficulté à prendre le nécessaire pour le bain.
- Difficulté à régler la température ou le débit de l'eau.
- Difficulté à se laver.
- Difficulté à se procurer de l'eau.
- Difficulté à se sécher le corps.

Facteurs favorisants

- Altération des fonctions cognitives.
- Anxiété.
- Difficulté à percevoir le schéma corporel et son rapport avec l'espace.
- Diminution de la motivation.
- Douleur.
- Faiblesse.
- Obstacle environnemental.
- Trouble de la perception.
- Trouble musculosquelettique.
- Trouble neuromusculaire.

00109

Déficit de **soins personnels** : se vêtir

(1980, 1998, 2008 ; N.P. 2.1)

Définition

Difficulté à accomplir ou à terminer les activités liées à l'habillage.

Caractéristiques

- Difficulté à attacher ses vêtements.
- Difficulté à choisir ses vêtements.
- Difficulté à enlever ses vêtements.
- Difficulté à maintenir une apparence satisfaisante.
- Difficulté à mettre les vêtements de la partie inférieure du corps.
- Difficulté à mettre les vêtements de la partie supérieure du corps.
- Difficulté à mettre ou enlever les vêtements nécessaires (par ex. chemise, chaussettes, chaussures).
- Difficulté à prendre ou ranger des vêtements et accessoires.
- Difficulté à ramasser ses vêtements.
- Difficulté à utiliser les aides techniques.
- Difficulté à utiliser une fermeture éclair.

Facteurs favorisants

- Altération des fonctions cognitives.
- Anxiété.
- Diminution de la motivation.
- Douleur.
- Faiblesse.
- Fatigue.
- Inconfort.
- Malaise.
- Obstacle environnemental.
- Trouble de la perception.
- Trouble musculosquelettique.
- Trouble neuromusculaire.

Domaine 4 : *Activité/repos*
Classe 5 : *Soins personnels*

00110

Déficit de **soins personnels** : utiliser les toilettes

(1980, 1998, 2008; N.P. 2.1)

Définition

Difficulté à accomplir ou à terminer les activités liées à l'utilisation des toilettes.

Caractéristiques

- Difficulté à détacher, attacher, baisser ou relever ses vêtements.
- Difficulté à procéder aux mesures d'hygiène nécessaires après être allé aux toilettes.
- Difficulté à s'asseoir sur les toilettes ou à s'en relever.
- Difficulté à se rendre aux toilettes.
- Difficulté à tirer la chasse d'eau.

Facteurs favorisants

- Altération des fonctions cognitives.
- Anxiété.
- Difficulté à effectuer des transferts.
- Diminution de la motivation.
- Douleur.
- Faiblesse ou fatigue.
- Mobilité réduite.
- Obstacle environnemental.
- Trouble de la perception.
- Trouble musculosquelettique.
- Trouble neuromusculaire.

Domaine 4 : *Activité/repos*
Classe 5 : *Soins personnels*

00182

Motivation à améliorer ses **soins personnels**

(2006, 2013 ; N.P. 2.1)

Définition

Un ensemble d'activités accompli pour soi-même qui permet d'atteindre des objectifs liés à la santé, qui peut être renforcé.

Caractéristiques

- Exprime le désir d'accroître sa responsabilité envers ses soins personnels.
- Exprime le désir d'accroître ses connaissances quant aux stratégies en matière de soins personnels.
- Exprime le désir d'accroître son autonomie dans le maintien de sa vie.
- Exprime le désir d'accroître son autonomie dans le maintien de sa santé.
- Exprime le désir d'accroître son autonomie dans le maintien de son développement humain.
- Exprime le désir d'accroître son autonomie dans le maintien de son bien-être.
- Exprime le désir d'améliorer ses soins personnels.

Références disponibles sur http://www.em-consulte.com/em/e-complement/474757/emm017.pdf

Domaine 5
Perception/cognition

DOMAINE 5. PERCEPTION/COGNITION		
Système humain de traitement de l'information qui comprend l'attention, l'orientation, la sensation, la perception, la cognition et la communication		
Classe 1. Attention *Capacité mentale de remarquer ou d'observer*		
Code	**Diagnostic**	**Page**
00123	**Négligence de l'hémicorps**	253
Classe 2. Orientation *Conscience du temps, du lieu et de la personne*		
Aucun actuellement		
Classe 3. Sensation/perception *Réception de l'information par les sens (le toucher, le goût, l'odorat, la vision, l'audition), la kinesthésie et la compréhension du sens des données, ayant pour résultat l'appellation, l'association et/ou l'identification de modèle* (pattern)		
Aucun actuellement		
Classe 4. Cognition *Utilisation de la mémoire, des facultés d'apprentissage, d'analyse, de résolution de problèmes, d'abstraction, de jugement, de discernement, de capacité intellectuelle, de calcul et de langage*		
Code	**Diagnostic**	**Page**
00128	**Confusion** aiguë	255
00173	Risque de **confusion** aiguë	256

Classe 4. Cognition (suite)		
Code	**Diagnostic**	**Page**
00129	**Confusion** chronique	257
00126	**Connaissances** insuffisantes	258
00161	Motivation à améliorer ses **connaissances**	259
00251	**Contrôle émotionnel** instable	260
00222	**Contrôle des impulsions** inefficace	261
00131	Troubles de la **mémoire**	262
Classe 5. Communication *Émission et réception de l'information verbale et non verbale*		
Code	**Diagnostic**	**Page**
00051	**Communication** verbale altérée	263
00157	Motivation à améliorer sa **communication**	264

00123

Négligence de l'hémicorps

(1986, 2006; N.P. 2.1)

Définition

Altération de la réaction sensorielle et motrice, de la représentation mentale et de la perception spatiale du corps et de son environnement immédiat qui se caractérise par l'inattention portée à un côté et une attention exagérée portée au côté opposé. La négligence de l'hémicorps gauche est plus sévère et persistante que la négligence de l'hémicorps droit.

Caractéristiques

- À l'écriture, utilisation de la moitié verticale de la page.
- À la lecture, les mots du texte original sont remplacés par d'autres mots.
- Absence de dessin du côté négligé.
- Changement du comportement sécuritaire du côté négligé.
- Déviation marquée des yeux vers le côté non négligé en réponse à des stimuli.
- Déviation marquée du tronc vers le côté non négligé en réponse à des stimuli des activités provenant de ce côté.
- Diminution de la performance lors de tests comme annulation de ligne, bissection de ligne, annulation de cibles.
- Hémianopsie.
- Hémiplégie gauche résultant d'un accident vasculaire cérébral.
- Incapacité de bouger la tête dans l'espace correspondant au côté négligé.
- Incapacité de bouger le tronc dans l'espace correspondant au côté négligé.
- Incapacité de bouger les membres dans l'espace correspondant au côté négligé.
- Incapacité de bouger les yeux dans l'espace correspondant au côté négligé.
- Incapacité de manger les aliments situés dans la partie de l'assiette correspondant au côté négligé.
- Incapacité de mettre ses vêtements du côté négligé.
- Incapacité de prendre soin de son apparence du côté négligé.
- Incapacité de reconnaître la présence des gens qui l'approchent du côté négligé.
- Négligence représentationnelle (par ex. déformation du dessin sur la moitié de la feuille correspondant au côté négligé).
- Négligence visuospatiale unilatérale.

- Non-reconnaissance de la position du membre du côté négligé.
- Persévération.
- Transfert de la perception de la douleur vers le côté non négligé.
- Troubles de latéralisation des sons.

Facteurs favorisants

- Lésion cérébrale (problèmes vasculaires cérébraux, maladie neurologique, traumatisme, tumeur).

Références disponibles sur http://www.em-consulte.com/em/e-complement/474757/emm017.pdf

Domaine 5 : *Perception/cognition*
Classe 4 : *Cognition*

00128

Confusion aiguë

(1994, 2006; N.P. 2.1)

Définition

Perturbation transitoire et soudaine touchant la conscience, l'attention, la cognition et la perception qui se développe sur une courte période de temps.

Caractéristiques

- Agitation.
- Altération des fonctions cognitives.
- Altérations des fonctions psychomotrices.
- Altération du niveau de conscience.
- Hallucinations.
- Incapacité d'amorcer et de mener à terme une activité constante.
- Manque de motivation pour amorcer une action voulue.
- Nervosité.
- Perceptions erronées.

Facteurs favorisants

- Âge ≥ 60 ans.
- Délire.
- Démence.
- Modification du cycle veille–sommeil.
- Toxicomanie.

Références disponibles sur http://www.em-consulte.com/em/e-complement/474757/emm017.pdf

Domaine 5 : *Perception/cognition*
Classe 4 : *Cognition*

00173

Risque de **confusion** aiguë

(2006, 2013; N.P. 2.1)

Définition

Vulnérabilité à des perturbations transitoires de la conscience, de l'attention, de la cognition et de la perception se développant sur une courte période de temps, qui peut compromettre la santé.

Facteurs de risque

- Âge ≥60 ans.
- Altération des fonctions cognitives.
- Antécédents d'accident vasculaire cérébral.
- Démence.
- Déshydratation.
- Douleur.
- Dysfonctionnement métabolique (par ex. azotémie, diminution de l'hémoglobine, déséquilibre électrolytique, augmentation du ratio azotémie/créatinine).
- Infection.
- Malnutrition.
- Médicaments.
- Mobilité réduite.
- Modification du cycle veille–sommeil.
- Privation sensorielle.
- Rétention urinaire.
- Sexe masculin.
- Toxicomanie.
- Utilisation inappropriée des mesures de contention.

Références disponibles sur http://www.em-consulte.com/em/e-complement/474757/emm017.pdf

Domaine 5 : *Perception/cognition*
Classe 4 : *Cognition*

00129

Confusion chronique
(1994)

Définition

Détérioration irréversible, de longue date et/ou progressive, de la capacité d'interpréter les stimuli du milieu et des processus intellectuels, et qui se manifeste par des troubles de la mémoire, de l'orientation et du comportement.

Caractéristiques

- Altération de la mémoire à court ou à long terme.
- Altération de la réaction aux stimuli.
- Altération progressive des fonctions cognitives.
- Détérioration cognitive chronique.
- Détérioration organique du cerveau.
- Modification de l'interprétation.
- Modification de la personnalité.
- Niveau de conscience normal.
- Socialisation perturbée.

Facteurs favorisants

- Accident vasculaire cérébral.
- Démence consécutive à des infarctus multiples.
- Lésion cérébrale (problème vasculaire cérébral, maladie neurologique, traumatisme, tumeur).
- Maladie d'Alzheimer.
- Psychose de Korsakoff.

Domaine 5 : *Perception/cognition*
Classe 4 : *Cognition*

00126

Connaissances insuffisantes
(1980)

Définition
Absence ou manque d'information cognitive sur un sujet donné.

Caractéristiques

- Comportement inopportun (par ex. hystérie, agressivité, agitation, apathie).
- Connaissances déficientes.
- Échec à un test.
- Incapacité de suivre correctement les directives reçues.

Facteurs favorisants

- Altération de la mémoire.
- Altération des fonctions cognitives.
- Connaissance insuffisante des ressources.
- Fausse interprétation de l'information présentée par d'autres.
- Information insuffisante.
- Intérêt insuffisant pour apprendre.

00161

Motivation à améliorer ses **connaissances**

(2002, 2013 ; N.P. 2.1)

Définition

Présence ou acquisition d'informations relatives à un sujet déterminé, qui peut être renforcée.

Caractéristique

- Exprime le désir d'améliorer son apprentissage.

00251

Contrôle émotionnel instable

(2013 ; N.P. 2.1)

Définition
Explosion incontrôlable de l'expression excessive et involontaire d'émotions.

Caractéristiques

- Absence de contact visuel.
- Désengagement par rapport à la situation professionnelle.
- Désengagement par rapport à la situation sociale.
- Embarras relatif à l'expression émotionnelle.
- Expression d'émotion incohérente avec le facteur déclenchant.
- Pleurs excessifs sans sentiment de tristesse.
- Pleurs impossibles à contrôler.
- Pleurs involontaires.
- Pleurs.
- Rires excessifs sans sentiment de joie.
- Rires impossibles à contrôler.
- Rires involontaires.
- Usage difficile des expressions faciales.

Facteurs favorisants

- Altération de l'estime de soi.
- Connaissances insuffisantes de la maladie.
- Connaissances insuffisantes sur le contrôle des symptômes.
- Détresse sociale.
- Facteurs de stress.
- Fatigue.
- Force musculaire insuffisante.
- Handicap physique.
- Lésion cérébrale.
- Médicament.
- Toxicomanie.
- Trouble de l'humeur.
- Trouble émotionnel.
- Trouble fonctionnel.
- Trouble musculosquelettique.
- Trouble psychiatrique.

Références disponibles sur http://www.em-consulte.com/em/e-complement/474757/emm017.pdf

Domaine 5 : *Perception/cognition*
Classe 4 : *Cognition*

00222

Contrôle des impulsions inefficace

(2010 ; N.P. 2.1)

Définition

Ensemble de réactions rapides et non planifiées à des stimuli internes ou externes sans tenir compte des conséquences négatives de celles-ci vis-à-vis de l'individu impulsif ou des autres.

Caractéristiques

- Addiction au jeu.
- Comportement violent.
- Conduite sans réfléchir.
- Familiarité exagérée avec les étrangers.
- Inaptitude à épargner ou à gérer son argent.
- Irritabilité.
- Partage de manière inappropriée de détails personnels.
- Promiscuité sexuelle.
- Questions personnelles posées à d'autres personnes malgré leur embarras.
- Recherche de sensation.
- Tempérament explosif.

Facteurs favorisants

- Altération des fonctions cognitives.
- Altération du développement.
- Perte d'espoir.
- Tabagisme.
- Toxicomanie.
- Trouble de l'humeur.
- Trouble de la personnalité.
- Trouble organique cérébral.

Références disponibles sur http://www.em-consulte.com/em/e-complement/474757/emm017.pdf

00131

Troubles de la **mémoire**

(1994)

Définition

Incapacité de se rappeler ou de mémoriser des bribes d'informations ou d'aptitudes acquises.

Caractéristiques

- Incapacité d'appliquer les habiletés acquises.
- Incapacité d'apprendre une nouvelle habileté ou information.
- Incapacité de déterminer si un geste a été fait.
- Incapacité de se rappeler des événements.
- Incapacité de se rappeler des informations factuelles.
- Incapacité de se rappeler une nouvelle information.
- Oublie de faire une activité au moment habituel.
- Perte de mémoire.

Facteurs favorisants

- Anémie.
- Atteinte neurologique (par ex. électroencéphalogramme [EEG] positif, traumatisme crânien, troubles épileptiques).
- Déséquilibre électrolytique.
- Diminution du débit cardiaque.
- Distractions environnementales.
- Hypoxie.
- Modification du volume liquidien.

Domaine 5 : *Perception/cognition*
Classe 5 : *Communication*

00051

Communication verbale altérée

(1983, 1996, 1998)

Définition

Difficulté, retard ou inaptitude à recevoir, à traiter, à transmettre et à utiliser un système de symboles.

Caractéristiques

- Absence de contact visuel ou déficit d'attention sélective.
- Bégaiement.
- Déficit visuel partiel ou total.
- Désorientation spatiotemporelle et incapacité de reconnaître les personnes.
- Difficulté à comprendre et maintenir une communication.
- Difficulté à exprimer ses pensées verbalement (par ex. aphasie, dysphasie, apraxie, dyslexie).
- Difficulté à former des mots (par ex. aphonie, dyslalie, dysarthrie).
- Difficulté à parler la langue.
- Difficulté à parler ou à verbaliser.
- Dysarthrie.
- Dyspnée.
- Incapacité de parler.
- Incapacité de, ou difficulté à utiliser les modes d'expression corporelle ou faciale.
- Ne parle pas.
- Refus de parler.
- Verbalisation inappropriée.

Facteurs favorisants

- Absence d'une personne affectivement importante.
- Altération des perceptions.
- Altération du concept de soi.
- Altération du développement.
- Anomalie orpoharyngée.
- Atteinte du système nerveux central.
- Faible estime de soi.
- Incompatibilité culturelle.
- Information insuffisante.
- Manque de stimuli.
- Obstacle physique (par ex. trachéotomie, intubation).
- Obstacle environnemental.
- Problème physiologique (par ex. tumeur cérébrale, diminution de la circulation cérébrale, affaiblissement du système musculosquelettique).
- Programme thérapeutique.
- Trouble émotionnel.
- Trouble psychotique.
- Vulnérabilité.

00157

Motivation à améliorer sa **communication**

(2002, 2013; N.P. 2.1)

Définition

Mode d'échanges d'informations et d'idées avec les autres, qui peut être renforcé.

Caractéristique

- Exprime le désir d'améliorer sa communication.

Domaine 6
Perception de soi

DOMAINE 6. PERCEPTION DE SOI *Conscience de sa personne*		
Classe 1. Concept de soi *Ensemble des perceptions que la personne entretient au sujet d'elle-même*		
Code	**Diagnostic**	**Page**
00167	Motivation à améliorer le **concept de soi**	267
00174	Risque d'atteinte à la **dignité humaine**	268
00124	Perte d'**espoir**	269
00185	Motivation à accroître son **espoir**	270
00121	**Identité personnelle** perturbée	271
00225	Risque de perturbation de l'**identité personnelle**	272
Classe 2. Estime de soi *Évaluation de sa propre valeur, de ses capacités, de son importance et de sa réussite*		
Code	**Diagnostic**	**Page**
00119	Diminution chronique de l'**estime de soi**	273
00224	Risque de diminution chronique de l'**estime de soi**	274
00120	Diminution situationnelle de l'**estime de soi**	275
00153	Risque de diminution situationnelle de l'**estime de soi**	276
Classe 3. Image corporelle *Image mentale de son propre corps*		
Code	**Diagnostic**	**Page**
00118	**Image corporelle** perturbée	277

Diagnostics infirmiers

00167

Motivation à améliorer le **concept de soi**

(2002, 2013 ; N.P. 2.1)

Définition

Un ensemble de perceptions ou d'idées concernant le « soi », qui peut être renforcé.

Caractéristiques

- Acceptation des forces et des limites personnelles.
- Actions congruentes par rapport aux pensées exprimées.
- Exprime la confiance en ses capacités.
- Exprime la satisfaction relative au concept de soi, à son sens des valeurs, à l'exercice de son rôle, à son image corporelle, à l'identité personnelle.
- Exprime le désir d'améliorer le concept de soi.

00174

Risque d'atteinte à la **dignité humaine**
(2006, 2013; N.P. 2.1)

Définition
Vulnérabilité quant à la perception d'une perte de respect et d'honneur, qui peut compromettre la santé.

Facteurs de risque

- Compréhension insuffisante d'informations concernant la santé.
- Divulgation d'une information confidentielle.
- Expérience de prise de décision limitée.
- Exposition du corps.
- Humiliation.
- Incompatibilité culturelle.
- Intrusion par les cliniciens.
- Invasion de son intimité.
- Perte de contrôle de fonction corporelle.
- Stigmatisation.
- Traitement déshumanisant.

Références disponibles sur http://www.em-consulte.com/em/e-complement/474757/emm017.pdf

Domaine 6 : *Perception de soi*
Classe 1 : *Conception de soi*

00124

Perte d'**espoir**

(1986)

Définition

État subjectif dans lequel une personne voit peu ou pas de solutions ou de choix personnels valables et est incapable de mobiliser ses forces pour son propre compte.

Caractéristiques

- Altération des habitudes du sommeil.
- Collaboration aux soins inadéquate.
- Diminution d'initiative.
- Diminution de l'affect.
- Diminution de l'appétit.
- Diminution de l'expression verbale.
- Diminution de la réaction aux stimuli.
- Haussement des épaules quand on lui parle.
- Indices verbaux sur un ton dépressif (par ex. « Je ne peux pas », soupirs).
- Passivité.
- Peu de contact visuel.
- Se détourne de la personne qui parle.

Facteurs favorisants

- Antécédents d'abandon.
- Dégradation de la condition physique.
- Isolement social.
- Perte de la foi en des valeurs transcendantes.
- Perte de la foi en une puissance spirituelle.
- Restriction prolongée d'activité.
- Stress chronique.

00185

Motivation à accroître son **espoir**

(2006, 2013 ; N.P. 2.1)

Définition

Un ensemble d'attentes et de désirs permettant à la personne de mobiliser sa propre énergie, qui peut être renforcé.

Caractéristiques

- Exprime le désir d'accroître son espoir.
- Exprime le désir d'améliorer l'adéquation entre ses attentes et ses désirs.
- Exprime le désir d'améliorer sa capacité de se fixer des buts atteignables.
- Exprime le désir d'améliorer sa communication avec les autres.
- Exprime le désir d'améliorer sa confiance en ses possibilités.
- Exprime le désir d'améliorer sa perception du sens de la vie.
- Exprime le désir d'améliorer son habileté à résoudre des problèmes, afin d'atteindre ses buts.
- Exprime le désir d'enrichir sa spiritualité.

Références disponibles sur http://www.em-consulte.com/em/e-complement/474757/emm017.pdf

Domaine 6 : *Perception de soi*
Classe 1 : *Conception de soi*

00121

Identité personnelle perturbée

(1978, 2008; N.P. 2.1)

Définition

Incapacité de se percevoir comme un être intégré et entier.

Caractéristiques

- Altération de l'image corporelle.
- Comportement incohérent.
- Confusion de genre.
- Confusion quant aux valeurs culturelles (par ex. croyances, religion et questions morales).
- Confusion quant aux valeurs idéologiques.
- Confusion sur les buts à atteindre.
- Description fantasque de soi.
- Exercice inefficace du rôle.
- Incapacité de faire la distinction entre les stimuli internes et externes.
- Relations inefficaces.
- Sentiment d'étrangeté.
- Sentiment de vide.
- Sentiments instables à propos de soi.
- Stratégies d'adaptation inefficaces.

6. Perception de soi

Facteurs favorisants

- Crise situationnelle.
- Discrimination.
- Dysfonctionnement familial.
- Endoctrinement dans une secte.
- Étapes de croissance.
- État maniaque.
- Exposition à des produits toxiques.
- Faible estime de soi.
- Incompatibilité culturelle.
- Lésion cérébrale organique.
- Modification de rôle social.
- Perception d'un préjudice.
- Transition développementale.
- Trouble dissociatif d'identité.
- Trouble psychiatrique.

Références disponibles sur http://www.em-consulte.com/em/e-complement/474757/emm017.pdf

Domaine 6 : *Perception de soi*
Classe 1 : *Conception de soi*

00225

Risque de perturbation de l'identité personnelle
(2010, 2013; N.P. 2.1)

Définition

Vulnérabilité à l'incapacité de se percevoir comme un être intégré et entier, qui peut compromettre la santé.

Facteurs de risque

- Crise situationnelle.
- Discrimination.
- Dysfonctionnement familial.
- Endoctrinement dans une secte.
- Étapes de croissance.
- État maniaque.
- Exposition à des produits.
- Faible estime de soi.
- Incompatibilité culturelle.
- Lésion cérébrale organique.
- Médicament.
- Modification du rôle social.
- Perception de préjudice.
- Transition développementale.
- Trouble dissociatif d'identité.
- Trouble psychiatrique.

Références disponibles sur http://www.em-consulte.com/em/e-complement/474757/emm017.pdf

Domaine 6 : *Perception de soi*
Classe 2 : *Estime de soi*

00119

Diminution chronique de l'**estime de soi**

(1988, 1996, 2008 ; N.P. 2.1)

Définition

Dévalorisation de longue date et entretien de sentiments négatifs vis-à-vis de soi-même ou de ses capacités.

Caractéristiques

- Amplification des remarques négatives à son égard.
- Besoin exagéré d'être rassuré.
- Conformisme exagéré.
- Culpabilité.
- Dépendance à l'égard des opinions d'autrui.
- Échecs répétés dans sa vie.
- Hésitation à entreprendre de nouvelles expériences.
- Honte.
- Indécision.
- Manque d'affirmation de soi.
- Passivité.
- Regard fuyant.
- Rejet des remarques positives à son égard.
- Sentiment d'être incapable de faire face aux événements.

Facteurs favorisants

- Appartenance à un groupe insuffisante.
- Appartenance inadéquate.
- Approbation insuffisante de la part des autres.
- Échecs répétés.
- Exposition à une situation traumatisante.
- Incompatibilité culturelle.
- Incompatibilité spirituelle.
- Preuves d'affection insuffisantes.
- Répétition de renforcements négatifs.
- Respect inadéquat de la part des autres.
- Stratégies d'adaptation inefficaces face à une perte.
- Trouble psychiatrique.

Références disponibles sur http://www.em-consulte.com/em/e-complement/474757/emm017.pdf

Domaine 6 : *Perception de soi*
Classe 2 : *Estime de soi*

00224

Risque de diminution chronique de l'**estime de soi**

(2010, 2013 ; N.P. 2.1)

Définition

Vulnérabilité à une dévalorisation de longue date et entretien de sentiments négatifs vis-à-vis de soi-même ou de ses capacités, qui peut compromettre la santé.

Facteurs de risque

- Appartenance à un groupe inadéquate.
- Échecs répétés.
- Exposition à une situation traumatisante.
- Incompatibilité culturelle.
- Incompatibilité spirituelle.
- Preuves d'affection inadéquates.
- Répétition de renforcements négatifs.
- Respect inadéquat de la part des autres.
- Sentiment de faible appartenance.
- Stratégies d'adaptation inefficaces face à une perte.
- Trouble psychiatrique.

Références disponibles sur http://www.em-consulte.com/em/e-complement/474757/emm017.pdf

00120

Diminution situationnelle de l'**estime de soi**

(1988, 1996, 2000)

Définition

Développement d'une perception négative de sa propre valeur en réaction à une situation présente.

Caractéristiques

- Absence de but.
- Autodépréciation.
- Comportement indécis, manque d'affirmation de soi.
- Impuissance.
- Sous-estime la capacité de faire face aux situations.
- Valeur personnelle menacée par la situation.

Facteurs favorisants

- Altération de l'image corporelle.
- Antécédents de perte.
- Antécédents de rejets.
- Comportement en contradiction avec ses valeurs.
- Modèle d'échec.
- Modification de rôle social.
- Perturbation d'une fonction.
- Reconnaissance inadéquate.
- Transition développementale.

00153

Risque de diminution situationnelle de l'**estime de soi**
(2000, 2013)

Définition
Vulnérabilité au développement d'une perception négative de sa propre valeur en réaction à une situation présente, qui peut compromettre la santé.

Facteurs de risque

- Altération de l'image corporelle.
- Antécédents de maltraitance (par ex. physique, psychologique, sexuelle).
- Antécédents de négligence ou d'abandon.
- Antécédents de perte.
- Antécédents de rejets.
- Attentes personnelles irréalistes.
- Comportement en contradiction avec ses valeurs.
- Diminution du contrôle sur son environnement.
- Maladie.
- Modèle d'échec, d'impuissance.
- Modification du rôle social.
- Perturbation d'une fonction.
- Reconnaissance insuffisante.
- Transition développementale.

Domaine 6 : *Perception de soi*
Classe 3 : *Image corporelle*

00118

Image corporelle perturbée
(1973, 1998)

Définition
Confusion dans la représentation mentale du moi physique.

Caractéristiques

- Absence d'une partie du corps.
- Altération d'une structure ou d'une fonction corporelle.
- Augmentation des performances.
- Changement dans l'aptitude à évaluer la relation spatiale entre le corps et l'environnement.
- Changement dans l'engagement social.
- Changement dans le mode de vie.
- Comportement de surveillance ou de prise de conscience du corps.
- Dépersonnalisation d'une partie du corps ou de la partie manquante en la nommant par des pronoms impersonnels.
- Dissimulation ou exhibition de la partie du corps concernée.
- Évite de regarder une partie de son corps.
- Évite de toucher une partie de son corps.
- Expression de sentiments reflétant une altération dans la représentation de son image corporelle (par ex. apparence, structure ou fonction).
- Extension des limites corporelles (par ex. incorpore des objets externes).
- Focalisation sur la force, la fonction ou l'apparence antérieure.
- Inquiétude face au changement ou à la perte.
- Insistance sur les forces restantes.
- Perceptions reflétant une altération dans la représentation de l'apparence corporelle, ou de la fonction.
- Personnification d'une partie du corps ou de la partie manquante en lui donnant un nom.
- Peur de la réaction des autres.
- Réaction non verbale à un changement corporel (par ex. apparence, structure, fonction) réel ou perçu.
- Refus de reconnaître le changement.
- Sentiments négatifs vis-à-vis du corps.
- Traumatisme à la partie non fonctionnelle.

Facteurs favorisants

- Altération d'une fonction corporelle (due à une anomalie, une maladie, un médicament, la grossesse, les radiations, la chirurgie, un traumatisme, etc.).
- Altération de la perception de soi.
- Altération des fonctions cognitives.
- Incompatibilité culturelle ou spirituelle.
- Intervention chirurgicale.
- Maladie.
- Programme thérapeutique.
- Transition développementale.
- Traumatisme ou blessure.
- Trouble du fonctionnement psychosocial.

Domaine 7
Relations et rôles

DOMAINE 7. RELATIONS ET RÔLES		
Les rapports et les associations positives ou négatives entre personnes ou groupes de personnes et les moyens utilisés pour exprimer ces relations ou ces liens		
Classe 1. Rôles de l'aidant naturel *Comportements sociaux attendus des personnes qui dispensent des soins sans être des professionnels de santé*		
Code	**Diagnostic**	**Page**
00061	**Tension** dans l'**exercice du rôle** de l'aidant naturel	281
00062	Risque de **tension** dans l'**exercice du rôle** de l'aidant naturel	284
00056	**Exercice rôle parental** perturbé	285
00057	Risque de perturbation dans l'**exercice rôle parental**	288
00164	Motivation à améliorer l'**exercice du rôle parental**	290
Classe 2. Relations familiales *Association de personnes qui ont des liens biologiques ou des liens choisis*		
Code	**Diagnostic**	**Page**
00058	Risque de perturbation de l'**attachement**	291
00063	**Dynamique familiale** dysfonctionnelle	292
00060	**Dynamique familiale** perturbée	295
00159	Motivation à améliorer la **dynamique familiale**	296

Classe 3. Performance dans l'exercice du rôle *Qualité de fonctionnement telle que manifestée dans les comportements socialement attendus*		
Code	**Diagnostic**	**Page**
00052	**Interactions sociales** perturbées	297
00223	**Relation entre partenaires** infructueuse	298
00229	Risque de **relation entre partenaires** infructueuse	299
00207	Motivation à améliorer la **relation entre partenaires**	300
00055	**Exercice** inefficace du **rôle**	301
00064	**Conflit** face au **rôle parental**	303

00061

Tension dans l'exercice du rôle de l'aidant naturel
(1992, 1998, 2000)

Définition
Difficulté pour la famille ou une personne importante affectivement à exercer le rôle d'aidant naturel.

Caractéristiques

Activités soignantes

- Appréhension concernant l'éventualité de placer la personne soignée dans un établissement de soins.
- Appréhension concernant le bien-être de la personne soignée si l'aidant est incapable d'assurer les soins.
- Appréhension face à l'avenir, qu'il s'agisse de la santé de la personne soignée ou des capacités de l'aidant de dispenser les soins.
- Difficultés à réaliser et à terminer les activités requises.
- Modification des soins à dispenser.
- Préoccupation pour les soins usuels.

État de santé de l'aidant naturel : physiologique

- Céphalées.
- Diabète.
- Éruptions cutanées.
- Fatigue.
- Hypertension.
- Maladie cardiovasculaire.
- Modification du poids.
- Troubles gastro-intestinaux.

État de santé de l'aidant naturel : émotionnel

- Altération des habitudes de sommeil.
- Colère.
- Dépression.
- Facteurs de stress.
- Frustration.
- Impatience.
- Indécision émotionnelle.
- Nervosité.
- Somatisation.
- Stratégies d'adaptation inefficaces.
- Temps insuffisant pour prendre soin de soi.

État de santé de l'aidant naturel : socio-économique

- Changement dans les loisirs.
- Faible productivité dans le travail.
- Isolement social.
- Refus de promotion de carrière.

Relations entre l'aidant naturel et la personne soignée

- Chagrin/incertitude concernant les relations avec la personne soignée.
- Difficulté à être le témoin de la maladie de la personne soignée.

Dynamique familiale

- Conflit familial.
- Préoccupations concernant les membres de la famille.

Facteurs favorisants

État de santé de la personne soignée

- Altération des fonctions cognitives.
- Augmentation des soins requis.
- Codépendance.
- Dépendance.
- État de santé instable.
- Gravité de la maladie.
- Maladie chronique.
- Problème de comportements.
- Toxicomanie.
- Trajectoire imprévisible de la maladie.
- Trouble psychiatrique.

État de santé de l'aidant naturel

- Altération des fonctions cognitives.
- Attentes irréalistes par rapport à soi.
- Codépendance.
- Problèmes physiques.
- Réponse insuffisante à ses propres attentes et à celles des autres.
- Stratégies d'adaptation inefficaces.
- Toxicomanie.

Relations avec la personne soignée

- Attentes irréalistes de la part de la personne soignée.
- Maladie de la personne soignée inhibant la conversation.
- Modèle de relation inefficace.
- Relation de maltraitance ou d'abus.
- Relation de violence.

Activités soignantes

- Caractère imprévisible de la situation de soins.
- Changement dans la nature des soins.
- Complexité des soins.
- Durée de l'aide.
- Responsabilité des soins assumée 24 heures sur 24.
- Retour récent à domicile avec des besoins en soins importants.
- Soins excessifs.

Dynamique familiale

- Modèle de dysfonctionnement familial.
- Modèle de stratégies d'adaptation familiale inefficaces.

Ressources

- Connaissances insuffisantes sur l'accès aux ressources communautaires.
- Difficulté à accéder à l'assistance.
- Difficulté d'accès aux ressources communautaires ou aux aides.
- Énergie insuffisante.
- Environnement physique inadapté aux exigences des soins.
- Équipements insuffisants pour prodiguer les soins.
- Inexpérience de l'aidant naturel.
- Intimité insuffisante pour l'aidant naturel.
- Manque de maturité de l'aidant naturel pour assurer les soins.
- Moyens de transport insuffisants.
- Problèmes financiers (par ex. dettes, ressources financières insuffisantes).
- Résilience émotionnelle insuffisante.
- Ressources communautaires insuffisantes (par ex. soins de répit, activités de loisirs, soutien social).
- Soutien social insuffisant.
- Temps insuffisant.

Socio-économique

- Concurrence entre différents rôles de l'aidant naturel.
- Éloignement des autres.
- Isolement social.
- Loisirs insuffisants.

00062

Risque de **tension** dans l'**exercice du rôle** de l'aidant naturel

(1992, 2010, 2013 ; N.P. 2.1)

Définition

Vulnérabilité aux difficultés rencontrées par la famille ou la personne affectivement importante à exercer le rôle d'aidant naturel, qui peut compromettre la santé.

Facteurs de risque

- Adaptation inefficace de la famille.
- Altération des fonctions cognitives de la personne soignée.
- Anomalie congénitale.
- Co-dépendance.
- Complexité des soins à dispenser.
- Comportement déviant ou bizarre de la personne soignée.
- Conflits entre les différents rôles de l'aidant naturel.
- Durée prolongée de la période de soins.
- Dysfonctionnement de la famille avant la maladie.
- Exposition à la violence.
- Facteurs de stress.
- Gravité de la maladie de la personne soignée.
- Inexpérience de l'aidant naturel.
- Isolement de l'aidant naturel.
- Isolement de la famille.
- L'aidant naturel est le conjoint.
- L'aidant naturel est une femme.
- Manque de loisirs pour l'aidant naturel.
- Manque de maturité de l'aidant naturel pour assurer les soins.
- Manque de répit pour l'aidant naturel.
- Mésentente de longue date entre la personne soignée et l'aidant naturel.
- Milieu physique mal adapté aux exigences des soins.
- Prématurité.
- Présence de maltraitance (par ex. physique, psychologique, sexuelle).
- Problème de santé de l'aidant naturel.
- Problèmes psychologiques de l'aidant naturel.
- Problèmes psychologiques de la personne soignée.
- Retard de développement de la personne soignée ou de l'aidant naturel.
- Retour à domicile de la personne soignée nécessitant des soins importants.
- Santé instable de la personne soignée.
- Stratégies d'adaptation inefficaces de l'aidant naturel.
- Surinvestissement.
- Toxicomanie.
- Trajectoire imprévisible de la maladie.

00056

Exercice du rôle parental perturbé

(1978, 1998)

Définition

Inaptitude d'un parent ou de son substitut à créer, maintenir ou rétablir un environnement qui favorise au maximum la croissance et le développement de l'enfant.

Caractéristiques

Nourrisson ou enfant

- Accidents fréquents.
- Antécédents de maltraitance (par ex. physique, psychologique, sexuelle).
- Antécédents de traumatismes (par ex. physique, psychologique, sexuel).
- Anxiété diminuée face à une séparation.
- Attachement insuffisant.
- Fugue.
- Maladies fréquentes.
- Perte d'élan vital.
- Résultats scolaires faibles.
- Retard du développement cognitif.
- Trouble de la socialisation.
- Trouble du comportement (par ex. déficit de l'attention, trouble oppositionnel avec provocation).

Parents

- Abandon.
- Antécédents de maltraitance dans l'enfance (par ex. physique, psychologique, sexuelle).
- Capacités inappropriées pour prendre soin d'un enfant.
- Commentaires négatifs sur l'enfant.
- Comportement incohérent.
- Diminution de l'autorité sur l'enfant.
- Diminution des marques d'affection.
- Échec quant à la création d'un milieu de vie sécuritaire.
- Frustration vis-vis de l'enfant.
- Hostilité.
- Inflexibilité face aux besoins de l'enfant.
- Maintien inadéquat de la santé de l'enfant.
- Manque de cohérence dans les soins.
- Néglige les besoins de l'enfant.
- Organisation inappropriée des soins de l'enfant.
- Perception de l'incapacité de remplir son rôle.
- Perception de l'incapacité de répondre aux besoins de l'enfant.
- Punitions.
- Rejet de l'enfant.
- Relations parent–enfant pauvres.
- Stimulation inappropriée (par ex. visuelle, tactile et auditive).

Facteurs favorisants

Connaissances

- Altération des fonctions cognitives.
- Attentes irréalistes.
- Communication inefficace.
- Connaissances insuffisantes des compétences parentales.
- Connaissances insuffisantes sur le développement de l'enfant.
- Connaissances insuffisantes sur le maintien de la santé de l'enfant.
- Niveau d'éducation peu élevé.
- Préférence pour les punitions corporelles.
- Préparation cognitive sur le rôle parental insuffisante.
- Réaction insuffisante aux signaux émis par le nourrisson.

Facteurs liés au nourrisson ou à l'enfant

- Altération des capacités perceptives.
- Enfant de sexe non désiré.
- Handicap ou retard du développement.
- Incompatibilité du caractère avec les attentes parentales.
- Maladie chronique.
- Naissances multiples.
- Prématurité.
- Séparation des parents et de l'enfant.
- Tempérament difficile.
- Trouble du comportement (par ex. déficit de l'attention, trouble oppositionnel avec provocation).

Facteur physiologique

- Maladie somatique.

Facteurs psychologiques

- Accouchement difficile.
- Altération des habitudes de sommeil.
- Antécédents de maladie mentale.
- Antécédents de toxicomanie.
- Dépression.
- Grossesses nombreuses ou rapprochées.
- Handicap.
- Parents jeunes.
- Privation de sommeil.
- Soins prénatals insuffisants.

Facteurs sociaux

- Antécédents de maltraitance envers l'enfant.
- Changement dans la cellule familiale.
- Chômage ou problèmes liés à l'emploi.
- Classe socio-économique défavorisée.
- Cohésion de la famille insuffisante.
- Conflit entre les conjoints.
- Déménagement.
- Difficultés juridiques.
- Facteurs de stress.
- Faible estime de soi.
- Famille monoparentale.
- Grossesse non planifiée ou non désirée.
- Incapacité de placer les besoins de l'enfant avant ses propres besoins.
- Isolement social.
- Modèle parental médiocre.
- Moyens de transport insuffisants.
- Non-implication de la mère de l'enfant.
- Non-implication du père de l'enfant.

- Organisation inadéquate des soins de l'enfant.
- Peu d'aptitude à résoudre les problèmes.
- Ressources insuffisantes (financières, sociales, connaissances).
- Soutien social insuffisant.
- Stratégies d'adaptation inefficaces.
- Valorisation du rôle parental insuffisante.
- Victime de maltraitance (par ex. physique, psychologique, sexuelle).

Domaine 7 : *Relations et rôles*
Classe 1 : *Rôles de l'aidant naturel*

00057

Risque de perturbation dans l'exercice du rôle parental
(1978, 1998, 2013)

Définition

Vulnérabilité d'un parent ou de son substitut à l'incapacité de créer, maintenir ou rétablir un environnement qui favorise au maximum la croissance et le développement de l'enfant, qui peut compromettre le bien-être de l'enfant.

Facteurs de risque

Connaissances

- Altération des fonctions cognitives.
- Attentes irréalistes.
- Communication inefficace.
- Connaissances insuffisantes des compétences parentales.
- Connaissances insuffisantes sur le développement de l'enfant.
- Connaissances insuffisantes sur le maintien de la santé de l'enfant.
- Niveau d'éducation peu élevé.
- Préférence pour les punitions corporelles.
- Préparation cognitive sur le rôle parental insuffisante.
- Réaction insuffisante aux signaux émis par le nourrisson.

Facteurs liés au nourrisson ou à l'enfant

- Altération des capacités perceptives.
- Enfant de sexe non désiré.
- Handicap ou retard du développement.
- Incompatibilité du caractère avec les attentes parentales.
- Maladie.
- Naissances multiples.
- Prématurité.
- Séparation prolongée des parents.
- Tempérament difficile.
- Trouble du comportement (par ex. déficit de l'attention, trouble oppositionnel avec provocation).

Facteur physiologique

- Maladie somatique.

Facteurs psychologiques

- Accouchement difficile.
- Antécédents de maladie mentale.
- Antécédents de toxicomanie.
- Dépression.
- Grossesses nombreuses ou très rapprochées.
- Handicap.
- Parents jeunes.

- Privation de sommeil.
- Sommeil non réparateur (dû par ex. aux responsabilités des parents, aux habitudes parentales, au partenaire de sommeil).

Facteurs sociaux

- Accès insuffisant aux ressources.
- Antécédents de maltraitance (par ex. physique, psychologique, sexuelle).
- Antécédents de maltraitance envers l'enfant.
- Changement dans la cellule familiale.
- Chômage ou problèmes liés à l'emploi.
- Classe socio-économique défavorisée.
- Cohésion de la famille insuffisante.
- Conflit entre les partenaires.
- Déménagement.
- Difficultés juridiques.
- Facteurs de stress.
- Faible estime de soi.
- Famille monoparentale.
- Grossesse non planifiée ou non désirée.
- Isolement social.
- Milieu familial défavorisé.
- Modèle parental médiocre.
- Moyens de transport insuffisants.
- Non-implication de la mère de l'enfant.
- Non-implication du père de l'enfant.
- Organisation inadéquate des soins de l'enfant.
- Peu d'aptitude à résoudre les problèmes.
- Ressources insuffisantes (par ex. financières, sociales, connaissances).
- Retard dans les soins prénatals.
- Séparation des parents et de l'enfant.
- Soins prénatals insuffisants.
- Soutien social insuffisant.
- Stratégies d'adaptation inefficaces.
- Tension dans l'exercice du rôle.
- Valorisation du rôle parental insuffisante.

00164

Motivation à améliorer l'exercice du rôle parental

(2002, 2013 ; N.P. 2.1)

Définition

Un ensemble d'actions procurant aux enfants ou à d'autres personnes dépendantes un environnement stimulant pour la croissance et le développement, qui peut être renforcé.

Caractéristiques

- Exprime le désir d'améliorer l'exercice du rôle parental.
- Le parent exprime le désir d'augmenter le soutien émotionnel des enfants ou d'une autre personne dépendante.
- Les enfants expriment le désir d'améliorer leur milieu familial.

00058

Risque de perturbation de l'attachement

(1994, 2008, 2013; N.P. 2.1)

Définition

Vulnérabilité à une perturbation du processus interactif favorisant la création d'une relation de protection et d'éducation entre un parent, une personne affectivement importante et l'enfant.

Facteurs de risque

- Anxiété.
- Conflit parental résultant de la désorganisation comportementale du nourrisson.
- Désorganisation comportementale du nourrisson.
- Incapacité des parents de répondre aux besoins personnels de l'enfant.
- Intimité insuffisante.
- La maladie de l'enfant empêche d'établir efficacement le contact avec ses parents.
- Obstacles physiques (par ex. enfant en incubateur/couveuse).
- Prématurité.
- Séparation parent–enfant.
- Toxicomanie.

00063

Dynamique familiale dysfonctionnelle
(1994, 2008 ; N.P. 2.1)

Définition
Dysfonctionnement psychosocial, spirituel ou physiologique chronique de la cellule familiale, caractérisé par des conflits, une dénégation des problèmes, une résistance au changement, une incapacité de résoudre efficacement les problèmes et d'autres types de crises personnelles récurrentes.

Caractéristiques

Comportements

- Agitation.
- Altération de la concentration.
- Aptitude à communiquer inefficace.
- Attitude critique.
- Auto-accusation.
- Comportement chaotique.
- Comportement peu fiable.
- Connaissances insuffisantes de la toxicomanie.
- Consommation de substances addictives.
- Dénégation des problèmes.
- Dépendance.
- Deuil non surmonté.
- Difficultés à s'amuser.
- Difficultés dans les relations intimes.
- Difficultés lors des périodes de transition du cycle de vie.
- Diminution du contact physique.
- Échec de la réalisation de tâches liées au développement.
- Escalade des conflits.
- Évitement des conflits.
- Expression inappropriée de la colère.
- Immaturité.
- Incapacité d'accepter et de recevoir de l'aide de façon appropriée.
- Incapacité d'exprimer ou d'accepter un large éventail de sentiments.
- Incapacité de faire face d'une façon constructive aux expériences traumatiques.
- Incapacité de répondre aux besoins de sécurité de ses membres.
- Incapacité de répondre aux besoins émotionnels de ses membres.
- Incapacité de répondre aux besoins spirituels de ses membres.
- Incapacité de résoudre efficacement les problèmes.
- Incapacité de s'adapter aux changements.
- Isolement social.

- Jugement sévère envers soi-même.
- Luttes de pouvoir.
- Maladie physique liée au stress.
- Manipulation.
- Mensonges.
- Mode de communication contradictoire, paradoxal.
- Mode de contrôle communication.
- Orientation vers la réduction des tensions plutôt que vers la réalisation d'objectifs.
- Problèmes scolaires des enfants.
- Promesses non tenues.
- Rationalisation.
- Recherche d'approbation et de soutien.
- Refus de demander de l'aide.
- Reproches.
- Rôle prépondérant des substances addictives lors de fêtes.
- Tabagisme.
- Toxicomanie.
- Violence verbale du partenaire ou d'un parent, d'un enfant.

Rôles et relations

- Aptitudes relationnelles insuffisantes.
- Changement de rôles ou perturbation des rôles familiaux.
- Classe socio-économique défavorisée.
- Cohésion familiale insuffisante.
- Communication inefficace avec le partenaire.
- Conflit entre partenaires.
- Déni de la famille.
- Détérioration des relations familiales ou perturbation de la dynamique familiale.
- Difficulté des membres de la famille à entretenir des rapports favorisant le développement de chacun.
- Exercice incohérent de la fonction parentale ou impression de ne pas avoir le soutien des parents.
- Modèle de rejet.
- Négligence des obligations envers les membres de la famille.
- Perturbation de l'intimité.
- Perturbation des rituels familiaux.
- Problèmes familiaux chroniques.
- Relations familiales triangulaires.
- Respect de la famille insuffisant pour l'individualité et l'autonomie de ses membres.
- Système de communication fermé.

Sentiments

- Anxiété, tension, détresse.
- Colère.
- Confusion.
- Contrôle émotionnel assujetti aux autres.
- Culpabilité.
- Dépression.
- Échec.
- Émotions réprimées.
- Faible estime de soi ou sentiment d'inutilité.
- Frustration.
- Honte ou gêne.
- Hostilité.
- Insatisfaction.
- Intervention chirurgicale.
- Isolement affectif.
- Labilité de l'humeur.
- Méfiance.
- Mélange d'amour et de pitié.
- Peine.
- Perte.
- Perte d'espoir.
- Perte d'identité.
- Peur.
- Responsabilité face au comportement toxicomane.
- Ressentiment persistant.

- Sentiment d'être abandonné.
- Sentiment d'être différent des autres.
- Sentiment d'être incompris, rejeté.
- Sentiment d'impuissance.
- Sentiment d'insécurité.
- Sentiment de ne pas être aimé.
- Sentiment de solitude.
- Tristesse.
- Vulnérabilité.

Facteurs favorisants

- Antécédents de résistance au traitement dans la famille.
- Antécédents de toxicomanie dans la famille.
- Facteurs biologiques.
- Faible aptitude à résoudre les problèmes.
- Personnalité encline à la dépendance.
- Prédisposition génétique à la toxicomanie.
- Stratégies d'adaptation inefficaces.
- Toxicomanie.

00060

Dynamique familiale perturbée
(1982, 1998)

Définition
Modification des relations familiales et/ou du fonctionnement familial.

Caractéristiques

- Changement dans l'attribution des tâches.
- Changement dans l'expression des conflits ou de l'isolement au sein des ressources communautaires.
- Changement dans la somatisation.
- Changement dans les comportements visant à réduire le stress.
- Changement des modes de communication.
- Changements dans la participation aux prises de décision.
- Changements dans les alliances de pouvoir.
- Changements dans les modes de relation.
- Changements de rituels.
- Diminution du soutien émotionnel disponible.
- Diminution du soutien mutuel.
- Exécution des tâches inefficace.
- Modification dans la participation à la résolution de problèmes.
- Modification de l'intimité.
- Modification de la disponibilité pour s'engager dans des relations affectives.
- Modification de la résolution des conflits au sein de la famille.
- Modification de la satisfaction au sein de la famille.

Facteurs favorisants

- Changement dans l'état de santé d'un des membres de la famille.
- Changement des interactions avec la collectivité.
- Changement des rôles au sein de la famille.
- Changement du statut social de la famille.
- Déplacement des rapports de force au sein de la famille.
- Modification des revenus familiaux.
- Période de transition et/ou de crise liée au développement.
- Situation de transition ou de crise.

00159

Motivation à améliorer la **dynamique familiale**

(2002, 2013 ; N.P. 2.1)

Définition
Mode de fonctionnement familial qui assure le bien-être des membres, qui peut être renforcé.

Caractéristiques

- Exprime le désir d'accroître la résilience familiale.
- Exprime le désir d'accroître le respect entre les membres de la famille.
- Exprime le désir d'améliorer l'adaptation de la famille au changement.
- Exprime le désir d'améliorer la dynamique familiale.
- Exprime le désir d'améliorer la sécurité des membres de la famille.
- Exprime le désir d'améliorer le développement des membres de la famille.
- Exprime le désir d'améliorer les modes de communication.
- Exprime le désir d'augmenter l'équilibre entre l'autonomie et la cohésion familiale.
- Exprime le désir d'augmenter l'interdépendance avec la collectivité.
- Exprime le désir d'augmenter le niveau d'énergie familiale permettant aux membres d'accomplir les activités de la vie quotidienne.
- Exprime le désir de renforcer le maintien des frontières entre les membres de la famille.

00052

Interactions sociales perturbées
(1986)

Définition
Rapports sociaux insuffisants, excessifs ou inefficaces.

Caractéristiques

- Détérioration des relations sociales.
- Insatisfaction par rapport aux obligations sociales (par ex. appartenance, sollicitude, intérêt, partage de souvenirs communs).
- La famille signale un changement dans les interactions (par ex. nature ou mode des relations).
- Malaise en société (signalé ou observé).
- Relations dysfonctionnelles avec les autres.

Facteurs favorisants

- Absence de personnes affectivement importantes.
- Connaissances insuffisantes sur la façon d'engendrer une bonne réciprocité, ou inaptitude à le faire.
- Disparités socioculturelles.
- Isolement thérapeutique.
- Mobilité réduite.
- Obstacle environnemental.
- Obstacles à la communication.
- Opérations de la pensée perturbées.
- Perturbation du concept de soi.

00223

Relation entre partenaires infructueuse

(2010 ; N.P. 2.1)

Définition

Ensemble d'actions mutuelles entre partenaires ne permettant pas à chacun de pourvoir à ses besoins.

Caractéristiques

- Autonomie insuffisamment équilibrée entre les partenaires.
- Collaboration insuffisamment équilibrée entre les partenaires.
- Communication entre partenaires peu satisfaisante.
- Insatisfaction à l'égard de l'échange des idées entre les partenaires.
- Insatisfaction à l'égard du partage d'information entre les partenaires.
- Insatisfaction concernant la relation de complémentarité entre les partenaires.
- Insatisfaction quant au fait de subvenir aux besoins émotionnels de l'autre.
- Insatisfaction quant au fait de subvenir aux besoins physiques de l'autre.
- Manifestation de compréhension inadéquate à l'égard des limites fonctionnelles (physiques, sociales, psychologiques) du partenaire.
- Partenaire non identifié comme personne clé.
- Respect mutuel entre les partenaires insuffisant.
- Retard par rapport aux besoins développementaux appropriés à l'étape du cycle de la vie familiale.
- Soutien mutuel entre les partenaires insuffisant dans l'accomplissement des activités de la vie quotidienne.

Facteurs favorisants

- Altération des fonctions cognitives chez l'un des partenaires.
- Antécédents de violence familiale.
- Attentes irréalistes.
- Crises développementales.
- Facteurs de stress.
- Incarcération d'un des partenaires.
- Techniques de communication inefficaces.
- Toxicomanie.

Références disponibles sur http://www.em-consulte.com/em/e-complement/474757/emm017.pdf

00229

Risque de **relation entre partenaires** infructueuse

(2010, 2013 ; N.P. 2.1)

Définition

Vulnérabilité à développer un ensemble d'actions mutuelles entre partenaires ne permettant pas à chacun de pourvoir à ses besoins.

Facteurs de risque

- Altération des fonctions cognitives chez l'un des partenaires.
- Antécédents de violence familiale.
- Attentes irréalistes.
- Crises développementales.
- Facteurs de stress.
- Incarcération d'un des partenaires.
- Techniques de communication inefficaces.
- Toxicomanie.

Références disponibles sur http://www.em-consulte.com/em/e-complement/474757/emm017.pdf

00207

Motivation à améliorer la relation entre partenaires

(2008, 2013 ; N.P. 2.1)

Définition

Un ensemble d'actions mutuelles entre partenaires permettant à chacun de pourvoir à ses besoins, qui peut être renforcé.

Caractéristiques

- Exprime le désir d'améliorer l'autonomie et la collaboration entre partenaires.
- Exprime le désir d'améliorer la communication entre les partenaires.
- Exprime le désir d'améliorer la compréhension quant au déficit fonctionnel du partenaire (par ex. physique, social, psychologique).
- Exprime le désir d'améliorer la réalisation des besoins physiques et émotionnels pour chaque partenaire.
- Exprime le désir d'améliorer la satisfaction à propos de la complémentarité de la relation entre partenaires.
- Exprime le désir d'améliorer la satisfaction lors du partage d'informations et d'idées entre les partenaires.
- Exprime le désir d'améliorer la satisfaction quant à la réalisation des besoins émotionnels pour chaque partenaire.
- Exprime le désir d'améliorer le respect mutuel entre partenaires.

Références disponibles sur http://www.em-consulte.com/em/e-complement/474757/emm017.pdf

00055

Exercice inefficace du rôle
(1978, 1996, 1998)

Définition
Manque de congruence entre les comportements et le contexte, les normes et les attentes du milieu.

Caractéristiques

- Adaptation inefficace au changement.
- Ambivalence du rôle.
- Anxiété ou dépression.
- Attentes inappropriées par rapport au développement.
- Autogestion insuffisante.
- Changement dans la capacité de reprendre le rôle.
- Changement dans la façon d'assumer ses responsabilités habituelles.
- Changement dans la façon dont la personne perçoit son rôle.
- Changement dans la façon dont les autres perçoivent le rôle.
- Compétences insuffisantes.
- Confiance en soi insuffisante.
- Conflit avec le système.
- Conflit de rôles.
- Confusion de rôles.
- Connaissances insuffisantes sur le rôle.
- Déni du rôle.
- Discrimination.
- Exercice du rôle inefficace.
- Harcèlement.
- Incertitude.
- Insatisfaction à l'égard du rôle.
- Modification de la perception du rôle.
- Motivation insuffisante.
- Occasions insuffisantes de jouer son rôle.
- Pessimisme.
- Sentiment d'impuissance.
- Soutien externe insuffisant pour accomplir le rôle.
- Stratégies d'adaptation inefficaces.
- Tension dans le rôle.
- Violence familiale.

Facteurs favorisants

Connaissances
- Attentes irréalistes relatives au rôle.
- Faible niveau d'éducation.
- Modèle de référence médiocre.
- Préparation insuffisante à l'accomplissement du rôle (par ex. changement de rôle, capacité, validation).

Facteurs physiologiques

- Altération de l'image corporelle.
- Dépression.
- Douleur.
- Faible estime de soi.
- Fatigue.
- Maladie somatique.
- Problème de santé mentale (par ex. dépression, psychose, troubles de la personnalité, toxicomanie).
- Problème neurologique.
- Toxicomanie.

Facteurs sociaux

- Classe socio-économique défavorisée.
- Encouragements insuffisants.
- Exigence élevée de l'horaire de travail.
- Facteurs de stress et conflit.
- Jeune âge.
- Liens inappropriés avec le système de santé.
- Ressources insuffisantes (par ex. financières, sociales, connaissances).
- Socialisation du rôle insuffisante.
- Stade de développement inapproprié pour les exigences du rôle.
- Système de soutien insuffisant.
- Violence familiale.

00064

Conflit face au rôle parental
(1988)

Définition
Situation de crise entraînant de la confusion et des contradictions dans le rôle parental.

Caractéristiques

- Anxiété.
- Culpabilité.
- Frustration.
- Impression d'être inapte à pourvoir aux besoins de l'enfant (par ex. physiques, émotionnels).
- Impression de perte de contrôle dans les décisions touchant l'enfant.
- Inquiétude à propos de la famille (par ex. fonctionnement, communication santé).
- Inquiétude à propos du changement du rôle parental.
- Perturbation dans les habitudes de l'aidant naturel.
- Peur.
- Réticence à participer aux activités usuelles d'aidant naturel.

Facteurs favorisants

- Changements dans la situation matrimoniale.
- Interruptions de la vie familiale dues à l'administration de soins à domicile (par ex. traitements, aidant naturel, manque de répits).
- Intimidation par des mesures invasives ou restrictives (par ex. isolement, intubation).
- Séparation parent–enfant.
- Soins à domicile dispensés à un enfant ayant besoin de traitements spéciaux.
- Vie dans des services non traditionnels (par ex. maison d'accueil, groupe ou institution de soins).

Domaine 8
Sexualité

DOMAINE 8. SEXUALITÉ		
Identité sexuelle, fonction sexuelle et reproduction		
Classe 1. Identité sexuelle *Expérience privée, sentiment profond et connaissance structurée d'être et d'appartenir à un sexe*		
Aucun actuellement		
Classe 2. Fonction sexuelle *Capacité ou aptitude à avoir des relations sexuelles*		
Code	**Diagnostic**	**Page**
00059	**Dysfonctionnement sexuel**	307
00065	**Habitudes sexuelles** perturbées	308
Classe 3. Reproduction *Tout processus par lequel de nouveaux individus (personnes) sont procréés*		
Code	**Diagnostic**	**Page**
00209	Risque de perturbation du **lien mère–fœtus**	309
00221	Processus de la **maternité** inefficace	310
00227	Risque de processus de la **maternité** inefficace	312
00208	Motivation à améliorer sa **maternité**	313

Diagnostics infirmiers

00059

Dysfonctionnement sexuel

(1980, 2006 ; N.P. 2.1)

Définition

Changement dans le fonctionnement sexuel perçu comme insatisfaisant, dévalorisant ou inadéquat, que ce soit à la phase de désir, d'excitation ou d'orgasme.

Caractéristiques

- Changement dans le rôle sexuel.
- Changement indésirable du fonctionnement sexuel.
- Diminution du désir sexuel.
- Modification de l'activité sexuelle.
- Modification de l'excitation sexuelle.
- Modification de l'intérêt envers les autres.
- Modification de l'intérêt envers soi.
- Modification de la satisfaction sexuelle.
- Recherche d'une confirmation de son attrait sexuel.
- Sentiment de restrictions sexuelles.

Facteurs favorisants

- Absence d'intimité.
- Absence d'une personne affectivement importante.
- Altération d'une fonction corporelle (due à une grossesse, un médicament, une intervention chirurgicale, une anomalie, une maladie, un traumatisme, une irradiation, etc.).
- Altération d'une structure corporelle (due à une grossesse, un médicament, une intervention chirurgicale, une anomalie, une maladie, un traumatisme, une irradiation, etc.).
- Conflit de valeurs.
- Connaissances insuffisantes sur la fonction sexuelle.
- Fausses informations sur la fonction sexuelle.
- Maltraitance psychologique (par ex. contrôle, manipulation, maltraitance verbale).
- Modèle de rôle médiocre.
- Présence de maltraitance (par ex. physique, psychologique, sexuelle).
- Vulnérabilité.

Références disponibles sur http://www.em-consulte.com/em/e-complement/474757/emm017.pdf

Domaine 8 : *Sexualité*
Classe 2 : *Fonction sexuelle*

00065

Habitudes sexuelles perturbées

(1986, 2006; N.P. 2.1)

Définition
Expression d'inquiétude face à sa sexualité.

Caractéristiques

- Changement du rôle sexuel.
- Conflit de valeurs.
- Difficultés dans les comportements sexuels.
- Difficultés lors des activités sexuelles.
- Modification de l'activité sexuelle.
- Modification de la relation avec une personne affectivement importante.
- Modification du comportement sexuel.

Facteurs favorisants

- Absence d'intimité.
- Absence d'une personne affectivement importante.
- Conflit relatif à l'orientation sexuelle ou aux préférences sexuelles.
- Connaissances insuffisantes et manque d'habileté sur les possibilités d'expression sexuelle.
- Modèle de rôle médiocre.
- Peur d'une maladie sexuellement transmissible.
- Peur de la grossesse.
- Relation perturbée avec une personne affectivement importante.

Références disponibles sur http://www.em-consulte.com/em/e-complement/474757/emm017.pdf

Domaine 8 : *Sexualité*
Classe 3 : *Reproduction*

00209

Risque de perturbation du **lien mère–fœtus**

(2008, 2013; N.P. 2.1)

Définition

Vulnérabilité à une perturbation de la dyade symbiotique fœtomaternelle résultant d'une comorbidité ou d'affections liées à la grossesse, qui peut compromettre la santé du fœtus.

Facteurs de risque

- Altération du métabolisme du glucose (par ex. diabète, emploi de corticoïdes).
- Complication de la grossesse (par ex. rupture prématurée des membranes, placenta prævia ou décollement du placenta, gestations multiples).
- Présence de maltraitance (par ex. physique, psychologique, sexuelle).
- Programme thérapeutique.
- Soins prénatals inadéquats.
- Toxicomanie.
- Transport de l'oxygène fœtal compromis (dû à une anémie, une maladie cardiaque, l'asthme, l'hypertension, des crises convulsives, un travail prématuré, une hémorragie, etc.).

Références disponibles sur http://www.em-consulte.com/em/e-complement/474757/emm017.pdf

Domaine 8 : *Sexualité*
Classe 3 : *Reproduction*

00221

Processus de la **maternité** inefficace

(2010 ; N.P. 2.1)

Définition

Façon de se préparer et de soutenir sa grossesse et son accouchement, et de donner les soins au nouveau-né ne répondant pas aux contextes environnementaux, aux normes et aux attentes.

Caractéristiques

Pendant la grossesse

- Accès insuffisant à un réseau de soutien.
- Gestion inefficace des symptômes déplaisants au cours de la grossesse.
- Mode de vie prénatal inadéquat (par ex. nutrition, élimination, sommeil, exercice, hygiène personnelle).
- Peu de respect pour le futur bébé.
- Plan de naissance non réaliste.
- Préparation inadéquate du domicile.
- Préparation inadéquate du matériel nécessaire aux soins du nouveau-né.
- Soins prénatals insuffisants.

Lors du travail et de l'accouchement

- Accès insuffisant à un réseau de soutien.
- Diminution de la proactivité pendant le travail et l'accouchement.
- Mode de vie inadéquat au stade de l'accouchement (par ex. exercice, nutrition, élimination, sommeil, hygiène personnelle).
- Peu d'attachement vis-à-vis du nouveau-né.
- Réaction inappropriée au début du travail.

Après la naissance

- Accès insuffisant à un réseau de soutien.
- Environnement dangereux pour le nouveau-né.
- Mode de vie inadéquat après la naissance (par ex. élimination, exercice, nutrition, sommeil, hygiène personnelle).
- Peu d'attachement vis-à-vis du nouveau-né.
- Soins au niveau des seins inappropriés.
- Techniques d'alimentation du nouveau-né inappropriées.
- Techniques de soins du nouveau-né inadéquates.

Facteurs favorisants

- Alimentation maternelle inadéquate.
- Connaissances insuffisantes du processus de la maternité.
- Détresse psychologique de la mère.
- Environnement dangereux.
- Grossesse non désirée.
- Grossesse non planifiée.
- Modèle parental médiocre.
- Peu de confiance de la mère.
- Plan de naissance réaliste.
- Réseau de soutien insuffisant.
- Sentiment d'impuissance de la mère.
- Soins prénatals insuffisants.
- Toxicomanie.
- Violence familiale.
- Visites de contrôle prénatales inconstantes.

Références disponibles sur http://www.em-consulte.com/em/e-complement/474757/emm017.pdf

8. Sexualité

00227

Risque de processus de la **maternité** inefficace

(2010, 2013; N.P. 2.1)

Définition

Vulnérabilité quant au fait de se préparer et de soutenir sa grossesse et son accouchement et de donner les soins au nouveau-né, qui ne répond pas aux contextes environnementaux, aux normes et aux attentes.

Facteurs de risque

- Alimentation maternelle inadéquate.
- Connaissances insuffisantes sur le processus de maternité.
- Détresse psychologique de la mère.
- Grossesse non désirée.
- Grossesse non planifiée.
- Modèle parental médiocre.
- Peu de confiance de la mère.
- Plan de naissance irréaliste.
- Préparation cognitive insuffisante sur le rôle de parents.
- Réseau de soutien insuffisant.
- Sentiment d'impuissance de la mère.
- Soins prénatals insuffisants.
- Toxicomanie.
- Violence familiale.
- Visites de contrôle prénatales inconstantes.

Références disponibles sur http://www.em-consulte.com/em/e-complement/474757/emm017.pdf

Domaine 8 : *Sexualité*
Classe 3 : *Reproduction*

00208

Motivation à améliorer sa **maternité**

(2008, 2013 ; N.P. 2.1)

Définition

Façon de se préparer et de soutenir sa grossesse et son accouchement ainsi que de donner les soins au nouveau-né qui favorise la santé, qui peut être renforcée.

Caractéristiques

Pendant la grossesse

- Exprime le désir d'améliorer la gestion des symptômes déplaisants de la grossesse.
- Exprime le désir d'améliorer la préparation pour le bébé.
- Exprime le désir d'améliorer le mode de vie prénatal (par ex. alimentation, élimination, sommeil, exercice, hygiène personnelle).
- Exprime le désir d'améliorer ses connaissances sur le processus de maternité.

Lors du travail et de l'accouchement

- Exprime le désir d'améliorer le mode de vie approprié au stade du travail (par ex. alimentation, élimination, sommeil, exercice, hygiène personnelle).
- Exprime le désir d'augmenter sa proactivité pendant le travail et l'accouchement.

Après la naissance

- Exprime le désir d'améliorer le mode de vie en post-partum (par ex. alimentation, élimination, sommeil, exercice, hygiène personnelle).
- Exprime le désir d'améliorer les soins aux seins.
- Exprime le désir d'améliorer les techniques d'alimentation du bébé.
- Exprime le désir d'améliorer les techniques de soins de base au bébé.
- Exprime le désir d'améliorer son comportement d'attachement.
- Exprime le désir de renforcer l'environnement sécuritaire pour le bébé.
- Exprime le désir de renforcer son réseau de soutien.

Références disponibles sur http://www.em-consulte.com/em/e-complement/474757/emm017.pdf

Domaine 9
Adaptation/tolérance au stress

DOMAINE 9. ADAPTATION/TOLÉRANCE AU STRESS *Faire face aux processus de la vie ou événements de la vie*		
Classe 1. Réactions post-traumatiques *Réactions se produisant après un traumatisme physique ou psychologique*		
Code	**Diagnostic**	**Page**
00114	**Syndrome d'inadaptation à un changement de milieu**	317
00149	Risque de **syndrome d'inadaptation à un changement de milieu**	318
00141	**Syndrome post-traumatique**	319
00145	Risque de **syndrome post-traumatique**	321
00142	**Syndrome du traumatisme de viol**	322
Classe 2. Stratégies d'adaptation *Processus de contrôle du stress environnemental*		
Code	**Diagnostic**	**Page**
00199	**Planification** inefficace **d'une activité**	323
00226	Risque de **planification** inefficace **d'une activité**	324
00071	**Stratégies d'adaptation** défensives	325
00074	**Stratégies d'adaptation** familiales compromises	326
00073	**Stratégies d'adaptation** familiales invalidantes	328
00069	**Stratégies d'adaptation** inefficaces	329
00077	**Stratégies d'adaptation** inefficaces d'une collectivité	330

Classe 2. Stratégies d'adaptation (suite)		
Code	**Diagnostic**	**Page**
00158	Motivation à améliorer ses **stratégies d'adaptation**	331
00076	Motivation d'une collectivité à améliorer ses **stratégies d'adaptation**	332
00075	Motivation d'une famille à améliorer ses **stratégies d'adaptation**	333
00147	**Angoisse face à la mort**	334
00146	**Anxiété**	335
00137	**Chagrin** chronique	337
00072	**Déni** non constructif	338
00136	**Deuil**	339
00135	**Deuil** problématique	340
00172	Risque de **deuil** problématique	341
00148	**Peur**	342
00187	Motivation à améliorer son **pouvoir d'action**	344
00241	**Régulation de l'humeur** perturbée	345
00210	**Résilience** réduite	346
00211	Risque de **résilience** réduite	347
00212	Motivation à accroître sa **résilience**	348
00125	**Sentiment d'impuissance**	349
00152	Risque de **sentiment d'impuissance**	350
00177	Excès de **stress**	351

Classe 3. Réactions neurocomportementales au stress *Comportements reflétant les fonctions cérébrales et nerveuses*		
Code	**Diagnostic**	**Page**
00049	**Capacité adaptative** intracrânienne diminuée	352
00009	**Dysréflexie autonome**	353
00010	Risque de **dysréflexie autonome**	354
00116	**Désorganisation comportementale** chez le nouveau-né/nourrisson	356
00115	Risque de **désorganisation comportementale** chez le nouveau-né/nourrisson	358
00117	Réceptivité du nouveau-né/nourrisson à progresser dans son **organisation comportementale**	359

00114

Syndrome d'inadaptation à un changement de milieu
(1992, 2000)

Définition
Perturbations physiologiques et/ou psychosociales résultant d'un changement de milieu.

Caractéristiques

- Aliénation.
- Altération des habitudes de sommeil.
- Anxiété (00146).
- Augmentation de symptômes physiques/de la maladie.
- Colère.
- Dépendance.
- Dépression.
- Faible estime de soi.
- Frustration.
- Inquiétude à propos du déménagement.
- Insécurité.
- Isolement.
- Perte d'amour propre.
- Perte d'identité.
- Pessimisme.
- Peur (00148).
- Préoccupation.
- Repli sur soi.
- Réticence à changer de milieu.
- Solitude.
- Verbalisation accrue des besoins.

Facteurs favorisants

- Antécédents de pertes.
- Barrière linguistique.
- Caractère imprévisible de l'expérience.
- Changement de milieu.
- Dysfonctionnement psychosocial.
- État de santé compromis.
- Isolement social.
- Préparation insuffisante du départ.
- Réseau de soutien insuffisant.
- Sentiment d'impuissance.
- Stratégies d'adaptation inefficaces.

00149

Risque de **syndrome d'inadaptation à un changement de milieu**

(2000, 2013)

Définition

Vulnérabilité aux perturbations physiologiques et/ou psychosociales résultant d'un changement de milieu, qui peut compromettre la santé.

Facteurs de risque

- Antécédents de pertes.
- Capacités intellectuelles déficientes.
- Caractère imprévisible de l'expérience.
- Changement de milieu.
- Changement important d'environnement.
- État de santé compromis.
- Préparation insuffisante du départ.
- Réseau de soutien insuffisant.
- Sentiment d'impuissance.
- Stratégies d'adaptation inefficaces.

00141

Syndrome post-traumatique

(1986, 1998, 2010; N.P. 2.1)

Définition

Réponse inadaptée et prolongée à un événement traumatique et accablant.

Caractéristiques

- Agressivité.
- Amnésie dissociative.
- Antécédents de détachement.
- Anxiété (00146).
- Cauchemars.
- Colère.
- Comportement compulsif.
- Comportement d'évitement.
- Crises de panique.
- Culpabilité.
- Déni.
- Dépression.
- Deuil.
- Énurésie.
- Honte.
- Hypervigilance.
- Irritabilité neurosensorielle.
- Irritabilité.
- Irritation gastro-intestinale.
- Migraines.
- Modification de l'humeur.
- Modification de la concentration.
- Palpitations.
- Pensées intrusives.
- Perte d'espoir (00124).
- Peur (00148).
- Rage.
- Réaction de sursaut exagérée.
- Refoulement.
- Réminiscences (flash-back).
- Rêves intrusifs.
- Sensation d'engourdissement.
- Sentiment d'aliénation.
- Sentiment d'horreur.
- Toxicomanie.

Facteurs favorisants

- Accident grave (de voiture ou industriel).
- Antécédents comme prisonnier de guerre.
- Antécédents de maltraitance (par ex. physique, psychologique, sexuelle).
- Antécédents de torture.
- Antécédents comme victime d'actes criminels.
- Blessures à l'encontre de sa propre personne.
- Blessures graves à l'encontre de l'être cher.

- Destruction de son habitation.
- Événement hors du registre de l'expérience humaine habituelle.
- Exposition à un événement tragique impliquant plusieurs morts.
- Exposition à une catastrophe (naturelle ou provoquée par l'homme).
- Exposition à une épidémie.
- Exposition à une guerre.
- Menaces graves à l'encontre de l'être cher.
- Menaces graves à l'encontre de sa propre personne.
- Témoin de mort violente.
- Témoin de mutilation.

00145

Risque de **syndrome post-traumatique**
(1998, 2013)

Définition
Vulnérabilité à une réaction inappropriée et prolongée face à un événement traumatisant ou accablant, qui peut compromettre la santé.

Facteurs de risque

- Diminution de l'amour propre.
- Durée de l'événement traumatique.
- Éloignement du domicile.
- Environnement peu propice à la satisfaction des besoins.
- Perception de l'événement comme traumatique.
- Profession au service des citoyens (par ex. policier, pompier, sauveteur, personnel de maison de correction, personnel des services d'urgences, personnel d'unités psychiatriques).
- Sens exacerbé des responsabilités.
- Soutien social insuffisant.
- Statut de survivant.

00142

Syndrome du traumatisme de viol

(1980, 1998)

Définition
Réponse différée et inadaptée à une pénétration sexuelle violente et forcée, contre la volonté et le consentement de la victime.

Caractéristiques

- Agitation.
- Agressivité.
- Altération des habitudes de sommeil.
- Antécédents de tentatives de suicide.
- Anxiété (00146).
- Auto-accusation.
- Cauchemars.
- Changement dans les relations.
- Colère.
- Confusion.
- Culpabilité.
- Déni.
- Dépendance.
- Dépression.
- Désorganisation.
- Dysfonctionnement sexuel (00059).
- État de choc.
- Faible estime de soi.
- Gêne.
- Honte.
- Humiliation.
- Hypervigilance.
- Idées de vengeance.
- Impuissance.
- Labilité émotionnelle.
- Paranoïa.
- Perception de vulnérabilité.
- Peur (00148).
- Phobies.
- Prise de décisions altérée.
- Sentiment d'impuissance (00125).
- Tension et/ou spasmes musculaires.
- Toxicomanie.
- Traumatisme physique.
- Troubles dissociatifs de l'identité.

Facteur favorisant

- Viol.

00199

Planification inefficace d'une activité

(2008, 2013 ; N.P. 2.1)

Définition

Inaptitude à préparer un ensemble d'actions selon un échéancier et sous certaines conditions.

Caractéristiques

- Absence de plan.
- Anxiété excessive devant une tâche à réaliser.
- Capacités d'organisation insuffisantes.
- Échec systématique.
- Inquiétudes devant une tâche à réaliser.
- Non-atteinte des objectifs fixés concernant l'activité choisie.
- Peur devant une tâche à réaliser.
- Procrastination systématique.
- Ressources insuffisantes (par ex. financières, sociales, connaissances).

Facteurs favorisants

- Capacité de traiter l'information insuffisante.
- Comportement de fuite devant une solution proposée.
- Hédonisme.
- Perception irréaliste des compétences personnelles.
- Perception irréaliste des événements.
- Soutien social insuffisant.

Références disponibles sur http://www.em-consulte.com/em/e-complement/474757/emm017.pdf

00226

Risque de planification inefficace d'une activité
(2010, 2013; N.P. 2.1)

Définition
Vulnérabilité à une inaptitude à préparer un ensemble d'actions selon un échéancier et sous certaines conditions, qui peut compromettre la santé.

Facteurs de risque

- Capacité de traiter l'information insuffisante.
- Comportement de fuite devant une solution proposée.
- Hédonisme.
- Perception irréaliste des compétences personnelles.
- Perception irréaliste des événements.
- Procrastination systématique.
- Soutien social insuffisant.

Références disponibles sur http://www.em-consulte.com/em/e-complement/474757/emm017.pdf

00071

Stratégies d'adaptation défensives
(1988, 2008 ; N.P. 2.1)

Définition
Système d'autodéfense contre tout ce qui semble menacer une image positive de soi se traduisant par une surestimation systématique de soi.

Caractéristiques

- Attitude de supériorité envers les autres.
- Collaboration au traitement insuffisante.
- Déni de faiblesse.
- Déni des problèmes.
- Difficultés à établir des relations.
- Difficultés à maintenir des relations.
- Distorsion de la réalité.
- Hypersensibilité à la moindre critique.
- Hypersensibilité au manque d'égards.
- Mégalomanie.
- Modification de la confrontation à la réalité.
- Persévérance au traitement insuffisante.
- Railleries hostiles envers les autres.
- Rationalisation des échecs.
- Rejet de la faute sur autrui.
- Rejet de la responsabilité sur autrui.
- Rire hostile.

Facteurs favorisants

- Attentes irréalistes envers soi-même.
- Confiance en soi insuffisante.
- Confiance envers les autres insuffisante.
- Conflit entre la perception de soi et le système de valeurs.
- Incertitude.
- Peur de l'échec.
- Peur de l'humiliation.
- Peur des répercussions.
- Réseau de soutien insuffisant.
- Résilience insuffisante.

Références disponibles sur http://www.em-consulte.com/em/e-complement/474757/emm017.pdf

00074

Stratégies d'adaptation familiales compromises
(1980, 1996)

Définition
Le soutien, le réconfort, l'aide et l'encouragement que fournit habituellement une personne affectivement importante (membre de la famille ou ami) sont compromis, inefficaces ou insuffisants. Le patient n'a donc pas suffisamment de soutien pour prendre en charge le travail d'adaptation qu'exige son problème de santé.

Caractéristiques

- Diminution de la communication entre la personne affectivement importante et le patient.
- La personne affectivement importante s'éloigne du patient.
- La personne affectivement importante signale des connaissances insuffisantes qui interfèrent avec des comportements efficaces.
- La personne affectivement importante signale sa préoccupation concernant ses réactions personnelles face aux besoins du patient.
- La personne affectivement importante signale une incompréhension de la situation, qui interfère avec des comportements efficaces.
- Le comportement protecteur de la personne affectivement importante ne tient pas compte des capacités ou du besoin d'autonomie du patient.
- Le patient se plaint ou s'inquiète de l'attitude de la personne affectivement importante dans sa vie face à son problème de santé.
- Les tentatives d'aide de la personne affectivement importante donnent des résultats peu satisfaisants.

Facteurs favorisants

- Coexistence de situations touchant la personne affectivement importante.
- Compréhension insuffisante, interprétation erronée ou désinformation pour la personne affectivement importante.
- Crise de situation ou de croissance à laquelle la personne

affectivement importante doit faire face.
- Désorganisation familiale et changements de rôles.
- Épuisement de la capacité de soutien de la personne affectivement importante.
- Informations disponibles insuffisantes pour la personne affectivement importante.
- Insuffisance de soutien donné par le patient à la personne affectivement importante.
- Longue maladie épuisant la capacité de soutien de la personne affectivement importante.
- Préoccupation de la personne affectivement importante quant à des soucis extérieurs à la famille.
- Soutien mutuel insuffisant.

00073

Stratégies d'adaptation familiales invalidantes
(1980, 1996, 2008; N.P. 2.1)

Définition
Comportement de la personne affectivement importante (membre de la famille ou ami ou autre) qui rend celle-ci et le patient incapables d'accomplir efficacement le travail d'adaptation nécessaire face aux problèmes de santé.

Caractéristiques

- Abandon.
- Accomplissement des occupations habituelles sans tenir compte des besoins du patient.
- Adopte les signes de la maladie du patient.
- Affaiblissement du moi, souci excessif et prolongé pour le patient.
- Agitation.
- Agressivité.
- Comportements de la famille préjudiciables au bien-être.
- Déformation de la réalité concernant le problème de santé du patient.
- Dépendance du patient.
- Dépression.
- Désertion.
- Difficulté à donner un sens à sa vie.
- Hostilité.
- Indifférence pour les besoins du patient.
- Intolérance.
- Négligence des relations avec les membres de la famille.
- Négligence face aux besoins fondamentaux du patient et/ou du programme thérapeutique.
- Rejet.
- Symptômes psychosomatiques.

Facteurs favorisants

- Ambivalence dans les relations familiales.
- Façon incohérente de traiter les comportements de résistance de la famille vis-à-vis du traitement.
- Sentiments refoulés de façon chronique par la personne affectivement importante.
- Styles différents de stratégies d'adaptation entre le patient et la personne affectivement importante dans sa vie ou entre les différentes personnes clés.

00069

Stratégies d'adaptation inefficaces
(1978, 1998)

Définition
Incapacité d'évaluer correctement les facteurs de stress, de décider ou d'agir de manière appropriée ou de se servir des ressources disponibles.

Caractéristiques

- Accès insuffisant au soutien social.
- Altération des habitudes de sommeil.
- Capacités insuffisantes pour résoudre les problèmes.
- Changement dans les modes de communication.
- Comportement destructeur envers soi ou les autres.
- Difficulté pour organiser et structurer l'information.
- Fatigue.
- Incapacité de faire face à la situation ou de demander de l'aide.
- Incapacité de gérer une situation.
- Incapacité de répondre aux attentes liées au rôle.
- Incapacité de satisfaire les besoins de base.
- Maladies fréquentes.
- Modification de la concentration.
- Objectifs insuffisants pour guider le comportement.
- Prise de risque.
- Résolution de problèmes insuffisante.
- Stratégies d'adaptation inefficaces.
- Toxicomanie.

Facteurs favorisants

- Confiance insuffisante en ses capacités de faire face aux situations.
- Crises situationnelles ou de croissance.
- Évaluation imprécise de la menace.
- Incapacité de conserver l'énergie requise pour s'adapter.
- Incertitude.
- Insuffisance d'opportunité pour se préparer à faire face aux facteurs de stress.
- Menace importante.
- Ressources inadéquates.
- Sentiment de contrôle insuffisant.
- Soutien social insuffisant.
- Stratégies d'adaptation différentes selon le sexe.
- Stratégies inefficaces pour soulager les tensions.

00077

Stratégies d'adaptation inefficaces d'une collectivité
(1994, 1998)

Définition
Mode d'adaptation et de résolution de problèmes d'une collectivité ne répondant pas à ses exigences ni à ses besoins.

Caractéristiques

- Conflits excessifs au sein de la collectivité.
- Faible participation aux activités communautaires.
- Incidence élevée de problèmes au sein de la collectivité (par ex. : homicides, vandalisme, terrorisme, cambriolages, maltraitance, chômage, pauvreté, activisme, troubles mentaux).
- La collectivité ne répond pas aux attentes de ses membres.
- Morbidité élevée au sein de la collectivité.
- Perception d'un sentiment d'impuissance par la collectivité.
- Perception d'un sentiment de vulnérabilité par la collectivité.
- Stress excessif.

Facteurs favorisants

- Antécédents de catastrophe (naturelle ou provoquée par l'homme).
- Exposition à une catastrophe (naturelle ou provoquée par l'homme).
- Ressources communautaires insuffisantes (par ex. service relais pour les soins, loisirs, soutien social).
- Ressources inadéquates pour résoudre les problèmes.
- Services sociaux communautaires inexistants.

00158

Motivation à améliorer ses **stratégies d'adaptation**

(2002, 2013 ; N.P. 2.1)

Définition

Un ensemble d'efforts cognitifs et comportementaux visant à satisfaire les exigences permettant d'atteindre le bien-être, qui peut être renforcé.

Caractéristiques

- Conscience des changements possibles dans le milieu.
- Exprime le désir d'améliorer la gestion des facteurs de stress.
- Exprime le désir d'améliorer ses connaissances sur les stratégies de gestion du stress.
- Exprime le désir d'augmenter l'utilisation de ressources spirituelles.
- Exprime le désir d'augmenter l'utilisation de stratégies centrées sur le problème et sur les émotions.
- Exprime le désir de renforcer son soutien social.

Domaine 9 : *Adaptation/tolérance au stress*
Classe 2 : *Stratégies d'adaptation*

00076

Motivation d'une collectivité à améliorer ses **stratégies d'adaptation**

(1994, 2013)

Définition

Mode d'adaptation et de résolution de problèmes d'une collectivité qui répondent à ses exigences et à ses besoins, qui peuvent être renforcées.

Caractéristiques

- Exprime le désir d'améliorer la préparation de la collectivité aux situations de stress prévisibles.
- Exprime le désir d'améliorer la résolution des problèmes pour un problème identifié.
- Exprime le désir d'augmenter la disponibilité de programmes de loisirs et de détente au sein de la collectivité.
- Exprime le désir d'augmenter la responsabilité de la collectivité pour la gestion du stress.
- Exprime le désir d'augmenter les ressources pour gérer les situations de stress.
- Exprime le désir de renforcer la communication entre l'ensemble et les sous-ensembles de la collectivité.
- Exprime le désir de renforcer la communication entre les membres de la collectivité.

00075

Motivation d'une famille à améliorer ses **stratégies d'adaptation**
(1980, 2013)

Définition
Utilisation efficace de stratégies adaptées à la situation par une personne affectivement importante (membre de la famille, ami ou autre) qui s'implique pour relever les défis reliés à la santé du patient, qui peut être renforcée.

Caractéristiques

- Exprime le désir de reconnaître l'impact grandissant de la crise.
- Exprime le désir de rencontrer des personnes ayant connu une expérience similaire.
- Exprime le désir de choisir les expériences qui lui apportent un bien-être optimal.
- Exprime le désir de renforcer l'enrichissement de son mode de vie.
- Exprime le désir de renforcer la promotion de la santé.

00147

Angoisse face à la mort

(1998, 2006 ; N.P. 2.1)

Définition

Sentiment vague d'inconfort ou de peur engendré par la perception réelle ou imaginaire d'une menace quant à sa propre existence.

Caractéristiques

- Inquiétude concernant l'impact de sa mort sur ses proches.
- Pensées négatives face à l'agonie et la mort.
- Peur d'un décès prématuré.
- Peur d'une longue agonie.
- Peur de développer une maladie en phase terminale.
- Peur de perdre ses facultés mentales pendant l'agonie.
- Peur des douleurs associées à l'agonie.
- Peur des souffrances associées à l'agonie.
- Peur du processus de la mort.
- Préoccupation concernant la surcharge de travail des aidants naturels.
- Sentiment d'impuissance.
- Tristesse profonde.

Facteurs favorisants

- Anticipation de l'impact de sa mort sur les autres.
- Anticipation de la douleur.
- Anticipation de la souffrance.
- Anticipation des effets secondaires de l'anesthésie.
- Confrontation avec la réalité d'une maladie en phase terminale.
- Discussion sur les sujets relatifs à la mort.
- Fait d'avoir vécu la mort de près.
- Fait de vivre le processus de la mort.
- Incertitude à propos d'une vie après la mort.
- Incertitude concernant le pronostic.
- Incertitude quant à l'existence d'une force supérieure.
- Incertitude quant à la rencontre avec une force supérieure.
- Non-acceptation de sa propre finitude.
- Observations sur la mort.
- Perception de l'imminence de la mort.

Références disponibles sur http://www.em-consulte.com/em/e-complement/474757/emm017.pdf

00146

Anxiété

(1973, 1982, 1998)

Définition

Vague sentiment de malaise, d'inconfort ou de crainte accompagné d'une réponse du système nerveux autonome; sa source est souvent non spécifique ou inconnue pour la personne. Sentiment d'appréhension généré par l'anticipation du danger. Il s'agit d'un signal qui prévient d'un danger imminent et qui permet à l'individu de réagir face à la menace.

Caractéristiques

Caractéristiques comportementales

- Agitation.
- Diminution de la productivité.
- Hypervigilance.
- Incapacité de rester en place.
- Inquiétude face aux changements de vie.
- Insomnie.
- Mouvements incessants.
- Peu de contact visuel.
- Scrutation.
- Surveillance des alentours.

Caractéristiques affectives

- Angoisse.
- Appréhension.
- Est déconcerté.
- Détresse.
- Égocentrisme.
- Impuissance.
- Incertitude.
- Irritabilité.
- Méfiance.
- Nervosité.
- Peur.
- Regrets.
- Sentiment d'incompétence.
- Surexcitation.

Caractéristiques physiologiques

- Augmentation de la tension.
- Augmentation de la transpiration.
- Tension faciale.
- Tremblement des mains.
- Tremblement.
- Voix tremblotante.

Effets du système nerveux sympathique

- Altération du mode de respiration.
- Anorexie.
- Augmentation de l'activité cardiovasculaire.
- Augmentation de la fréquence cardiaque.
- Augmentation de la fréquence respiratoire.
- Augmentation de la pression artérielle.
- Bouche sèche.
- Bouffées vasomotrices.
- Crispation.
- Diarrhée.
- Dilatation des pupilles.
- Faiblesse.
- Palpitations cardiaques.
- Réflexes vifs.
- Vasoconstriction périphérique.

Effets du système nerveux parasympathique

- Altération des habitudes de sommeil.
- Diarrhée.
- Diminution de la pression artérielle.
- Douleur abdominale.
- Fatigue.
- Fourmillement des extrémités.
- Malaise.
- Miction impérieuse.
- Miction retardée.
- Nausées.
- Pollakiurie.
- Ralentissement de la fréquence cardiaque.

Caractéristiques cognitives

- Blocage de la pensée.
- Confusion.
- Diminution de la capacité de résoudre les problèmes.
- Diminution des capacités d'apprentissage.
- Diminution du champ de perception.
- Modification de l'attention.
- Modification de la concentration.
- Préoccupation.
- Prise de conscience des symptômes physiologiques.
- Rumination.
- Tendance à blâmer autrui.
- Tendance à l'oubli.

Facteurs favorisants

- Besoins non satisfaits.
- Changement important (par ex. statut économique, environnement, état de santé, fonction, statut).
- Conflit face aux valeurs et aux buts de la vie.
- Contagion, transmission de l'anxiété.
- Crise de croissance.
- Crise de situation.
- Exposition à des toxines.
- Facteurs de stress.
- Hérédité, antécédents familiaux d'anxiété.
- Menace de mort.
- Menace pour l'état actuel.
- Toxicomanie.

00137

Chagrin chronique
(1998)

Définition

Schéma cyclique récurrent et potentiellement évolutif de tristesse, vécu par la personne (parent, aidant naturel ou individu atteint d'une maladie chronique ou d'un handicap), en réaction à des pertes tout au long de la trajectoire d'une maladie ou d'une déficience.

Caractéristiques

- Sentiment qui interfère avec le bien-être (par ex. personnel et social).
- Sentiments négatifs accablants.
- Tristesse (par ex. périodique, récurrente).

Facteurs favorisants

- Crise liée à la gestion de la maladie, du handicap, aux étapes de développement.
- Durée des soins comme aidant naturel.
- Handicap chronique (par ex. physique, mental).
- Maladie chronique.
- Mort de la personne affectivement importante.
- Opportunités ou événements importants manqués.

00072

Déni non constructif

(1988, 2006 ; N.P. 2.1)

Définition

Tentative consciente ou inconsciente d'une personne de désavouer la connaissance ou la signification d'un événement afin de réduire son anxiété ou sa peur, au détriment de sa santé.

Caractéristiques

- Affect inapproprié.
- Consultation pour des soins de santé remise à plus tard.
- Déplace l'origine des symptômes.
- Déplace la peur des conséquences de la maladie.
- Minimise les symptômes.
- N'admet pas l'impact de la maladie sur sa vie.
- Ne perçoit pas la pertinence des symptômes.
- Ne perçoit pas la pertinence du danger.
- Nie la peur de l'invalidité.
- Nie la peur de la mort.
- Prise d'un traitement non conseillé par un professionnel des soins de santé.
- Refuse de recevoir des soins de santé.
- Utilise des commentaires minimisants pour parler d'événements angoissants.
- Utilise des gestes minimisants pour parler d'événements angoissants.

Facteurs favorisants

- Anxiété.
- Contrôle insuffisant.
- Crainte d'une réalité désagréable.
- Perception d'une incompétence à gérer des émotions intenses.
- Peur d'une perte d'autonomie.
- Peur d'une séparation.
- Peur de la mort.
- Soutien émotionnel insuffisant.
- Stratégies d'adaptation inefficaces.
- Stress excessif.

Références disponibles sur http://www.em-consulte.com/em/e-complement/474757/emm017.pdf

Domaine 9 : *Adaptation/tolérance au stress*
Classe 2 : *Stratégies d'adaptation*

00136

Deuil

(1980, 1996, 2006; N.P. 2.1)

Définition

Processus complexe et normal qui comprend des réactions émotionnelles, physiques, spirituelles, sociales et intellectuelles par lesquelles les individus, les familles et les collectivités intègrent la perte réelle, anticipée ou potentielle dans leur vie quotidienne.

Caractéristiques

- Altération de la fonction immunitaire.
- Altération de la fonction neuro-endocrinienne.
- Altération de la nature des rêves.
- Altération des habitudes de sommeil.
- Altération du niveau d'activité.
- Attribution d'un sens à la perte.
- Blâme.
- Colère.
- Comportement de panique.
- Croissance personnelle.
- Culpabilité par rapport au sentiment de soulagement.
- Désespoir.
- Désorganisation.
- Détachement.
- Détresse psychologique.
- Détresse.
- Douleur.
- Lien maintenu avec la personne défunte.

Facteurs favorisants

- Mort d'une personne affectivement importante.
- Perte anticipée d'un objet considéré comme important (par ex. biens, emploi, statut).
- Perte anticipée d'une personne affectivement importante.
- Perte d'un objet considéré comme important (par ex. biens, emploi, statut, maison, partie du corps).

Références disponibles sur http://www.em-consulte.com/em/e-complement/474757/emm017.pdf

00135

Deuil problématique

(1980, 1986, 2004, 2006 ; N.P. 2.1)

Définition

Perturbation qui survient après la mort d'une personne affectivement importante, lorsque la détresse qui accompagne le deuil ne parvient pas à s'atténuer selon les normes prévues et se manifeste par des troubles fonctionnels.

Caractéristiques

- Anxiété.
- Auto-accusation.
- Colère.
- Dépression.
- Détresse à propos de la personne défunte.
- Détresse de la séparation.
- Détresse traumatique.
- Diminution du fonctionnement des différents rôles.
- Évitement du deuil.
- Faibles niveaux d'intimité.
- Fatigue.
- Incrédulité.
- Méfiance.
- Non-acceptation de la mort.
- Nostalgie de la personne défunte.
- Pensées préoccupantes à propos de la personne défunte.
- Persistance de souvenirs douloureux.
- Recherche de la personne défunte.
- Rumination.
- Sensation de bien-être insuffisante.
- Sensation de choc.
- Sentiment d'hébétude.
- Sentiment de détachement vis-à-vis des autres.
- Sentiment de stupéfaction.
- Sentiment de vide.
- Stress excessif.
- Symptômes du défunt ressentis par la personne.

Facteurs favorisants

- Décès d'une personne affectivement importante.
- Instabilité émotionnelle.
- Soutien social insuffisant.

Références disponibles sur http://www.em-consulte.com/em/e-complement/474757/emm017.pdf

00172

Risque de **deuil** problématique

(2004, 2006, 2013 ; N.P. 2.1)

Définition

Vulnérabilité à une perturbation qui survient après la mort d'une personne affectivement importante, lorsque la détresse qui accompagne le deuil ne parvient pas à s'atténuer selon les normes prévues et se manifeste par des troubles fonctionnels, qui peut compromettre la santé.

Facteurs de risque

- Décès d'une personne affectivement importante.
- Soutien social insuffisant.
- Trouble émotionnel.

Références disponibles sur http://www.em-consulte.com/em/e-complement/474757/emm017.pdf

Domaine 9 : *Adaptation/tolérance au stress*
Classe 2 : *Stratégies d'adaptation*

00148

Peur

(1980, 1996, 2000)

Définition

Réponse à la perception d'une menace consciemment identifiée comme un danger.

Caractéristiques

- Appréhension.
- Augmentation de la pression sanguine.
- Augmentation de la tension.
- Diminution de la confiance en soi.
- Excitation.
- Incapacité de rester en place.
- Nausée.
- Pâleur.
- Pupilles dilatées.
- Sensation d'un état alarmant.
- Sentiment d'épouvante.
- Sentiment de panique.
- Sentiment de peur.
- Sentiment de terreur.
- Tension musculaire.
- Vomissements.

Cognitives

- Diminution de la capacité d'apprentissage.
- Diminution de la capacité de résoudre des problèmes.
- Diminution de la productivité.
- Identification de l'objet de la peur.
- Perception du stimulus comme une menace.

Comportementales

- Comportements d'évitement ou d'attaque.
- Concentration sur la source de la peur.
- État de qui-vive.
- Réactions impulsives.

Physiologiques

- Accélération du rythme respiratoire.
- Anorexie.
- Augmentation de la transpiration.

- Bouche sèche.
- Changement des réactions physiologiques (par ex. fréquence cardiaque, pression sanguine, fréquence respiratoire, saturation en oxygène, dioxyde de carbone en fin d'expiration).
- Diarrhée.
- Dyspnée.
- Fatigue.

Facteurs favorisants

- Barrière linguistique.
- Déficit sensoriel (par ex. visuel, auditif).
- Environnement peu familier.
- Réaction de libération innée à des stimuli externes (par ex. neurotransmetteurs).
- Réaction innée aux stimuli (par ex. bruit soudain, altitude).
- Réponse acquise.
- Séparation du réseau de soutien.
- Stimulus phobique.

00187

Motivation à améliorer son **pouvoir d'action**

(2006, 2013 ; N.P. 2.1)

Définition

Façon de participer délibérément aux changements procurant un bien-être, qui peut être renforcée.

Caractéristiques

- Exprime le désir d'accroître son engagement pour générer le changement.
- Exprime le désir d'améliorer l'identification de choix qui peuvent être faits pour permettre le changement.
- Exprime le désir d'améliorer son pouvoir d'action.
- Exprime le désir d'augmenter sa participation aux choix liés à la santé et à la vie quotidienne.
- Exprime le désir d'augmenter ses connaissances pour participer au changement.
- Exprime le désir d'augmenter son indépendance pour entreprendre des actions favorisant le changement.
- Exprime le désir de prendre davantage conscience des changements possibles à faire.

Références disponibles sur http://www.em-consulte.com/em/e-complement/474757/emm017.pdf

00241

Régulation de l'humeur perturbée

(2013 ; N.P. 2.1)

Définition

État mental caractérisé par des changements d'humeur ou d'émotions comprenant un ensemble de manifestations affectives, cognitives, somatiques et/ou physiologiques dont l'intensité varie de légère à sévère.

Caractéristiques

- Agitation psychomotrice.
- Auto-accusation excessive.
- Changement dans le comportement verbal.
- Conscience de soi excessive.
- Culpabilité excessive.
- Désespoir.
- Désinhibition.
- Dysphorie.
- Estime de soi sous influence.
- État de manque.
- Faible estime de soi.
- Fuite des idées.
- Irritabilité.
- Retard psychomoteur.
- Tristesse.
- Trouble de la concentration.

Facteurs favorisants

- Altération des habitudes de sommeil.
- Anxiété.
- Douleur.
- Hypervigilance.
- Interactions sociales perturbées.
- Isolement social.
- Maladie chronique.
- Modification de l'appétit.
- Modification du poids.
- Pensées récurrentes sur la mort.
- Pensées suicidaires récurrentes.
- Psychose.
- Solitude.
- Toxicomanie.
- Trouble fonctionnel.

Références disponibles sur http://www.em-consulte.com/em/e-complement/474757/emm017.pdf

00210

Résilience réduite

(2008; N.P. 2.1)

Définition

Diminution de la capacité d'entretenir un ensemble de réactions positives face à une situation défavorable ou de crise.

Caractéristiques

- Culpabilité.
- Dépression.
- Diminution de l'intérêt pour les activités intellectuelles.
- Diminution de l'intérêt pour les activités professionnelles.
- État de santé détérioré.
- Faible estime de soi.
- Honte.
- Isolement social.
- Résurgence de la détresse.
- Stratégies d'adaptation inefficaces.

Facteurs favorisants

- Capacités intellectuelles faibles.
- Classe socio-économique défavorisée.
- Contrôle des pulsions insuffisant.
- Données démographiques qui augmentent la probabilité d'inadaptation.
- Exposition à la violence.
- Famille nombreuse.
- Maladie mentale parentale.
- Niveau peu élevé d'éducation maternelle.
- Rôle parental contradictoire.
- Sensation de vulnérabilité.
- Sexe féminin.
- Statut de minorité ethnique.
- Toxicomanie.
- Trouble psychologique.
- Violence au sein de la collectivité.

Références disponibles sur http://www.em-consulte.com/em/e-complement/474757/emm017.pdf

00211

Risque de **résilience** réduite

(2008, 2013; N.P. 2.1)

Définition

Vulnérabilité à une diminution de la capacité d'entretenir un ensemble de réactions positives face à une situation défavorable ou de crise, qui peut compromettre la santé.

Facteurs de risque

- Chronicité de la crise actuelle.
- Coexistence de multiples situations défavorables.
- Nouvelle crise (par ex. : grossesse non planifiée, perte du logement, décès d'un membre de la famille).

Références disponibles sur http://www.em-consulte.com/em/e-complement/474757/emm017.pdf

Domaine 9 : *Adaptation/tolérance au stress*
Classe 2 : *Stratégies d'adaptation*

00212

Motivation à accroître sa **résilience**

(2008, 2013 ; N.P. 2.1)

Définition

Un ensemble de réactions positives face à une situation défavorable ou de crise, qui peut être renforcé.

Caractéristiques

- Exprime le désir d'accroître les perspectives positives.
- Exprime le désir d'accroître sa résilience.
- Exprime le désir d'accroître sa responsabilité pour ses actions.
- Exprime le désir d'accroître son engagement dans des activités.
- Exprime le désir d'accroître son sentiment de maîtrise.
- Exprime le désir d'améliorer l'accès aux ressources.
- Exprime le désir d'améliorer l'établissement d'objectifs.
- Exprime le désir d'améliorer l'utilisation de stratégies de gestion de conflit.
- Exprime le désir d'améliorer la sécurité environnementale.
- Exprime le désir d'améliorer les réseaux de soutien.
- Exprime le désir d'améliorer sa progression vers les objectifs.
- Exprime le désir d'améliorer ses relations avec les autres.
- Exprime le désir d'améliorer ses stratégies d'adaptation.
- Exprime le désir d'améliorer ses techniques de communication.
- Exprime le désir d'améliorer son estime de soi.
- Exprime le désir d'augmenter les ressources disponibles.

Références disponibles sur http://www.em-consulte.com/em/e-complement/474757/emm017.pdf

00125

Sentiment d'impuissance

(1982, 2010 ; N.P. 2.1)

Définition

Expérience vécue de manque de maîtrise devant une situation, incluant un sentiment que ses actes en affecteront peu l'évolution.

Caractéristiques

- Aliénation.
- Dépendance.
- Dépression.
- Doute quant à sa capacité d'exercer son rôle.
- Frustration face à l'incapacité d'accomplir les mêmes activités qu'auparavant.
- Honte.
- Participation inadéquate aux soins.
- Sentiment de contrôle insuffisant.

Facteurs favorisants

- Interactions interpersonnelles insatisfaisantes.
- Milieu de soins dysfonctionnel.
- Programme thérapeutique complexe.

Références disponibles sur http://www.em-consulte.com/em/e-complement/474757/emm017.pdf

00152

Risque de **sentiment d'impuissance**

(1982, 2010, 2013 ; N.P. 2.1)

Définition

Vulnérabilité à une expérience vécue de manque de maîtrise devant une situation, incluant un sentiment que ses actes en affecteront peu l'évolution, qui peut compromettre la santé.

Facteurs de risque

- Anxiété.
- Classe socio-économique défavorisée.
- Connaissances insuffisantes pour gérer la situation.
- Douleur.
- Faible estime de soi.
- Maladie évolutive.
- Maladie.
- Marginalisation sociale.
- Rôle d'aidant naturel.
- Soutien social insuffisant.
- Stigmatisation.
- Stratégies d'adaptation inefficaces.
- Trajectoire de la maladie imprévisible.

Références disponibles sur http://www.em-consulte.com/em/e-complement/474757/emm017.pdf

00177

Excès de **stress**

(2006 ; N.P. 3.2)

Définition

Surcharge d'exigences diverses auxquelles la personne doit répondre.

Caractéristiques

- Colère accrue.
- Conséquences négatives reliées au stress (par ex. symptômes physiques, détresse psychologique, sentiment d'« être malade »).
- Fonctionnement altéré.
- Impatience accrue.
- Manifestation de colère accrue.
- Prise de décisions perturbée.
- Sensation de pression.
- Stress excessif.
- Tension.

Facteurs favorisants

- Facteurs de stress.
- Facteurs de stress répétitifs.
- Ressources insuffisantes (par ex. financières, sociales, connaissances).

Références disponibles sur http://www.em-consulte.com/em/e-complement/474757/emm017.pdf

00049

Capacité adaptative intracrânienne diminuée
(1994)

Définition
Déficience des mécanismes qui compensent normalement l'augmentation des volumes liquidiens intracrâniens, entraînant des augmentations disproportionnées et répétées de la pression intracrânienne; elle est provoquée par divers stimuli, nociceptifs ou non.

Caractéristiques

- Augmentation disproportionnée de la pression intracrânienne (PIC) en réponse à des stimuli.
- Augmentations répétées de la pression intracrânienne (PIC) ≥ 10 mmHg pendant 5 minutes ou plus en réponse à des stimuli externes.
- Élévation de l'onde P2 (onde reflux ou raz-de-marée) de la pression intracrânienne (PIC P2).
- Grande amplitude de l'onde de la pression intracrânienne.
- Pression intracrânienne (PIC) de base ≥ 10 mmHg.
- Variation de la réponse à l'épreuve pression-volume (rapport pression/volume 2, pression – index volumique < 10).

Facteurs favorisants

- Augmentation soutenue de la pression intracrânienne (PIC) de 10 à 15 mmHg.
- Diminution de la pression de l'irrigation cérébrale ≤ 50 à 60 mmHg.
- Hypotension systémique avec hypertension intracrânienne.
- Lésion cérébrale (par ex. déficience cérébrovasculaire, maladie neurologique, traumatisme, tumeur).

00009

Dysréflexie autonome

(1988)

Définition

Réaction non contrôlée du système nerveux sympathique à un stimulus nociceptif, chez un blessé de la moelle épinière au niveau ou au-dessus de la vertèbre thoracique T7, ce qui constitue une menace pour la vie.

Caractéristiques

- Bradycardie ou tachycardie.
- Céphalées (douleur diffuse dans différentes parties de la tête ne se limitant pas à une zone d'innervation définie).
- Congestion conjonctivale.
- Congestion nasale.
- Douleur thoracique.
- Frissons.
- Goût métallique dans la bouche.
- Hypertension paroxystique.
- Pâleur (au-dessous de la lésion).
- Paresthésie.
- Réflexe pilomoteur.
- Syndrome de Claude Bernard-Horner.
- Taches érythémateuses (au-dessus de la lésion).
- Transpiration abondante (au-dessus de la lésion).
- Vision trouble.

Facteurs favorisants

- Connaissances insuffisantes de l'aidant naturel sur le processus de la maladie.
- Connaissances insuffisantes du processus de la maladie.
- Distension intestinale.
- Distension vésicale.
- Irritation cutanée.

00010

Risque de **dysréflexie autonome**

(1998, 2000, 2013)

Définition

Vulnérabilité à une menace permanente de réaction non contrôlée du système nerveux sympathique, chez un blessé de la moelle épinière au niveau ou au-dessus de la vertèbre thoracique T6, après récupération d'un choc spinal (observée aussi chez des patients présentant une blessure de la moelle épinière au niveau de la vertèbre thoracique T7 et de la vertèbre thoracique T8), qui peut compromettre la santé.

Facteurs de risque

Stimuli gastro-intestinaux

- Constipation.
- Difficulté à déféquer.
- Distension abdominale.
- Fécalome.
- Hémorroïdes.
- Lavement.
- Lithiases biliaires.
- Pathologie gastro-intestinale.
- Reflux gastro-œsophagien.
- Stimulation digitale.
- Suppositoires.
- Ulcère gastrique.

Stimuli musculosquelettiques et cutanés

- Coups de soleil.
- Fracture.
- Os hétérotrope.
- Plaies.
- Pression sur une proéminence osseuse ou sur les parties génitales.
- Série d'exercices de mouvements.
- Spasmes.
- Stimulation cutanée (par ex. escarres, ongles incarnés, pansements, brûlures, éruptions).

Stimuli neurologiques

- Stimuli douloureux ou irritants en dessous du niveau de la blessure.

Stimuli situationnels

- Intervention chirurgicale.
- Médicaments.
- Port de vêtements constricteurs (par ex. chaussettes, ceintures, souliers).
- Positionnement.
- Sevrage drogues (par ex. morphiniques, opiacés).

Stimuli du système reproducteur

- Éjaculation.
- Grossesse.
- Kyste ovarien.
- Menstruations.
- Période de travail et accouchement.
- Relations sexuelles.

Stimuli thermorégulateurs

- Fluctuations de la température corporelle.
- Température ambiante extrême.

Stimuli urologiques

- Cathétérisme des voies urinaires.
- Cystite.
- Distension vésicale.
- Dyssynergie vésico-sphinctérienne.
- Épididymite.
- Infection des voies urinaires.
- Lithiases rénales.
- Manœuvre instrumentale ou intervention chirurgicale.
- Spasmes de la vessie.
- Urétrite.

00116

Désorganisation comportementale chez le nouveau-né/nourrisson
(1994, 1998)

Définition
Perturbation de l'intégration des systèmes physiologiques et du comportement neurologique chez un nouveau-né/nourrisson en réponse aux stimuli externes.

Caractéristiques

Organisation des états de vigilance
- Activité diffuse de l'onde alpha de l'électroencéphalogramme avec yeux clos.
- État d'oscillation.
- Phase d'éveil actif (par ex. irritable, regard inquiet).
- Phase d'éveil calme (regard fixe, fuite du regard).
- Pleurs dus à l'irritabilité.

Physiologiques
- Bradycardie, tachycardie ou arythmies.
- Couleur anormale de la peau (par ex. pâle, sombre, cyanosée).
- Désaturation en oxygène.
- Intolérance à l'alimentation.
- Signes d'« absence » (par ex. regard fixe, hoquet, éternuement, mâchoire relâchée, bouche ouverte, langue sortie).

Problèmes de régulation
- Incapacité de contrôler le réflexe de tressaillement.
- Irritabilité.

Système d'attention et d'interaction
- Réponse anormale aux stimuli sensoriels (par ex. difficulté à s'apaiser, incapacité de se maintenir en état d'éveil).

Système moteur

- Altération des réflexes archaïques.
- Écartement des doigts, des poings ou mains au visage.
- Incapacité de rester en place.
- Mouvements incoordonnés.
- Opisthotonos.
- Tonus moteur diminué.
- Tremblements, sursauts exagérés, tics.

Facteurs favorisants

Facteurs environnementaux

- Environnement physique inadéquat.
- Excès de stimulation sensorielle.
- Limites physiques[1] insuffisantes.
- Privation sensorielle.
- Stimulation sensorielle insuffisante.

Facteurs individuels

- Âge postconceptuel peu élevé.
- Fonctionnement neurologique immature.
- Maladie.
- Prématurité.

Facteurs prénataux

- Anomalies congénitales ou génétiques.
- Exposition à des agents tératogènes.

Facteurs postnataux

- Douleur.
- Fonctionnement moteur altéré.
- Handicap oral.
- Intolérance à l'alimentation.
- Malnutrition.
- Procédures invasives.

Parent ou substitut

- Connaissances insuffisantes sur les signaux émis.
- Excès de stimulation environnementale.
- Mauvaises interprétations des signaux émis par le nourrisson.

[1] Sous-entendu : les parois utérines. (NdT)

00115

Risque de **désorganisation comportementale** chez le nouveau-né/nourrisson

(1994, 2013)

Définition

Vulnérabilité face à une perturbation de l'intégration et de la modulation des systèmes de fonctionnement physiologiques et comportementaux (c'est-à-dire système nerveux autonome, motricité, organisation, autorégulation, attention-interaction) qui peut compromettre la santé.

Facteurs de risque

- Douleur.
- Fonctionnement moteur altéré.
- Handicap oral.
- Les parents expriment le désir d'améliorer les conditions environnementales.
- Limites physiques[1] insuffisantes.
- Prématurité.
- Procédure.
- Procédures invasives.

[1] Sous-entendu : les parois utérines. (NdT)

00117

Réceptivité du nouveau-né/nourrisson à progresser dans son **organisation comportementale**

(1994, 2013)

Définition

Façon satisfaisante pour un nourrisson de moduler les systèmes de fonctionnement physiologiques et comportementaux (c'est-à-dire système nerveux autonome, motricité, organisation, autorégulation, attention-interaction), qui peut être renforcée.

Caractéristiques

- Les parents expriment le désir d'améliorer la reconnaissance des mécanismes autorégulateurs du nouveau-né/nourrisson.
- Les parents expriment le désir d'améliorer la reconnaissance des symptômes.

Domaine 10
Principes de vie

DOMAINE 10. PRINCIPES DE VIE		
Principes qui guident la conduite, les pensées et les comportements en lien avec les actes, coutumes ou institutions qui sont considérés comme vrais ou ayant une valeur intrinsèque		
Classe 1. Valeurs *L'identification et la valeur accordée aux modes de conduite privilégiés ou aux buts poursuivis*		
Aucun actuellement		
Classe 2. Croyances *Attentes, opinions ou jugements au sujet des actes, coutumes ou institutions considérés comme vrais ou ayant une valeur intrinsèque*		
Code	**Diagnostic**	**Page**
00068	Motivation à améliorer son **bien-être spirituel**	363
Classe 3. Congruence entre les valeurs/croyances/actes *Correspondance ou équilibre entre les valeurs, les croyances et les actions*		
Code	**Diagnostic**	**Page**
00083	**Conflit décisionnel**	364
00175	**Détresse morale**	366
00066	**Détresse spirituelle**	367

Classe 3. Congruence entre les valeurs/croyances/actes (suite)		
Code	**Diagnostic**	**Page**
00067	Risque de **détresse spirituelle**	369
00169	**Pratique religieuse** perturbée	370
00170	Risque de perturbation de la **pratique religieuse**	371
00171	Motivation à améliorer sa **pratique religieuse**	372
00184	Motivation à améliorer sa **prise de décision**	373
00242	**Prise de décision émancipée** perturbée	374
00244	Risque de **prise de décision émancipée** perturbée	375
00243	Motivation à améliorer une **prise de décision émancipée**	376

Domaine 10 : *Principes de vie*
Classe 2 : *Croyances*

00068

Motivation à améliorer son **bien-être spirituel**

(1994, 2002, 2013 ; N.P. 2.1)

Définition

Capacité de ressentir et d'intégrer le sens et le but de la vie à travers les liens avec soi, les autres, l'art, la musique, la littérature, la nature, ou une force supérieure, qui peut être renforcée.

Caractéristiques

Liens avec soi-même

- Exprime le désir :
  - d'accroître l'amour ;
  - d'accroître l'espoir ;
  - d'accroître la joie ;
  - d'accroître la satisfaction de sa philosophie de la vie ;
  - d'accroître la sérénité (par ex. paix) ;
  - d'accroître le pardon de soi ;
  - d'améliorer ses stratégies d'adaptation ;
  - d'augmenter la méditation ;
  - d'augmenter le courage ;
  - de renforcer l'acceptation ;
  - de renforcer la soumission ;
  - de renforcer le sens et but de la vie.

Liens avec les autres

- Exprime le désir d'améliorer l'aide aux autres.
- Exprime le désir d'améliorer la recherche du pardon des autres.
- Exprime le désir d'améliorer la relation avec des guides spirituels.
- Exprime le désir d'améliorer ses interactions avec la personne affectivement importante.

Liens avec l'art, la musique, la littérature, la nature

- Exprime le désir d'accroître son énergie créative (par ex. dans l'écriture, la poésie, la musique).
- Exprime le désir d'améliorer les lectures d'ouvrages spirituels.
- Exprime le désir d'augmenter ses sorties dans la nature.

Liens avec une force supérieure

- Exprime le désir d'accroître la révérence.
- Exprime le désir d'améliorer sa participation à des activités religieuses.
- Exprime le désir d'augmenter les expériences mystiques.
- Exprime le désir d'augmenter ses prières.

Références disponibles sur http://www.em-consulte.com/em/e-complement/474757/emm017.pdf

Domaine 10 : *Principes de vie*
Classe 3 : *Congruence entre les valeurs/croyances/actes*

00083

Conflit décisionnel

(1988, 2006 ; N.P. 2.1)

Définition

Incertitude quant à la ligne de conduite à adopter lorsque le choix entre des actes antagonistes implique un risque, une perte ou une remise en cause des valeurs personnelles.

Caractéristiques

- Délai dans la prise de décision.
- Détresse devant la décision à prendre.
- Égocentrisme.
- Hésitation entre plusieurs options.
- Incertitude quant aux choix à faire.
- Questionnement sur les croyances personnelles inhérentes à la prise de décision.
- Questionnement sur les principes moraux inhérents à la prise de décision.
- Questionnement sur les règles morales inhérentes à la prise de décision.
- Questionnement sur les valeurs morales inhérentes à la prise de décision.
- Questionnement sur les valeurs personnelles inhérentes à la prise de décision.
- Reconnaît les conséquences indésirables résultant des différents choix envisagés.
- Signes physiques de détresse (par ex. augmentation de la fréquence cardiaque, agitation, etc.).
- Signes physiques de tension.

Facteurs favorisants

- Conflit avec ses obligations morales.
- Conflit vis-vis des sources d'information.
- Croyances personnelles ambiguës.
- Inexpérience dans la prise de décision.
- Informations insuffisantes.
- Interférences dans la prise de décision.

- Obligations morales d'agir.
- Perception d'une menace sur le système de valeurs.
- Principes moraux qui motivent des lignes de conduite contradictoires.
- Règles morales qui motivent des lignes de conduite contradictoires.
- Réseau de soutien insuffisant.
- Valeurs morales qui motivent des lignes de conduite contradictoires.
- Valeurs personnelles ambiguës.

Références disponibles sur http://www.em-consulte.com/em/e-complement/474757/emm017.pdf

00175

Détresse morale

(2006 ; N.P. 2.1)

Définition

Réaction à une incapacité de s'acquitter d'une décision ou d'une action relevant d'un choix éthique et/ou moral.

Caractéristique

- Angoisse (par ex. impuissance, anxiété, peur) de se conformer à un choix moral.

Facteurs favorisants

- Conflit entre décideurs.
- Contrainte de temps pour prendre une décision.
- Décision concernant la fin de vie.
- Décision concernant le traitement.
- Éloignement physique du décideur.
- Incompatibilité culturelle.
- Informations contradictoires orientant une prise de décision éthique.
- Informations contradictoires orientant une prise de décision morale.
- Perte d'autonomie.

Références disponibles sur http://www.em-consulte.com/em/e-complement/474757/emm017.pdf

00066

Détresse spirituelle

(1978, 2002, 2013 ; N.P. 2.1)

Définition

État de souffrance lié à la perturbation de la capacité de ressentir le sens de la vie à travers les liens avec soi-même, les autres, le monde ou une force supérieure.

Caractéristiques

- Anxiété.
- Fatigue.
- Insomnie.
- Peur.
- Pleurs.
- Questionnement sur l'identité.
- Questionnement sur le sens de la souffrance.
- Questionnement sur le sens de la vie.

Liens avec soi-même

- Acceptation insuffisante.
- Colère.
- Courage insuffisant.
- Culpabilité.
- Diminution de la sérénité.
- Perception du sens de la vie insuffisant.
- Sentiment de ne pas se sentir aimé.
- Stratégies d'adaptation inefficaces.

Liens avec les autres

- Aliénation.
- Refus d'établir des relations avec la personne affectivement importante.
- Refus d'établir des relations avec un guide spirituel.
- Séparation du réseau de soutien.

Liens avec l'art, la musique, la littérature, la nature

- Désintérêt pour la nature.
- Désintérêt pour les ouvrages spirituels.
- Diminution de la capacité de s'exprimer de manière créative comme auparavant.

Liens avec une force supérieure

- Changement soudain dans ses pratiques spirituelles.
- Colère envers Dieu.
- Incapacité de participer à des activités religieuses.
- Incapacité de pratiquer l'introspection.
- Incapacité de prier.
- Incapacité de ressentir la transcendance.
- Perception d'une souffrance.
- Perte d'espoir.

- Sentiment d'être abandonné.
- Souhait de rencontrer un responsable religieux.

Facteurs favorisants

- Agonie.
- Aliénation sociale.
- Aliénation.
- Augmentation de la dépendance envers un autre.
- Douleur.
- Événement de la vie imprévisible.
- Exposition à la mort.
- Maladie.
- Mort d'une personne affectivement importante.
- Mort imminente.
- Naissance d'un enfant.
- Perception d'avoir des affaires en suspens.
- Perte d'une fonction d'une partie du corps.
- Perte d'une partie du corps.
- Privation de liens socioculturels.
- Programme thérapeutique.
- Réception de mauvaises nouvelles.
- Solitude.
- Transition de vie.
- Vieillissement.

Références disponibles sur http://www.em-consulte.com/em/e-complement/474757/emm017.pdf

Domaine 10 : *Principes de vie*
Classe 3 : *Congruence entre les valeurs/croyances/actes*

00067

Risque de **détresse spirituelle**

(1998, 2004, 2013 ; N.P. 2.1)

Définition

Vulnérabilité à une perturbation de la capacité de ressentir et d'intégrer le sens et le but de la vie à travers les liens avec soi-même, la littérature, la nature et/ou une force plus grande que soi-même, qui peut compromettre la santé.

Facteurs de risque

Facteur développemental

- Transition de vie.

Facteurs environnementaux

- Changements environnementaux.
- Désastre naturel.

Facteurs physiques

- Maladie chronique.
- Maladie somatique.
- Toxicomanie.

Facteurs psychosociaux

- Anxiété.
- Blocage dans les expériences amoureuses.
- Changement dans les pratiques spirituelles.
- Changement dans les rituels religieux.
- Conflit d'origine raciale ou culturelle.
- Dépression.
- Facteurs de stress.
- Faible estime de soi.
- Incapacité de pardonner.
- Perte.
- Relations avec les autres inefficaces.
- Séparation de son réseau de soutien.

Références disponibles sur http://www.em-consulte.com/em/e-complement/474757/emm017.pdf

Domaine 10 : *Principes de vie*
Classe 3 : *Congruence entre les valeurs/croyances/actes*

00169

Pratique religieuse perturbée

(2004; N.P 2.1)

Définition

Difficulté à maintenir sa confiance en des croyances et/ou à participer aux rites d'une religion.

Caractéristiques

- Difficultés à se rallier aux croyances religieuses ou à participer aux rites prescrits (par ex. cérémonies; règles vestimentaires; prière; services; respect des fêtes religieuses).
- Détresse à cause de la séparation de la communauté religieuse.
- Désir de renouer avec les croyances et coutumes antérieures.
- Questionnement sur les coutumes et les modes religieux.

Facteurs favorisants

Développementaux et situationnels

- Crise liée à la fin de vie.
- Transition de vie.
- Vieillissement.

Physiques

- Douleur.
- Maladie.

Psychologiques

- Antécédents de manipulation religieuse.
- Anxiété.
- Crise personnelle.
- Insécurité.
- Peur de la mort.
- Soutien social insuffisant.
- Stratégies d'adaptation inefficaces.

Socioculturels

- Intégration sociale insuffisante.
- Interaction socioculturelle insuffisante.
- Obstacle culturel et environnemental à la pratique religieuse.

Spirituels

- Crise spirituelle.
- Détresse.

Références disponibles sur http://www.em-consulte.com/em/e-complement/474757/emm017.pdf

00170

Risque de perturbation dans la **pratique religieuse**

(2004, 2013 ; N.P. 2.1)

Définition

Vulnérabilité à une perturbation dans le maintien de la confiance en des croyances religieuses et/ou dans la participation aux rites d'une religion, qui peut compromettre la santé.

Facteurs de risque

Développemental

- Transition de vie.

Environnementaux

- Moyens de transport insuffisants.
- Obstacles à la pratique de la religion.

Physiques

- Douleur.
- Hospitalisation.
- Maladie.

Psychologiques

- Dépression.
- Insécurité.
- Soutien social insuffisant.
- Stratégies d'adaptation ou soins inefficaces.

Socioculturels

- Interaction sociale insuffisante.
- Obstacles culturels empêchant la pratique d'une religion.

Spirituel

- Détresse.

Références disponibles sur http://www.em-consulte.com/em/e-complement/474757/emm017.pdf

00171

Motivation à améliorer sa **pratique religieuse**

(2004, 2013 ; N.P. 2.1)

Définition

Capacité d'augmenter sa confiance en des croyances religieuses et/ou de participer à des rites religieux, qui peut être renforcée.

Caractéristiques

- Exprime le désir d'augmenter l'utilisation d'objets religieux.
- Exprime le désir d'augmenter la participation aux réconciliations.
- Exprime le désir d'augmenter la rencontre de personnalités religieuses.
- Exprime le désir d'augmenter sa participation aux pratiques/expériences religieuses (par ex. cérémonies, règles, règles vestimentaires, prières, services, respect des fêtes religieuses).
- Exprime le désir d'élargir ses perspectives religieuses.
- Exprime le désir de pardonner davantage.
- Exprime le désir de renforcer les croyances et pratiques religieuses du passé.

Références disponibles sur http://www.em-consulte.com/em/e-complement/474757/emm017.pdf

Domaine 10 : *Principes de vie*
Classe 3 : *Congruence entre les valeurs/croyances/actes*

00184

Motivation à améliorer sa **prise de décision**

(2006, 2013 ; N.P. 2.1)

Définition

Un ensemble de processus décisionnels permettant l'atteinte des objectifs de santé à court et à long terme, qui peut être renforcé.

Caractéristiques

- Exprime le désir d'améliorer la prise de décision.
- Exprime le désir d'augmenter l'utilisation des données probantes pour la prise de décision.
- Exprime le désir de clarifier la signification de ses choix.
- Exprime le désir de clarifier les différentes options envisagées dans la prise de décision.
- Exprime le désir de parfaire l'analyse des avantages et des inconvénients des décisions à prendre.
- Exprime le désir de prendre des décisions plus conformes à ses valeurs et à ses objectifs personnels.
- Exprime le désir de prendre des décisions plus conformes aux valeurs et aux objectifs socioculturels.

Références disponibles sur http://www.em-consulte.com/em/e-complement/474757/emm017.pdf

Domaine 10 : *Principes de vie*
Classe 3 : *Congruence entre les valeurs/croyances/actes*

00242

Prise de décision émancipée perturbée
(2013 ; N.P. 2.1)

Définition

Processus de prise de décision en matière de santé qui n'inclut pas des connaissances personnelles et/ou la considération des normes sociales, ou qui n'est pas réalisé dans un environnement modulable, entraînant une insatisfaction au sujet de la décision.

Caractéristiques

- Crainte excessive de ce que d'autres pensent de la décision.
- Détresse à l'écoute de l'opinion des autres.
- Expression réduite au sujet des options de soins de santé en présence d'autrui.
- Incapacité de choisir les options de soins de santé qui correspondent le mieux à son mode de vie actuel.
- Incapacité de décrire en quoi une option de soins de santé conviendrait à son mode de vie actuel.
- Préoccupation excessive à propos de ce que d'autres pensent être la meilleure solution.
- Retard dans l'adoption des options de soins de santé choisies.
- Retard dans le choix des options de soins de santé.
- Sentiment de gêne pour décrire une opinion personnelle.

Facteurs favorisants

- Diminution de la compréhension de tous les choix de soins de santé disponibles.
- Expérience de prise de décision limitée.
- Famille hiérarchique traditionnelle.
- Incapacité d'exprimer correctement ses opinions au sujet des options de soins de santé.
- Intimité insuffisante pour discuter des options de soins de santé.
- Système de soins santé hiérarchique traditionnel.
- Temps insuffisant pour discuter des options de soins de santé.

Références disponibles sur http://www.em-consulte.com/em/e-complement/474757/emm017.pdf

Domaine 10 : *Principes de vie*
Classe 3 : *Congruence entre les valeurs/croyances/actes*

00244

Risque de **prise de décision émancipée** perturbée

(2013 ; N.P. 2.1)

Définition

Vulnérabilité au processus de prise de décision en matière de soins de santé qui n'inclut pas des connaissances personnelles et/ou la considération des normes sociales, ou qui n'est pas réalisé dans un environnement modulable, entraînant une insatisfaction au sujet de la décision.

Facteurs de risque

- Confiance en soi insuffisante face à la prise de décision.
- Expérience de prise de décision limitée.
- Famille hiérarchique traditionnelle.
- Informations insuffisantes à propos des options de soins santé.
- Insuffisance d'assurance pour discuter ouvertement à propos des options de santé.
- Intimité insuffisante pour discuter ouvertement des options de soins de santé.
- Système de soins de santé hiérarchique traditionnel.
- Temps insuffisant pour discuter des options de soins de santé.

Références disponibles sur http://www.em-consulte.com/em/e-complement/474757/emm017.pdf

Domaine 10 : *Principes de vie*
Classe 3 : *Congruence entre les valeurs/croyances/actes*

00243

Motivation à améliorer une **prise de décision émancipée**

(2013 ; N.P. 2.1)

Définition

Processus de prise de décision en matière soins de santé incluant des connaissances personnelles et/ou la considération des normes sociales, qui peut être renforcé.

Caractéristiques

- Exprime le désir d'accroître son aisance à parler des options de soins de santé en présence des autres.
- Exprime le désir d'accroître son assurance dans le processus de prise de décision.
- Exprime le désir d'accroître son assurance pour discuter ouvertement des options de soins de santé.
- Exprime le désir d'améliorer l'intimité pour discuter des options de soins de santé.
- Exprime le désir d'améliorer la capacité de choisir les options de soins de santé qui correspondent le mieux au mode de vie actuel.
- Exprime le désir d'améliorer la capacité de choisir les options de soins de santé.
- Exprime le désir d'améliorer la capacité de compréhension de toutes les options de soins de santé disponibles.
- Exprime le désir d'améliorer la capacité de décrire son opinion personnelle sans contrainte.
- Exprime le désir d'améliorer le processus de prise de décision.

Références disponibles sur http://www.em-consulte.com/em/e-complement/474757/emm017.pdf

Domaine 11
Sécurité/protection

DOMAINE 11. SÉCURITÉ/PROTECTION		
Absence de danger, de blessure physique ou d'atteinte du système immunitaire ; prévention des pertes, et protection de la sûreté et de la sécurité		
Classe 1. Infection *Réponse de l'hôte à la suite d'une invasion pathogène*		
Code	**Diagnostic**	**Page**
00004	Risque d'**infection**	381
Classe 2. Lésions *Atteintes corporelles ou blessures*		
Code	**Diagnostic**	**Page**
00035	Risque de **blessure**	382
00245	Risque de **blessure** de la cornée	383
00087	Risque de **blessure** en péri-opératoire	384
00250	Risque de **blessure** des voies urinaires	385
00220	Risque de **brûlure thermique**	386
00205	Risque de **choc**	387
00155	Risque de **chutes**	388
00048	**Dentition** altérée	390
00249	Risque d'**escarre**	391
00039	Risque de **fausse route** (d'aspiration)	393
00206	Risque d'**hémorragie**	394

Classe 2. Lésions (suite)		
Code	**Diagnostic**	**Page**
00045	Atteinte de la **muqueuse buccale**	395
00247	Risque d'atteinte de la **muqueuse buccale**	397
00086	Risque de **dysfonctionnement neurovasculaire périphérique**	398
00046	Atteinte à l'**intégrité de la peau**	399
00047	Risque d'atteinte à l'**intégrité de la peau**	400
00100	**Rétablissement postopératoire** retardé	401
00246	Risque de **rétablissement postopératoire** retardé	402
00219	Risque de **sécheresse de l'œil**	403
00036	Risque de **suffocation**	404
00156	Risque de **syndrome de mort subite du nourrisson**	405
00044	Atteinte à l'**intégrité des tissus**	406
00248	Risque d'atteinte à l'**intégrité des tissus**	407
00038	Risque de **traumatisme**	408
00213	Risque de **traumatisme** vasculaire	410
00031	**Dégagemen**t inefficace **des voies respiratoires**	411

Classe 3. Violence *Usage d'une force ou d'un pouvoir excessif entraînant des blessures ou des mauvais traitements*		
Code	**Diagnostic**	**Page**
00151	**Automutilation**	412
00139	Risque d'**automutilation**	414
00150	Risque de **suicide**	416
00138	Risque de **violence** envers les autres	418
00140	Risque de **violence** envers soi	420

Classe 4. Dangers environnementaux *Sources de dangers présentes dans le milieu*		
Code	**Diagnostic**	**Page**
00181	**Contamination**	421
00180	Risque de **contamination**	424
00037	Risque d'**intoxication**	426

Classe 5. Processus défensifs *Processus par lesquels l'individu se protège*		
Code	**Diagnostic**	**Page**
00217	Risque de **réaction allergique**	427
00041	**Réaction allergique au latex**	428
00042	Risque de **réaction allergique au latex**	430
00218	Risque de **réaction** indésirable **à un produit de contraste iodé**	431
Classe 6. Thermorégulation *Processus physiologique de régulation de la chaleur et de l'énergie corporelles afin de protéger l'organisme*		
Code	**Diagnostic**	**Page**
00007	**Hyperthermie**	432
00006	**Hypothermie**	433
00253	Risque d'**hypothermie**	435
00254	Risque d'**hypothermie** péri-opératoire	437
00005	Risque de **température corporelle** anormale	438
00008	**Thermorégulation** inefficace	439

00004

Risque d'**infection**

(1986, 2010, 2013; N.P. 2.1)

Définition

Vulnérabilité à une contamination par des organismes pathogènes et leur multiplication, qui peut compromettre la santé.

Facteurs de risque

- Connaissances insuffisantes sur la manière d'éviter l'exposition à des agents pathogènes.
- Maladie chronique (par ex. diabète).
- Malnutrition.
- Obésité.
- Procédure invasive.
- Vaccination insuffisante.

Défenses primaires insuffisantes

- Altération de l'intégrité de la peau.
- Altération du péristaltisme.
- Diminution de l'activité ciliaire.
- Modification du pH des sécrétions.
- Rupture prématurée des membranes amniotiques.
- Rupture prolongée des membranes amniotiques.
- Stase des liquides biologiques.
- Tabagisme.

Défenses secondaires insuffisantes

- Baisse du taux d'hémoglobine.
- Immunosuppression.
- Leucopénie.
- Suppression de la réaction inflammatoire (par ex. interleukine 6 [IL-6], protéine C réactive [CRP]).

Augmentation de l'exposition à des agents pathogènes environnementaux

- Exposition à une épidémie.

Références disponibles sur http://www.em-consulte.com/em/e-complement/474757/emm017.pdf

Domaine 11 : *Sécurité/protection*
Classe 2 : *Lésions*

00035

Risque de **blessure**
(1978, 2013)

Définition
Vulnérabilité à une lésion due à des conditions environnementales dépassant les capacités d'adaptation et de défense d'une personne, qui peut compromettre sa santé.

Facteurs de risque

Facteurs extrinsèques

- Agent nosocomial.
- Altération des fonctions cognitives.
- Altération des fonctions psychomotrices.
- Exposition à des agents pathogènes.
- Exposition à des produits chimiques toxiques.
- Modes de transport dangereux.
- Obstacles physiques (par ex. organisation, structure et aménagement du quartier, de l'immeuble et/ou des équipements).
- Source nutritionnelle périmée (par ex. vitamines, différents types d'aliments).
- Taux d'immunisation au sein de la collectivité.

Facteurs intrinsèques

- Altération de la sensibilité (résultant d'une lésion au niveau de la moelle épinière, diabète, etc.).
- Dysfonctionnement auto-immunitaire.
- Dysfonctionnement biochimique.
- Dysfonctionnement d'intégration sensorielle.
- Dysfonctionnement des organes effecteurs.
- Dysfonctionnement du système immunitaire.
- Extrêmes d'âge.
- Hémogramme anormal.
- Hypoxie tissulaire.
- Malnutrition.
- Mécanismes de défenses primaires diminués (effraction cutanée).
- Modification de l'orientation affective.

Domaine 11 : *Sécurité/protection*
Classe 2 : *Lésions*

00245

Risque de **blessure** de la cornée

(2013 ; N.P. 2.1)

Définition

Vulnérabilité à une infection ou une lésion inflammatoire du tissu cornéen pouvant affecter les couches profondes ou superficielles, qui peut compromettre la santé.

Facteurs de risque

- Clignement des paupières < 5 fois par minute.
- Exposition du globe oculaire.
- Hospitalisation prolongée.
- Intubation.
- Médicament.
- Œdème péri-orbitaire.
- Oxygénothérapie.
- Score de l'échelle Glasgow du coma < 7.
- Trachéostomie.
- Ventilation artificielle.

Références disponibles sur http://www.em-consulte.com/em/e-complement/474757/emm017.pdf

11. Sécurité/protection

Domaine 11 : *Sécurité/protection*
Classe 2 : *Lésions*

00087

Risque de **blessure** en péri-opératoire

(1994, 2006, 2013; N.P. 2.1)

Définition

Vulnérabilité à des changements anatomiques et physiques involontaires résultant du positionnement ou de l'équipement médical utilisé pendant un procédé invasif ou une intervention chirurgicale, qui peut compromettre la santé.

Facteurs de risque

- Désorientation.
- Faiblesse musculaire.
- Immobilisation.
- Maigreur.
- Obésité.
- Œdème.
- Troubles de la perception sensorielle secondaires à l'anesthésie.

Références disponibles sur http://www.em-consulte.com/em/e-complement/474757/emm017.pdf

00250

Risque de **blessure** des voies urinaires

(2013 ; N.P. 2.1)

Définition

Vulnérabilité à une lésion des voies urinaires causée par l'utilisation de sondes, qui peut compromettre la santé.

Facteurs de risque

- Allergie au latex.
- Ballonnet gonflé à 30 ml ou plus.
- Confusion.
- Connaissances insuffisantes du patient ou de l'aidant naturel concernant les soins à une sonde urinaire.
- Dyssynergie du détrusor.
- État empêchant la possibilité de protéger la sonde (par ex. brûlure, traumatisme, amputation).
- Extrêmes d'âge.
- Lésion médullaire.
- Modification anatomique des organes pelviens.
- Obésité.
- Sondages multiples.
- Troubles cognitifs.
- Utilisation de sonde urinaire de gros calibre.
- Utilisation prolongée de sondes urinaires.

Références disponibles sur http://www.em-consulte.com/em/e-complement/474757/emm017.pdf

00220

Risque de **brûlure thermique**

(2010, 2013 ; N.P. 2.1)

Définition

Vulnérabilité à des lésions à la peau et aux muqueuses consécutives à des extrêmes de température, qui peut compromettre la santé.

Facteurs de risque

- Absence de vêtements protecteurs adéquats (par ex. vêtements de nuit ignifugé, gants, cache-oreilles).
- Altération des fonctions cognitives.
- Connaissances insuffisantes sur les précautions relatives à la sécurité (patient, aidant naturel).
- Environnement dangereux.
- Extrêmes d'âge.
- Fatigue.
- Inattention.
- Intoxication (alcool, drogues).
- Neuropathie.
- Programme thérapeutique.
- Surveillance inadéquate.
- Tabagisme.
- Températures ambiantes extrêmes.
- Trouble neuromusculaire.

Références disponibles sur http://www.em-consulte.com/em/e-complement/474757/emm017.pdf

00205

Risque de **choc**

(2008, 2013 ; N.P. 2.1)

Définition

Vulnérabilité à une insuffisance du flux sanguin dans les tissus pouvant mener à un dysfonctionnement cellulaire menaçant la vie, qui peut compromettre la santé.

Facteurs de risque

- Hypotension.
- Hypovolémie.
- Hypoxémie.
- Hypoxie.
- Infection.
- Septicémie.
- Syndrome de réponse inflammatoire systémique.

Références disponibles sur http://www.em-consulte.com/em/e-complement/474757/emm017.pdf

Domaine 11 : *Sécurité/protection*
Classe 2 : *Lésions*

00155

Risque de **chutes**
(2000, 2013)

Définition
Vulnérabilité à une prédisposition accrue aux chutes qui peut causer des blessures et compromettre la santé.

Facteurs de risque

Facteurs liés à l'âge adulte
- Antécédents de chutes.
- Personne âgée de 65 ans ou plus.
- Personne vivant seule.
- Prothèse d'un membre inférieur.
- Utilisation de moyens auxiliaires de marche (par ex. déambulateur, fauteuil roulant, canne).

Facteurs liés à l'enfance
- Absence de barrière de sécurité dans l'escalier.
- Absence de protection aux fenêtres.
- Bébé ≤ 2 ans.
- Bébé de sexe masculin et de moins de 1 an.
- Dispositif de sécurité dans l'automobile insuffisant.
- Surveillance inadéquate.

Facteur cognitif
- Altération des fonctions cognitives.

Facteurs environnementaux
- Cadre non familier.
- Éclairage insuffisant.
- Environnement encombré.
- Exposition à des facteurs dangereux liés aux conditions météorologiques (par ex. sol mouillé, glace).
- Matériel antidérapant dans le bain insuffisant.
- Utilisation de carpettes.
- Utilisation de moyens de contention.

Facteurs liés aux médicaments
- Consommation d'alcool.
- Médicaments.

Facteurs physiologiques
- Anémie.
- Arthrite.
- Besoin impérieux d'uriner ou incontinence.
- Cancer.
- Diarrhée.
- Difficulté à la marche.
- Diminution de l'audition.
- Diminution de la force des membres inférieurs.

- Diminution de la vision.
- Hypotension orthostatique.
- Insomnie.
- Maladie affectant les pieds.
- Maladie aiguë.
- Maladie vasculaire.
- Malaise, suite à une rotation ou à une extension du cou.
- Mobilité réduite.
- Neuropathie.
- Période de rétablissement postopératoire.
- Problèmes proprioceptifs.
- Trouble de l'équilibre.
- Variation du taux de glycémie.

Domaine 11 : *Sécurité/protection*
Classe 2 : *Lésions*

00048

Dentition altérée
(1998)

Définition
Interruption du développement, de l'éruption dentaire ou de l'intégrité structurelle de chaque dent.

Caractéristiques

- Abrasion dentaire.
- Absence de dents.
- Asymétrie faciale.
- Calculs salivaires excessifs.
- Caries au niveau de la dent ou de la racine de la dent.
- Décoloration de l'émail dentaire.
- Dent mobile.
- Érosion de l'émail.
- Fracture dentaire.
- Halitose.
- Malocclusion.
- Mauvais alignement dentaire.
- Maux de dents.
- Perte prématurée des dents de lait.
- Plaque dentaire excessive.
- Poussée dentaire incomplète pour l'âge.

Facteurs favorisants

- Bruxisme (grincement de dents).
- Classe socio-économique défavorisée.
- Connaissances relatives à l'hygiène dentaire insuffisantes.
- Difficulté à accéder à des soins dentaires.
- Habitudes alimentaires inadéquates.
- Hygiène buccale inadéquate.
- Malnutrition.
- Médicament.
- Obstacle à la réalisation de ses soins personnels.
- Prédispositions génétiques.
- Prise excessive de dérivés fluorés.
- Sensibilité à la température buccale.
- Utilisation excessive d'agents abrasifs dentaires.
- Utilisation habituelle de produits tachants (par ex. tabac, thé, café, vin rouge).
- Vomissements chroniques.

00249

Risque d'escarre

(2013 ; N.P. 2.2)

Définition

Vulnérabilité à une lésion de la peau et/ou des tissus sous-jacents, habituellement localisée sur une proéminence osseuse, résultant de la pression seule ou combinée avec le cisaillement (NPUAP, 2007)

Facteurs de risque

- *Adulte :* score de l'échelle de Braden < 18.
- *Enfant :* score de l'échelle Q de Braden ≤ 16.
- Alimentation inadéquate.
- Altération de la sensibilité.
- Altération des fonctions cognitives.
- Anémie.
- Antécédents d'accident vasculaire cérébral.
- Antécédents d'escarre.
- Antécédents de traumatisme.
- Classification fonctionnelle NYHA (New York Heart Association) ≥ 2.
- Connaissances insuffisantes de l'aidant naturel sur la prévention des escarres.
- Déficit des soins personnels.
- Déshydratation.
- Diminution de l'épaisseur du pli de la peau du triceps.
- Diminution de l'oxygénation tissulaire.
- Diminution de la mobilité.
- Diminution de la perfusion tissulaire.
- Diminution du taux d'albumine sérique.
- Élévation de la température de la peau de 1 ou 2 °C.
- Extrêmes d'âge.
- Extrêmes de poids.
- Faible score sur l'échelle d'évaluation du risque d'escarre (Risk Assessment Pressure Sore [RAPS]).
- Forces de cisaillement.
- Fracture de la hanche.
- Friction superficielle.
- Hyperthermie.
- Immobilisation prolongée sur une surface dure (par ex. intervention chirurgicale ≥ 2 heures).
- Immobilisation.
- Incontinence.
- Lymphopénie.
- Maladie cardiovasculaire.
- Médicament (anesthésie générale, vasopresseurs, antidépresseurs, noradrénaline).
- Œdème.
- Peau moite.
- Peau squameuse.

- Pression sur une proéminence osseuse.
- Score ASA (American Society of Anesthesiologists) ≥ 2.
- Sécheresse de la peau.
- Sexe féminin.
- Tabagisme.
- Trouble circulatoire.
- Utilisation de linge ayant une faible absorption de l'humidité.

National Pressure Ulcer Advisory Panel (NPUAP, 2007). Mise à jour des stades de l'escarre. Disponible à l'adresse : http://www.npuap.org/resources/educational-and-clinical-ressources/pressure-ulcer-categorystaging-illustrations/, consulté le 20 mars 2014.

Références disponibles sur http://www.em-consulte.com/em/e-complement/474757/emm017.pdf

Domaine 11 : *Sécurité/protection*
Classe 2 : *Lésions*

00039

Risque de **fausse route** (d'aspiration)

(1988, 2013)

Définition

Vulnérabilité à l'inhalation des sécrétions gastriques et/ou pharyngées, des solides ou des liquides dans la trachée et les bronches, qui peut compromettre la santé.

Facteurs de risque

- Alimentation entérale.
- Augmentation de la pression intragastrique.
- Augmentation du résidu de l'estomac.
- Diminution du niveau de conscience.
- Diminution du transit gastro-intestinal.
- Fermeture insuffisante du sphincter inférieur de l'œsophage.
- Incapacité d'avaler.
- Inhibition du réflexe pharyngé.
- Intervention chirurgicale ou traumatisme au visage, à la bouche ou au cou.
- Mâchoires immobilisées par des fils métalliques.
- Obstacle à l'adoption de la position assise.
- Présence de sonde orale/nasale (par ex. trachéale, ou pour alimentation).
- Programme thérapeutique.
- Retard de la vidange gastrique.
- Toux inefficace.

00206

Risque d'**hémorragie**

(2008, 2013 ; N.P. 2.1)

Définition

Vulnérabilité à une diminution du volume sanguin, qui peut compromettre la santé.

Facteurs de risque

- Altération des fonctions hépatiques (par ex. cirrhose, hépatite).
- Anévrisme.
- Antécédents de chutes.
- Circoncision.
- Coagulation intravasculaire disséminée (CIVD).
- Coagulopathie congénitale (par ex. thrombocytopénie).
- Complication de la grossesse (par ex. rupture prématurée de la poche des eaux, placenta praevia, grossesse multiple, décollement placentaire).
- Complication du post-partum (par ex. atonie utérine, rétention placentaire).
- Connaissances insuffisantes sur les précautions à prendre lors d'une hémorragie.
- Programme thérapeutique.
- Traumatisme.
- Trouble gastro-intestinal (par ex. ulcère gastrique, polypes, varices).

Références disponibles sur http://www.em-consulte.com/em/e-complement/474757/emm017.pdf

00045

Atteinte de la **muqueuse buccale**

(1982, 1998, 2013)

Définition

Lésion des lèvres, des tissus, de la cavité buccale et/ou de l'oropharynx.

Caractéristiques

- Amygdales hypertrophiées.
- Déchaussement de plus de 4 mm.
- Desquamation.
- Difficulté à manger ou à avaler.
- Difficulté pour parler.
- Diminution de la sensation du goût.
- Exposition à des agents pathogènes.
- Exsudat ou écoulement purulent.
- Fissures, chéilite.
- Gêne buccale.
- Glossite exfoliatrice.
- Halitose.
- Hyperémie.
- Hyperplasie des gencives.
- Langue atrophiée, lisse et sensible.
- Langue saburrale.
- Lésions ou ulcères buccaux.
- Macroplasie.
- Mauvais goût dans la bouche.
- Muqueuse dénudée.
- Œdème buccal.
- Pâleur de la muqueuse et des gencives.
- Plaques blanches, taches spongieuses ou exsudat blanchâtre.
- Présence d'une masse (par ex. hémangiomes).
- Rétraction des gencives.
- Saignement.
- Stomatite.
- Vésicules, nodules, papules.
- Xérostomie.

Facteurs favorisants

- Agent chimique irritant (par ex. brûlure, capsaïcine, chlorure de méthylène, agent moutarde).
- Allergie.
- Altération des fonctions cognitives.
- Connaissances insuffisantes concernant l'hygiène buccale.
- Consommation d'alcool.
- Dépression.
- Déshydratation.
- Diète absolue depuis plus de 24 heures.
- Diminution de l'immunité.
- Diminution de la salivation.

- Diminution des taux d'hormone chez la femme.
- Facteur mécanique (par ex. appareils orthodontiques, sonde endotrachéale, sonde nasogastrique, chirurgie buccale).
- Facteurs de stress.
- Fissure palatine, fente labiale.
- Hygiène buccale insuffisante.
- Immunosuppression.
- Infection.
- Maladie auto-immune.
- Maladie autosomique.
- Malnutrition.
- Obstacles à l'hygiène buccale.
- Obstacles au suivi chez le dentiste.
- Perte des structures de soutien.
- Programme thérapeutique.
- Respiration par la bouche.
- Syndrome (par ex. de Sjögren).
- Tabagisme.
- Thrombopénie.
- Traumatisme buccal.
- Trouble du comportement (par ex. déficit de l'attention, oppositionnel avec provocation).

00247

Risque d'atteinte de la **muqueuse buccale**

(2013 ; N.P. 2.1)

Définition

Vulnérabilité à une lésion des lèvres, des tissus, de la cavité buccale et/ou de l'oropharynx, qui peut compromettre la santé.

Facteurs de risque

- Allergie.
- Altération des fonctions cognitives.
- Chimiothérapie.
- Classe socio-économique défavorisée.
- Connaissances insuffisantes concernant l'hygiène buccale.
- Consommation d'alcool.
- Diminution de l'immunité.
- Diminution des taux d'hormone chez la femme.
- Facteur mécanique (par ex. appareils orthodontiques, canule pour ventilation ou sonde pour alimentation).
- Facteurs de stress.
- Hygiène buccale insuffisante.
- Immunosuppression.
- Infection.
- Intervention chirurgicale.
- Maladie auto-immune.
- Maladie autosomique.
- Nutrition inadéquate.
- Obstacles à l'hygiène buccale.
- Obstacles au suivi chez le dentiste.
- Radiothérapie.
- Syndrome (par ex. de Sjögren).
- Tabagisme.
- Traumatisme.
- Trouble du comportement (par ex. déficit de l'attention, oppositionnel avec provocation).

Domaine 11 : *Sécurité/protection*
Classe 2 : *Lésions*

00086

Risque de **dysfonctionnement neurovasculaire périphérique** (1992, 2013)

Définition
Vulnérabilité à un trouble circulatoire, sensoriel ou moteur dans un membre, qui peut compromettre la santé.

Facteurs de risque

- Brûlure.
- Chirurgie orthopédique.
- Compression mécanique (par ex. garrot, plâtre, orthèse, pansement, dispositif de contention).
- Fracture.
- Immobilisation.
- Obstruction vasculaire.
- Traumatisme.

Domaine 11 : *Sécurité/protection*
Classe 2 : *Lésions*

00046

Atteinte à l'intégrité de la peau

(1975, 1998)

Définition

Altération de l'épiderme et/ou du derme.

Caractéristiques

- Altération de l'intégrité de la peau.
- Corps étranger perçant la peau.

Facteurs favorisants

Facteurs extrinsèques

- Agent chimique irritant (par ex. brûlure, capsaïcine, chlorure de méthylène, agent moutarde).
- Extrêmes d'âge.
- Facteur mécanique (par ex. force de cisaillement, pression, immobilité).
- Humidité.
- Hyperthermie.
- Hypothermie.
- Médicament.
- Moiteur.
- Radiothérapie.

Facteurs intrinsèques

- Alimentation inadéquate.
- Altération de la sensibilité (résultant d'une lésion au niveau de la moelle épinière, diabète, etc.).
- Altération du métabolisme.
- Changement hormonal.
- Immunodéficience.
- Modification de la pigmentation.
- Modification de la turgescence de la peau.
- Modification du volume liquidien.
- Pression sur une proéminence osseuse.
- Trouble circulatoire.

00047

Risque d'atteinte à l'intégrité de la peau

(1975, 1998, 2010, 2013; N.P. 2.1)

Définition

Vulnérabilité à une altération de l'épiderme et/ou du derme, qui peut compromettre la santé.

Facteurs de risque

Facteurs extrinsèques

- Agent chimique irritant (par ex. brûlure, capsaïcine, chlorure de méthylène, agent moutarde).
- Excrétions.
- Extrêmes d'âge.
- Facteur mécanique (par ex. force de cisaillement, pression, immobilité).
- Humidité.
- Hyperthermie.
- Hypothermie.
- Moiteur.
- Radiothérapie.
- Sécrétions.

Facteurs intrinsèques

- Alimentation inadéquate.
- Altération de la sensibilité (résultant d'une lésion au niveau de la moelle épinière, diabète, etc.).
- Altération du métabolisme.
- Changement hormonal.
- Facteur psychogène.
- Immunodéficience.
- Médicament.
- Modification de la pigmentation.
- Modification de la turgescence de la peau.
- Pression sur une proéminence osseuse.
- Trouble circulatoire.

Domaine 11 : *Sécurité/protection*
Classe 2 : *Lésions*

00100

Rétablissement postopératoire retardé

(1998, 2006, 2013 ; N.P. 2.1.)

Définition

Prolongation du nombre de jours requis en postopératoire afin que les personnes commencent à accomplir seules les activités propres à entretenir la vie, la santé et le bien-être.

Caractéristiques

- Aide requise pour les soins personnels.
- Incapacité de reprendre son emploi.
- Inconfort.
- Mobilité réduite.
- Perte d'appétit.
- Report de la reprise du travail.
- Signes d'interruption du processus de cicatrisation de la plaie chirurgicale.
- Temps de la convalescence anormalement long.

Facteurs favorisants

- Antécédents de retard de cicatrisation.
- Contamination du site opératoire.
- Diabète.
- Douleur.
- Extrêmes d'âge.
- Infection du site opératoire.
- Intervention chirurgicale lourde.
- Malnutrition.
- Médicament.
- Mobilité réduite.
- Nausées, vomissements persistants.
- Obésité.
- Œdème au niveau de la plaie.
- Réaction émotionnelle postopératoire.
- Score ASA (American Society of Anesthesiologist) ≥ 3.
- Temps opératoire prolongé.
- Traumatisme au niveau du site opératoire.
- Trouble psychologique pendant la période postopératoire.

Références disponibles sur http://www.em-consulte.com/em/e-complement/474757/emm017.pdf

Domaine 11 : *Sécurité/protection*
Classe 2 : *Lésions*

00246

Risque de **rétablissement postopératoire** retardé

(2013 ; N.P. 2.1.)

Définition

Vulnérabilité à une prolongation du nombre de jours requis en postopératoire afin que les personnes commencent à accomplir seules les activités propres à entretenir la vie, la santé et le bien-être, qui peut compromettre la santé.

Facteurs de risque

- Antécédents de retard de cicatrisation.
- Contamination du site opératoire.
- Diabète.
- Douleur.
- Extrêmes d'âge.
- Infection du site opératoire.
- Intervention chirurgicale lourde.
- Malnutrition.
- Médicament.
- Mobilité réduite.
- Nausées, vomissements persistants.
- Obésité.
- Œdème au niveau de la plaie.
- Réaction émotionnelle postopératoire.
- Score ASA (American Society of Anesthesiologist) ≥ 3.
- Temps opératoire prolongé.
- Traumatisme au niveau du site opératoire.
- Trouble psychologique pendant la période postopératoire.

Références disponibles sur http://www.em-consulte.com/em/e-complement/474757/emm017.pdf

Domaine 11 : *Sécurité/protection*
Classe 2 : *Lésions*

00219

Risque de **sécheresse de l'œil**

(2010, 2013; N.P. 2.1)

Définition

Vulnérabilité à un inconfort au niveau de l'œil, ou à une atteinte à la cornée et la conjonctive, consécutive à une diminution de la quantité ou de la qualité des larmes humectant l'œil, qui peut compromettre la santé.

Facteurs de risque

- Antécédents d'allergie.
- Carence en vitamine A.
- Changement hormonal.
- Choix du mode de vie (par ex. tabagisme, usage de caféine, lecture prolongée).
- Facteur environnemental (par ex. air climatisé, vent excessif, exposition au soleil, pollution de l'air, taux d'humidité bas).
- Lentilles de contact.
- Lésion neurologique avec perte du réflexe sensitif ou moteur (par ex. lagophtalmie, perte du réflexe spontané du clignement).
- Lésion oculaire.
- Maladie auto-immune (par ex. arthrite rhumatoïde, diabète, trouble thyroïdien).
- Programme thérapeutique.
- Sexe féminin.
- Ventilation artificielle.
- Vieillissement.

Références disponibles sur http://www.em-consulte.com/em/e-complement/474757/emm017.pdf

00036

Risque de **suffocation**

(1980, 2013)

Définition

Vulnérabilité à une suffocation accidentelle (manque d'air à inhaler), qui peut compromettre la santé.

Facteurs de risque

Facteurs extrinsèques

- Accès à un réfrigérateur ou un congélateur vide.
- Appareil de chauffage à combustion sans conduit d'aération.
- Biberon calé dans le berceau d'un bébé.
- Corde à linge trop basse.
- Enfants jouant avec des sacs de plastique.
- Enfants laissés sans surveillance dans l'eau.
- Fuite de gaz.
- Personne fumant au lit.
- Petit objet dans les voies aériennes.
- Surface de repos moelleuse (par ex. objets en vrac placés à côté du nourrisson).
- Tétine attachée au cou d'un bébé.
- Trop grosses bouchées de nourriture.
- Véhicule laissé en marche dans un garage fermé.

Facteurs intrinsèques

- Altération de la fonction motrice.
- Altération de l'odorat.
- Altération des fonctions cognitives.
- Connaissances insuffisantes sur les précautions de sécurité.
- Pathologie ou lésion de la face ou du cou.
- Trouble émotionnel.

00156

Risque de **syndrome de mort subite du nourrisson**

(2002, 2013 ; N.P. 3.2)

Définition

Vulnérabilité à une mort subite chez un nouveau-né/nourrisson.

Facteurs de risque

Modifiables

- Exposition au tabagisme.
- Nourrisson couché en position ventrale ou latérale.
- Nourrisson trop couvert ou exposé à une température ambiante trop élevée.
- Retard de soins prénatals.
- Soins prénatals insuffisants.
- Surface de repos moelleuse (par ex. objets en vrac placés à côté du nourrisson).

Potentiellement modifiables

- Faible poids à la naissance.
- Jeunes parents.
- Prématurité.

Non modifiables

- Âge de 2 à 4 mois.
- Ethnie (par ex. mère afro-américaine ou amérindienne).
- Saison (automne et hiver).
- Sexe masculin.

00044

Atteinte à l'intégrité des tissus

(1986, 1998, 2013; N.P. 2.1)

Définition

Lésion d'une muqueuse, de la cornée, du système tégumentaire, d'un fascia musculaire, d'un muscle, d'un tendon, d'un os, d'un cartilage, d'une capsule articulaire et/ou d'un ligament.

Caractéristiques

- Lésion des tissus.
- Destruction des tissus.

Facteurs favorisants

- Agent chimique irritant (par ex. brûlure, capsaïcine, chlorure de méthylène, agent moutarde).
- Alimentation électrique à haute tension.
- Altération de la sensibilité.
- Altération du métabolisme.
- Connaissances insuffisantes concernant le maintien et la protection de l'intégrité tissulaire.
- Déficit ou excès de volume liquidien.
- État nutritionnel déséquilibré (obésité, malnutrition).
- Extrêmes d'âge.
- Extrêmes de température ambiante.
- Facteur mécanique.
- Humidité.
- Intervention chirurgicale.
- Médicament.
- Mobilité réduite.
- Neuropathie périphérique.
- Radiothérapie.
- Trouble circulatoire.

Références disponibles sur http://www.em-consulte.com/em/e-complement/474757/emm017.pdf

00248

Risque d'atteinte à l'intégrité des tissus

(2013 ; N.P. 2.1)

Définition

Vulnérabilité à une lésion d'une muqueuse, de la cornée, du système tégumentaire, d'un fascia musculaire, d'un muscle, d'un tendon, d'un os, d'un cartilage, d'une capsule articulaire et/ou d'un ligament, qui peut compromettre la santé.

Facteurs de risque

- Agent chimique irritant (par ex. brûlure, capsaïcine, chlorure de méthylène, agent moutarde).
- Alimentation électrique à haute tension.
- Altération de la sensibilité.
- Altération du métabolisme.
- Connaissances insuffisantes concernant le maintien et la protection de l'intégrité tissulaire.
- Déficit ou excès de volume liquidien.
- État nutritionnel déséquilibré (obésité, malnutrition).
- Extrêmes d'âge.
- Extrêmes de température ambiante.
- Facteur mécanique.
- Humidité.
- Intervention chirurgicale.
- Médicament.
- Mobilité réduite.
- Neuropathie périphérique.
- Radiothérapie.
- Trouble circulatoire.

Références disponibles sur http://www.em-consulte.com/em/e-complement/474757/emm017.pdf

00038

Risque de **traumatisme**

(1980, 2013)

Définition

Vulnérabilité à une blessure accidentelle des tissus (par ex. plaie, brûlure, fracture), qui peut compromettre la santé.

Facteurs de risque

Facteurs extrinsèques

- Absence de barrière de sécurité pour escalier.
- Absence de protection aux fenêtres.
- Absence ou dysfonctionnement d'un dispositif d'appel à l'aide.
- Accès aux armes.
- Allumage tardif du brûleur ou d'un four à gaz.
- Appareils défectueux.
- Bain dans de l'eau trop chaude.
- Combustibles ou corrosifs rangés dans des endroits inadéquats (par ex. allumettes, torchons huileux, lessive).
- Conduite dangereuse de véhicule lourd (par ex. vitesse excessive, état d'ébriété, sans les aides visuelles nécessaires).
- Dangers d'origine électrique (par ex. prises de courant défectueuses, fils dénudés, surcharge des prises électriques ou des boîtes à fusibles).
- Éclairage insuffisant.
- Emploi d'une échelle ou d'une chaise instables.
- Exposition à des appareils dangereux.
- Exposition à des produits corrosifs.
- Exposition à des toxiques chimiques.
- Exposition aux radiations.
- Extrêmes de température ambiante.
- Fils électriques non fixés.
- Fuites de gaz.
- Glaçons pendant d'un toit.
- Graisse accumulée sur une cuisinière.
- Installation d'un enfant sur le siège avant d'un véhicule.
- Jeux avec des explosifs.
- Jeux avec des objets dangereux.
- Lit trop haut.
- Matériel antidérapant insuffisant dans la salle de bains.
- Non-utilisation ou mauvaise utilisation de la ceinture de sécurité.
- Objets inflammables (par ex. jouets ou vêtements d'enfant).
- Passages encombrés.
- Poignées de casseroles tournées vers le devant de la cuisinière.
- Port de vêtements flottants à proximité d'une flamme.

- Port inadéquat du casque (par ex. casque de protection, casque de motocyclette).
- Protection insuffisante d'une source de chaleur.
- Proximité d'un chemin réservé aux véhicules (par ex. entrée de garage, rails de chemin de fer).
- Rampe d'escalier branlante.
- Résistance aux moyens de contention.
- Route dangereuse.
- Sols glissants.
- Tapis roulant dangereux.
- Taux élevé de criminalité dans le voisinage.
- Usage du tabac au lit ou à proximité d'une source d'oxygène.
- Utilisation de carpettes.
- Utilisation de vaisselle fêlée.

Facteurs intrinsèques

- Altération de la sensibilité (résultant d'une lésion au niveau de la moelle épinière, diabète, etc.).
- Altération des fonctions cognitives.
- Antécédents de traumatisme (par ex. physique, psychologique, sexuel).
- Classe socio-économique défavorisée.
- Connaissances insuffisantes sur les mesures de sécurité.
- Diminution de la coordination des muscles.
- Diminution de la coordination main–œil.
- Faiblesse.
- Trouble de l'équilibre.
- Trouble émotionnel.
- Vue affaiblie.

Domaine 11 : *Sécurité/protection*
Classe 2 : *Lésions*

00213

Risque de **traumatisme** vasculaire

(2008, 2013; N.P. 2.1)

Définition

Vulnérabilité à une lésion d'une veine et du tissu environnant en raison de la présence d'un cathéter et/ou de la perfusion de solutions, qui peut compromettre la santé.

Facteurs de risque

- Calibre du cathéter inapproprié.
- Débit rapide de la perfusion.
- Difficulté à visualiser l'artère ou la veine.
- Durée de la présence du cathéter.
- Fixation du cathéter inadéquate.
- Point d'insertion.
- Solution irritante (par ex. concentration, température, pH).
- Type de cathéter inapproprié.

Références disponibles sur http://www.em-consulte.com/em/e-complement/474757/emm017.pdf

Domaine 11 : *Sécurité/protection*
Classe 2 : *Lésions*

00031

Dégagement inefficace des voies respiratoires
(1980, 1996, 1998)

Définition
Incapacité de libérer les voies respiratoires des sécrétions ou des obstructions qui entravent le libre passage de l'air.

Caractéristiques

- Agitation.
- Altération du mode de respiration.
- Altération du rythme respiratoire.
- Bruits respiratoires adventices.
- Cyanose.
- Difficulté à parler.
- Diminution des bruits respiratoires.
- Dyspnée.
- Expectorations excessives.
- Orthopnée.
- Toux inefficace ou inexistante.
- Yeux écarquillés.

Facteurs favorisants

Facteurs environnementaux
- Exposition à la fumée.
- Tabagisme.
- Tabagisme passif.

Facteurs physiologiques
- Allergie respiratoire.
- Asthme.
- Infection.
- Trouble neuromusculaire.

Obstruction des voies respiratoires
- Bronchopneumopathie chronique obstructive (BPCO).
- Exsudat alvéolaire.
- Hyperplasie de l'arbre bronchique.
- Présence d'un corps étranger dans les voies respiratoires.
- Présence d'une ventilation artificielle.
- Production excessive de mucus.
- Spasme des voies respiratoires.
- Stase des sécrétions.

Domaine 11 : *Sécurité/protection*
Classe 3 : *Violence*

00151

Automutilation
(2000)

Définition
Acte délibéré de se blesser sans intention de se tuer, produisant des lésions tissulaires et une sensation de soulagement de ses tensions.

Caractéristiques

- Amputation.
- Brûlures infligées à soi-même.
- Constriction d'une partie du corps.
- Coups.
- Coupures/griffures corporelles.
- Écorchures.
- Grattage des plaies.
- Ingestion/inhalation de substances ou d'objets dangereux.
- Insertion d'objets dans un (des) orifice(s) corporel(s).
- Morsures.

Facteurs favorisants

- Absence de confident dans la famille.
- Adolescence.
- Altération de l'image corporelle.
- Antécédents de maltraitance dans l'enfance (par ex. physique, psychologique, sexuelle).
- Antécédents familiaux de comportement autodestructeur.
- Autisme.
- Besoin de diminuer rapidement son stress.
- Besoin irrésistible de se blesser ou de se faire du mal.
- Communication parent–adolescent inefficace.
- Crise d'identité sexuelle.
- Dépersonnalisation.
- Dissociation.
- Faible estime de soi.
- Famille divorcée.
- Humeur labile.
- Impulsivité.
- Incapacité d'exprimer ses tensions verbalement.
- Incapacité de supporter une augmentation de tension.
- Incapacité habituelle de planifier des solutions ou de voir les conséquences à long terme.
- Incarcération.
- Isolement de ses pairs.
- Maladie ou chirurgie infantiles.
- Manipulations afin d'entretenir les relations avec les autres.
- Pairs qui s'automutilent.

- Perfectionnisme.
- Personne ayant des antécédents d'automutilation.
- Perturbation de l'estime de soi.
- Perturbation émotionnelle.
- Relations interpersonnelles perturbées.
- Retard dans le développement.
- Sentiment de menace lié à la perte de relations importantes.
- Sentiments négatifs (par ex. dépression, rejet, dégoût de soi, anxiété de la séparation, culpabilité et dépersonnalisation).
- Stratégies d'adaptation inefficaces.
- Toxicomanie au sein de la famille.
- Toxicomanie.
- Trouble de personnalité limite.
- Trouble psychotique.
- Troubles alimentaires.
- Troubles caractériels.
- Vie dans un milieu non traditionnel (par ex. placement en institution de soins, dans un groupe ou dans une famille d'accueil).
- Violence entre les personnes représentant l'image parentale.

00139

Risque d'**automutilation**
(1992, 2000, 2013)

Définition
Vulnérabilité à une tentative délibérée de se blesser sans intention de se tuer, produisant des lésions tissulaires en vue du soulagement de ses tensions.

Facteurs de risque

- Adolescence.
- Altérations de l'image corporelle.
- Antécédents de maltraitance dans l'enfance (par ex. physique, psychologique, sexuelle).
- Antécédents familiaux de comportement autodestructeur.
- Autisme.
- Besoin de diminuer rapidement son stress.
- Besoin irrésistible de se faire du mal.
- Crise d'identité sexuelle.
- Dépersonnalisation.
- Dissociation.
- Enfant maltraité.
- Faible estime de soi.
- Famille divorcée.
- Impulsivité.
- Incapacité d'exprimer ses tensions verbalement.
- Incapacité de supporter une augmentation de tension.
- Incapacité habituelle de planifier des solutions ou de voir les conséquences à long terme.
- Incarcération.
- Isolement de ses pairs.
- Maladie ou chirurgie infantiles.
- Manipulations afin d'établir les relations avec les autres.
- Pairs qui s'automutilent.
- Perfectionnisme.
- Personne ayant des antécédents d'automutilation.
- Perte de contrôle dans une situation de résolution de problèmes.
- Perte d'une relation affectivement importante.
- Perturbation de l'estime de soi.
- Perturbation émotionnelle.
- Relations interpersonnelles perturbées.
- Retard dans le développement.
- Sentiment de menace lié à la perte de relations importantes.
- Sentiments négatifs (par ex. dépression, rejet, dégoût de soi, anxiété de séparation, culpabilité et dépersonnalisation).

- Stratégies d'adaptation inefficaces.
- Toxicomanie au sein de la famille.
- Toxicomanie.
- Trouble de la personnalité limite.
- Trouble psychotique.
- Troubles alimentaires.
- Troubles caractériels.
- Vie dans un milieu non traditionnel (par ex. placement en institution de soins, dans un groupe ou dans une famille d'accueil).
- Violence entre les personnes représentant l'image parentale.

Domaine 11 : *Sécurité/protection*
Classe 3 : *Violence*

00150

Risque de **suicide**
(2000, 2013)

Définition
Vulnérabilité aux blessures auto-infligées mettant la vie en danger.

Facteurs de risque

Facteurs comportementaux

- Accumulation de médicaments.
- Achat d'une arme à feu.
- Distribution de ses biens.
- Impulsivité.
- Modifications notables du comportement, des attitudes, des résultats scolaires.
- Rédaction ou modification de son testament.
- Rétablissement soudain et euphorique d'une dépression majeure.
- Tentative antérieure de suicide.

Facteurs démographiques

- Âge : personnes âgées, jeunes hommes, adolescents.
- Divorcé(e).
- Ethnie (blanc, amérindien).
- Sexe masculin.
- Veuf(ve).

Facteurs physiques

- Douleur chronique.
- Maladie au stade terminal.
- Maladie physique.

Facteurs psychologiques

- Antécédents de maltraitance pendant l'enfance (physique, psychologique, sexuelle).
- Antécédents familiaux de suicide.
- Culpabilité.
- Jeune homosexuel.
- Toxicomanie.
- Trouble psychiatrique.

Facteurs situationnels

- Accès à une arme.
- Adolescent vivant dans un milieu non traditionnel (par ex. centre de détention juvénile, prison, maison de transition, centre d'accueil).
- Changement de milieu de vie.
- Classe socio-économique défavorisée.
- Institutionnalisation.
- Personne retraitée.
- Personne vivant seule.
- Perte d'autonomie ou d'indépendance.

Facteurs sociaux

- Désespoir.
- Deuil.
- Isolement social.
- Perte d'une relation affectivement importante.
- Problème d'ordre juridique ou disciplinaire.
- Sentiment d'impuissance.
- Solitude.
- Soutien social insuffisant.
- Suicides collectifs.
- Vie de famille perturbée.

Facteurs verbaux

- Exprime le désir de mourir.
- Menace de suicide.

00138

Risque de **violence** envers les autres
(1980, 1996, 2013)

Définition
Vulnérabilité à des conduites indiquant que la personne est susceptible d'infliger à autrui des blessures physiques, psychologiques et/ou sexuelles.

Facteurs de risque

- Accès aux armes.
- Altération des fonctions cognitives.
- Antécédents de maltraitance (par ex. physique, psychologique, sexuelle).
- Antécédents de toxicomanie.
- Complications prénatales et périnatales.
- Comportement suicidaire.
- Cruauté envers les animaux.
- Impulsivité.
- Infractions au volant (par ex. manquements au code de la route, conduite agressive pour soulager sa colère).
- Intoxication pathologique.
- Langage corporel négatif (par ex. posture rigide, poings et mâchoires crispés, hyperactivité, déambulation, oppression et attitude menaçante).
- Provocation d'incendie.
- Recours systématique à la violence (par ex. menaces verbales visant les biens, la personne, menaces sociales, jurons, lettres de menaces, gestes agressifs, menaces sexuelles).
- Recours systématique à la violence envers la société (par ex. vol, emprunts importuns, requêtes et réclamations incessantes, interruptions répétées de réunions, refus de manger, de prendre son traitement, de respecter les directives).
- Recours systématique à la violence envers les autres (par ex. coups, coups de pied, crachats, écorchures, lancement d'objets, morsures, tentatives de viol, viol, attentat à la pudeur, urine/selles sur une personne).

- Recours systématique à la violence indirecte (par ex. arrachage d'objets fixés au mur, urine ou défécation par terre, battements de pied, accès de colère, lancement d'objets, bris de vitres, claquement de portes, harcèlement sexuel).
- Témoin de violence familiale pendant l'enfance.
- Trouble neurologique (par ex. électroencéphalogramme [EEG] positif, traumatisme crânien, convulsions).
- Trouble psychotique.

00140

Risque de **violence** envers soi
(1994, 2013)

Définition
Vulnérabilité à des conduites indiquant que la personne est susceptible de s'infliger des blessures physiques, émotionnelles et/ou sexuelles.

Facteurs de risque

- Âge : 15 à 19 ans, et ≥ 45 ans.
- Antécédents de nombreuses tentatives de suicide.
- Catégorie professionnelle (par ex. cadre, propriétaire, chef d'entreprise, profession libérale, ouvrier qualifié).
- Conflit quant à l'orientation sexuelle.
- Difficultés au sein du milieu familial (par ex. chaotique ou conflictuel, antécédents de suicide).
- État civil (par ex. célibataire, veuf[ve], divorcé[e]).
- Indices comportementaux (par ex. lettres d'amour désespérées, messages courroucés envers une personne affectivement importante qui a rejeté l'individu, don de biens personnels, souscription à une assurance vie élevée).
- Indices verbaux (par ex. propos sur la mort, « vous serez mieux sans moi », questions sur les doses mortelles des médicaments).
- Isolement social.
- Pensées suicidaires.
- Personne qui se livre à des actes auto-érotiques.
- Problème de santé mentale (par ex. dépression, psychose, troubles de la personnalité, toxicomanie).
- Projet de suicide.
- Relations interpersonnelles conflictuelles.
- Ressources personnelles insuffisantes (par ex. accomplissement, introspection, affect émoussé, mal contrôlé).
- Situation professionnelle (par ex. sans emploi, échec professionnel, perte d'un travail récent).
- Trouble psychologique.

00181

Contamination

(2006 ; N.P. 2.1)

Définition

Exposition à des contaminants environnementaux, en quantité suffisante pour provoquer des effets néfastes sur la santé.

Caractéristiques

Pesticides

- Effets dermatologiques de l'exposition aux pesticides.
- Effets gastro-intestinaux de l'exposition aux pesticides.
- Effets neurologiques de l'exposition aux pesticides.
- Effets pulmonaires de l'exposition aux pesticides.
- Effets rénaux de l'exposition aux pesticides.

Agents chimiques

- Effets dermatologiques de l'exposition aux agents chimiques.
- Effets gastro-intestinaux de l'exposition aux agents chimiques.
- Effets immunologiques de l'exposition aux agents chimiques.
- Effets neurologiques de l'exposition aux agents chimiques.
- Effets pulmonaires de l'exposition aux agents chimiques.
- Effets rénaux de l'exposition aux agents chimiques.

Agents biologiques

- Effets dermatologiques de l'exposition aux agents biologiques.
- Effets gastro-intestinaux de l'exposition aux agents biologiques.

- Effets pulmonaires de l'exposition aux agents biologiques.
- Effets neurologiques de l'exposition aux agents biologiques.
- Effets rénaux de l'exposition aux agents biologiques.

Pollution

- Effets neurologiques de l'exposition à la pollution.
- Effets pulmonaires de l'exposition à la pollution.

Déchets

- Effets dermatologiques de l'exposition aux déchets.
- Effets gastro-intestinaux de l'exposition aux déchets.
- Effets hépatiques de l'exposition aux déchets.
- Effets pulmonaires de l'exposition aux déchets.

Radiations

- Effets cancérigènes de l'exposition aux radiations.
- Effets génétiques de l'exposition aux radiations.
- Effets immunologiques de l'exposition aux radiations.
- Effets neurologiques de l'exposition aux radiations.
- Exposition à du matériel radioactif.

Facteurs favorisants

Externes

- Classe socio-économique défavorisée.
- Contamination chimique de l'eau.
- Contamination chimique de la nourriture.
- Dégradation inadéquate des contaminants.
- Exposition à des polluants atmosphériques.
- Exposition à une catastrophe (naturelle ou provoquée par l'homme).
- Exposition au bioterrorisme.
- Exposition aux radiations.
- Exposition dans une région présentant des taux élevés de contaminants.
- Exposition non protégée à des produits chimiques (par ex. arsenic).
- Ingestion de matériel contaminé (par ex. eau, nourriture radioactives).
- Jeunes enfants en contact avec des surfaces écaillées (par ex. peinture, plâtre).
- Jeux dans des endroits où des contaminants sont utilisés.
- Pratiques d'hygiène personnelle inadéquates.
- Pratiques d'hygiène se rapportant aux travaux ménagers inadéquates.
- Revêtements de sol.
- Services municipaux inadéquats (par ex. ramassage des poubelles, traitement des eaux d'égout).
- Utilisation de contaminants dans la maison.
- Utilisation de matériel toxique dans des endroits mal aérés (laque, peinture).

- Utilisation de matériel toxique en l'absence de vêtements de protection (laque, peinture).
- Utilisation inappropriée de vêtements de protection.
- Vêtements de protection inadéquats.

Internes

- Âge (enfants de moins de 5 ans, personnes âgées).
- Alimentation inadéquate.
- Caractéristiques du développement de l'enfant.
- Exposition concomitante.
- Exposition pendant l'âge gestationnel.
- Expositions antérieures à l'agent contaminant.
- Grossesse.
- Maladie préexistante.
- Sexe féminin.
- Tabagisme.

Références disponibles sur http://www.em-consulte.com/em/e-complement/474757/emm017.pdf

00180

Risque de **contamination**

(2006, 2013 ; N.P. 2.1)

Définition

Vulnérabilité à une exposition d'agents environnementaux contaminants, qui peut compromettre la santé.

Facteurs de risque

Facteurs extrinsèques

- Classe socio-économique défavorisée.
- Contamination chimique de l'eau.
- Contamination chimique de la nourriture.
- Dégradation inadéquate des contaminants.
- Exposition à des polluants atmosphériques.
- Exposition à une catastrophe (naturelle ou provoquée par l'homme).
- Exposition au bioterrorisme.
- Exposition aux radiations.
- Exposition dans une région présentant des taux élevés de contaminants.
- Exposition non protégée à des métaux lourds ou à des produits chimiques (par ex. arsenic, chrome, plomb).
- Jeunes enfants en contact avec des surfaces écaillées (par ex. peinture, plâtre).
- Jeux dans des endroits où des contaminants sont utilisés.
- Pratiques d'hygiène personnelle inadéquates.
- Pratiques d'hygiène se rapportant aux travaux ménagers inadéquates.
- Revêtements de sol.
- Services municipaux inadéquats (par ex. ramassage des poubelles, traitement des eaux d'égout).
- Utilisation de contaminants dans la maison.
- Utilisation de matériel toxique dans des endroits mal aérés (par ex. laque, peinture).
- Utilisation de matériel toxique en l'absence de vêtements de protection (par ex. laque, peinture).
- Utilisation inadéquate de vêtements de protection.
- Vêtements de protection inadéquats.

Facteurs intrinsèques

- Alimentation inadéquate.
- Caractéristiques du développement de l'enfant.
- Exposition concomitante.
- Exposition pendant l'âge gestationnel.

- Expositions antérieures à l'agent contaminant.
- Extrêmes d'âge.
- Grossesse.
- Maladie préexistante.
- Sexe féminin.
- Tabagisme.

Références disponibles sur http://www.em-consulte.com/em/e-complement/474757/emm017.pdf

11. Sécurité/protection

00037

Risque d'intoxication

(1980, 2006, 2013; N.P, 2.1)

Définition

Vulnérabilité à un contact accidentel avec des substances dangereuses ou à leur ingestion en quantités suffisantes, qui peut compromettre la santé.

Facteurs de risque

Facteurs extrinsèques

- Accès à des drogues illégales pouvant contenir des produits toxiques.
- Accès à des médicaments.
- Accès à des produits dangereux.
- Accès à des réserves importantes de médicaments à la maison.

Facteurs intrinsèques

- Absence de dispositifs de sécurité sur le lieu de travail.
- Altération des fonctions cognitives.
- Connaissances insuffisantes des médicaments.
- Connaissances insuffisantes sur la prévention des intoxications.
- Précautions inadéquates contre l'intoxication.
- Trouble émotionnel.
- Vue affaiblie.

Références disponibles sur http://www.em-consulte.com/em/e-complement/474757/emm017.pdf

00217

Risque de **réaction allergique**

(2010, 2013 ; N.P. 2.1)

Définition

Vulnérabilité à une réponse immunologique ou à une réaction exagérée à des substances, qui peut compromettre la santé.

Facteurs de risque

- Allergie à une piqûre d'insecte.
- Allergie aux aliments (par ex. avocat, banane, châtaignes, kiwi, arachides, fruits de mer, champignons, fruits tropicaux).
- Exposition à des allergènes (par ex. médicaments).
- Exposition à des allergènes environnementaux (par ex. moisissure, poussière, pollen).
- Exposition à des produits chimiques toxiques.
- Exposition répétée à des substances environnementales sources d'allergie.

Références disponibles sur http://www.em-consulte.com/em/e-complement/474757/emm017.pdf

00041

Réaction allergique au latex

(1998, 2006 ; N.P. 2.1)

Définition

Hypersensibilité aux produits composés de latex naturel.

Caractéristiques

Réactions menaçant la vie et qui apparaissent à moins d'une heure d'exposition

- Arrêt respiratoire.
- Bronchospasme.
- Dyspnée.
- Gêne respiratoire.
- Hypotension.
- Infarctus du myocarde.
- Œdème (par ex. lèvres, langue, luette, gorge).
- Râles.
- Syncope.
- Urticaire de contact progressant en symptômes généralisés.

Réactions de type IV qui apparaissent après plus d'une heure d'exposition

- Eczéma.
- Irritation de la peau.
- Réaction de sensibilité aux additifs de fabrication (par ex. thiurams, carbamates).
- Rougeur de la peau.

Caractéristiques buccofaciales

- Congestion nasale.
- Érythème (par ex. yeux, facial, nasal, oral).
- Larmoiement.
- Œdème des paupières.
- Œdème périorbitaire.
- Prurit (par ex. yeux, facial, nasal, oral).
- Rhinorrhée.

Caractéristiques gastro-intestinales

- Douleur abdominale.
- Nausées.

Caractéristiques généralisées

- Agitation.
- Inconfort général.
- Œdème généralisé.
- Rougeurs.
- Signale une sensation de chaleur corporelle généralisée.

Facteur favorisant

- Hypersensibilité aux protéines naturelles de latex.

Références disponibles sur http://www.em-consulte.com/em/e-complement/474757/emm017.pdf

11. Sécurité/protection

Domaine 11 : *Sécurité/protection*
Classe 5 : *Processus défensifs*

00042

Risque de **réaction allergique au latex**
(1998, 2006, 2013 ; N.P. 2.1)

Définition
Vulnérabilité à une hypersensibilité aux produits composés de latex naturel, qui peut compromettre la santé.

Facteurs de risque

- Allergie aux aliments (par ex. avocats, bananes, châtaignes, kiwi, arachides, fruits de mer, champignons, fruits tropicaux).
- Allergie aux poinsettias.
- Antécédents d'allergie.
- Antécédents d'asthme.
- Antécédents de réactions au latex.
- Exposition fréquente au latex naturel.
- Intervention chirurgicale pendant l'enfance.
- Interventions chirurgicales nombreuses.

Références disponibles sur http://www.em-consulte.com/em/e-complement/474757/emm017.pdf

00218

Risque de **réaction** indésirable **à un produit de contraste iodé**

(2010, 2013; N.P. 2.1)

Définition

Vulnérabilité à toute réaction nocive ou imprévue associée à l'utilisation d'un produit de contraste iodé survenant dans les 7 jours après l'injection du produit, qui peut compromettre la santé.

Facteurs de risque

- Antécédents d'allergie.
- Antécédents d'effet indésirable aux produits de contraste iodés.
- Anxiété.
- Déshydratation.
- Extrêmes d'âge.
- Faiblesse généralisée.
- Le produit de contraste accélère la réaction indésirable.
- Maladie chronique.
- Personne inconsciente.
- Utilisation concomitante de médicaments (par ex. β-bloquants, interleukine-2, metformine, médicaments néphrotoxiques).
- Veine fragilisée (par ex. chimiothérapie ou radiothérapie dans le membre où le produit sera injecté, lignes intraveineuses en place depuis plus de 24 heures, dissection précédente des ganglions lymphatiques axillaires dans le membre où le produit sera injecté, accès intraveineux distal).

Références disponibles sur http://www.em-consulte.com/em/e-complement/474757/emm017.pdf

Domaine 11 : *Sécurité/protection*
Classe 6 : *Thermorégulation*

00007

Hyperthermie

(1986, 2013 ; N.P. 2.2)

Définition

Élévation de la température corporelle au-dessus des limites de la normale diurne due à une défaillance de la thermorégulation.

Caractéristiques

- Apnée.
- Coma.
- Crise.
- Enfant incapable de maintenir la succion.
- Gesticulation anormale.
- Hypotension.
- Irritabilité.
- Léthargie.
- Peau chaude au toucher.
- Peau rouge.
- Stupeur.
- Tachycardie.
- Tachypnée.
- Vasodilatation.

Facteurs favorisants

- Augmentation du métabolisme.
- Déshydratation.
- Diminution de la sudation.
- Effort violent.
- Ischémie.
- Maladie.
- Médicaments.
- Septicémie.
- Température ambiante élevée.
- Traumatisme.
- Vêtements inappropriés.

Références disponibles sur http://www.em-consulte.com/em/e-complement/474757/emm017.pdf

Domaine 11 : *Sécurité/protection*
Classe 6 : *Thermorégulation*

00006

Hypothermie

(1986, 1988, 2013; N.P. 2.2)

Définition

Réduction de la température corporelle au-dessous des limites de la normale diurne due à une défaillance de la thermorégulation.

Caractéristiques

- Acrocyanose.
- Augmentation de la consommation d'oxygène.
- Augmentation du métabolisme basal.
- Bradycardie.
- Diminution de la glycémie.
- Diminution de la ventilation.
- Frissons.
- Horripilation (chair de poule).
- Hypertension.
- Hypoglycémie.
- Hypoxie.
- Lit unguéal cyanosé.
- Peau froide au toucher.
- Remplissage capillaire lent.
- Tachycardie.
- Vasoconstriction périphérique.

Enfants et adultes : hypothermie accidentelle

- Hypothermie légère : température centrale de 32 à 35 °C.
- Hypothermie modérée : température centrale de 30 à 32 °C.
- Hypothermie sévère : température centrale < 30 °C.

Enfants et adultes : patients blessés

- Hypothermie : température centrale < 35 °C.
- Hypothermie sévère : température centrale < 32 °C.

Nouveau-nés

- Acidose métabolique.
- Détresse respiratoire.
- Enfant manquant d'énergie pour maintenir la succion.
- Enfant présentant un gain de poids insuffisant (<30 g/j).
- Hypothermie de grade 1 : température centrale de 36 à 36,5 °C.
- Hypothermie de grade 2 : température centrale de 35 à 35,9 °C.
- Hypothermie de grade 3 : température centrale de 34 à 34,9 °C.
- Hypothermie de grade 4 : température centrale < 34 °C.
- Ictère.
- Irritabilité.
- Pâleur.

Facteurs favorisants

- Classe socio-économique défavorisée.
- Connaissances insuffisantes de l'aidant naturel concernant la prévention de l'hypothermie.
- Consommation d'alcool.
- Diminution du métabolisme.
- Extrêmes d'âge.
- Extrêmes de poids.
- Inactivité.
- Lésion de l'hypothalamus.
- Malnutrition.
- Médicaments.
- Radiothérapie.
- Réserve de graisse sous-cutanée insuffisante.
- Température ambiante basse.
- Transfert de chaleur (par ex. conduction, convection, évaporation, rayonnement).
- Traumatisme.
- Vêtements insuffisants.

Nouveau-nés

- Augmentation de la demande en oxygène.
- Augmentation de la résistance vasculaire pulmonaire (RVP).
- Bain du nouveau-né trop tôt.
- Contrôle vasculaire inefficace.
- Couche cornée immature.
- Naissance hors de l'hôpital non planifiée.
- Naissance hors de l'hôpital présentant un risque élevé.
- Ratio surface corporelle/poids augmenté.
- Retard dans l'allaitement.
- Thermogenèse inefficace par manque de frissons.

Références disponibles sur http://www.em-consulte.com/em/e-complement/474757/emm017.pdf

00253

Risque d'**hypothermie**

(2013 ; N.P. 2.1)

Définition

Vulnérabilité à une défaillance de la thermorégulation pouvant aboutir à une température corporelle en dessous des limites de la valeur normale diurne, qui peut compromettre la santé.

Facteurs de risque

- Classe socio-économique défavorisée.
- Connaissances insuffisantes de l'aidant naturel concernant la prévention de l'hypothermie.
- Consommation d'alcool.
- Extrêmes d'âge.
- Extrêmes de poids.
- Inactivité.
- Lésion de l'hypothalamus.
- Malnutrition.
- Médicaments.
- Radiothérapie.
- Réserve de graisse sous-cutanée insuffisante.
- Température ambiante basse.
- Transfert de chaleur (par ex. conduction, convection, évaporation, rayonnement).
- Traumatisme.
- Vêtements insuffisants.

Enfants et adultes : facteur accidentel

- Hypothermie légère : température centrale proche de 35 °C.
- Hypothermie modérée : température centrale proche de 32 °C.
- Hypothermie sévère : température centrale proche de 30 °C.

Enfants et adultes : patients blessés

- Hypothermie : température centrale proche de 35 °C.
- Hypothermie sévère : température centrale proche de 32 °C.

Nouveau-nés

- Augmentation de la demande en oxygène.
- Augmentation de la résistance vasculaire pulmonaire (RVP).
- Bain du nouveau-né trop tôt.
- Contrôle vasculaire inefficace.
- Couche cornée immature.
- Diminution du métabolisme.
- Hypothermie de grade 1 : température centrale approchant 36,5 °C.
- Hypothermie de grade 2 : température centrale approchant 36 °C.

- Hypothermie de grade 3 : température centrale approchant 35 °C.
- Hypothermie de grade 4 : température centrale approchant 34 °C.
- Naissance hors de l'hôpital non planifiée.
- Naissance hors de l'hôpital présentant un risque élevé.
- Ratio surface corporelle/poids augmenté.
- Retard dans l'allaitement.
- Thermogenèse inefficace par manque de frissons.

Références disponibles sur http://www.em-consulte.com/em/e-complement/474757/emm017.pdf

Domaine 11 : *Sécurité/protection*
Classe 6 : *Thermorégulation*

00254

Risque d'**hypothermie** péri-opératoire
(2013; N.P. 2.1.)

Définition
Vulnérabilité à une baisse accidentelle de la température centrale en dessous de 36 °C apparaissant une heure avant et jusqu'à 24 heures après l'intervention chirurgicale, qui peut compromettre la santé.

Facteurs de risque

- Anesthésies générale et locale combinées.
- Complications cardiovasculaires.
- Faible poids corporel.
- Intervention chirurgicale.
- Neuropathie diabétique.
- Score ASA (American Society of Anesthesiologists) > 1.
- Température ambiante basse.
- Température préopératoire basse (<36 °C).
- Transfert de chaleur (par ex. perfusion d'un volume élevé d'une solution non réchauffée, irrigation au moyen d'un liquide non réchauffé > 20 litres).

Références disponibles sur http://www.em-consulte.com/em/e-complement/474757/emm017.pdf

11. Sécurité/protection

Domaine 11 : *Sécurité/protection*
Classe 6 : *Thermorégulation*

00005

Risque de **température corporelle** anormale

(1986, 2000, 2013 ; N.P. 2.1)

Définition

Vulnérabilité à une incapacité de maintenir sa température corporelle dans les limites de la normale, qui peut compromettre la santé.

Facteurs de risque

- Altération du métabolisme.
- Augmentation de la demande en oxygène.
- Déshydratation.
- Effort violent.
- Extrêmes d'âge.
- Extrêmes de poids.
- Extrêmes de température ambiante.
- Inactivité.
- Lésion cérébrale aiguë.
- Maladie affectant la thermorégulation.
- Médicaments.
- Ratio surface corporelle/poids augmenté.
- Réserve de graisse sous-cutanée insuffisante.
- Sédation.
- Septicémie.
- Sudation diminuée.
- Thermogenèse inefficace par manque de frissons.
- Vêtements inadaptés à la température ambiante.

Références disponibles sur http://www.em-consulte.com/em/e-complement/474757/emm017.pdf

00008

Thermorégulation inefficace

(1986)

Définition

Fluctuations de la température corporelle entre hypothermie et hyperthermie.

Caractéristiques

- Augmentation de la fréquence respiratoire.
- Augmentation de la température corporelle au-dessus de la normale.
- Bradycardie.
- Crise.
- Diminution de la température corporelle en dessous de la normale.
- Fluctuations de la température corporelle au-dessus ou au-dessous de la normale.
- Horripilation (chair de poule).
- Hypertension.
- Légers frissons.
- Lit unguéal cyanosé.
- Pâleur modérée.
- Peau chaude au toucher.
- Peau froide au toucher.
- Peau rouge.
- Remplissage capillaire lent.
- Tachycardie.

Facteurs favorisants

- Extrêmes d'âge.
- Fluctuations de la température ambiante.
- Maladie.
- Traumatisme.

Domaine 12
Bien-être

DOMAINE 12. BIEN-ÊTRE *Sentiment agréable résultant de la satisfaction des besoins physiques, psychiques ou sociaux*		
Classe 1. Bien-être physique *Sentiment agréable ou de confort et/ou soulagement de la douleur*		
Code	**Diagnostic**	**Page**
00214	**Bien-être** altéré	443
00183	Motivation à améliorer son **bien-être**	444
00132	**Douleur** aiguë	445
00256	**Douleur** lors de l'accouchement	447
00133	**Douleur** chronique	448
00255	**Syndrome de douleur** chronique	450
00134	**Nausée**	451
Classe 2. Bien-être dans l'environnement *Sentiment agréable ou de confort dans son environnement*		
Code	**Diagnostic**	**Page**
00214	**Bien-être** altéré	443
00183	Motivation à améliorer son **bien-être**	444

Classe 3. Bien-être au sein de la société *Sentiment agréable ou de confort résultant de la situation sociale*		
Code	**Diagnostic**	**Page**
00214	**Bien-être** altéré	443
00183	Motivation à améliorer son **bien-être**	444
00053	**Isolement social**	452
00054	Risque de **sentiment de solitude**	453

Domaine 12 : *Bien-être*
Classe 1 : *Bien-être physique*
Classe 2 : *Bien-être dans l'environnement*
Classe 3 : *Bien-être au sein de la société*

00214

Bien-être altéré

(2008, 2010; N.P. 2.1)

Définition

Sentiments de malaise, d'une absence d'apaisement et de transcendance sur les plans physique, psychologique, spirituel, environnemental, culturel et social.

Caractéristiques

- Agitation.
- Altération des habitudes de sommeil.
- Anxiété.
- Gémissements.
- Incapacité de se détendre.
- Irritabilité.
- Mal à l'aise dans la situation.
- Mécontentement dans la situation.
- Peur.
- Pleurs.
- Prurit.
- Sensation d'avoir chaud.
- Sensation d'avoir faim.
- Sensation d'avoir froid.
- Sensation d'inconfort.
- Soupirs.
- Symptômes désagréables.

Facteurs favorisants

- Contrôle de l'environnement insuffisant.
- Contrôle de la situation insuffisante.
- Intimité insuffisante.
- Programme thérapeutique.
- Ressources insuffisantes (par ex. financières, sociales, connaissance).
- Stimuli environnementaux nuisibles.
- Symptômes de la maladie.

Références disponibles sur http://www.em-consulte.com/em/e-complement/474757/emm017.pdf

12. Bien-être

Domaine 12 : *Bien-être*
Classe 1 : *Bien-être physique*
Classe 2 : *Bien-être dans l'environnement*
Classe 3 : *Bien-être au sein de la société*

00183

Motivation à améliorer son **bien-être**

(2006, 2013 ; N.P. 2.1)

Définition

Un ensemble de sentiments de sérénité, d'apaisement et de transcendance dans les domaines physique, psychologique, spirituel, environnemental et/ou social, qui peut être renforcé.

Caractéristiques

- Exprime le désir d'améliorer la résolution de difficultés.
- Exprime le désir d'augmenter son bien-être.
- Exprime le désir d'augmenter son état de relaxation.
- Exprime le désir d'augmenter son sentiment de satisfaction.

Références disponibles sur http://www.em-consulte.com/em/e-complement/474757/emm017.pdf

00132

Douleur aiguë

(1996, 2013; N.P. 2.2)

Définition

Expérience sensorielle et émotionnelle désagréable, associée à une lésion tissulaire réelle ou potentielle, ou décrite dans des termes évoquant une telle lésion (Association internationale pour l'étude de la douleur). Le début est brusque ou lent; l'intensité varie de légère à sévère; l'arrêt est attendu ou prévisible.

Caractéristiques

- Attitude de défense.
- Autoévaluation de l'intensité de la douleur au moyen d'un outil standardisé (par ex. échelle des visages de Wong-Baker, échelle visuelle analogique, échelle numérique).
- Autoévaluation des caractéristiques de la douleur au moyen d'un outil standardisé (par ex. Questionnaire de douleur de McGill, score d'intensité de la douleur [Brief Pain Inventory, BPI]).
- Baisse de concentration (par ex. perception temporelle, opérations de la pensée, interaction avec les personnes ou l'environnement).
- Changement des paramètres physiologiques (par ex. rythme respiratoire, pression artérielle, rythme cardiaque, saturation en oxygène, dioxyde de carbone en fin d'expiration).
- Dilatation pupillaire.
- Expression non verbale (agitation, pleurs, vigilance).
- Gestes d'autoprotection.
- Masque de douleur (regard éteint, air abattu, visage figé ou ébahi, grimaces).
- Modification de l'appétit.
- Perte d'espoir.
- Position antalgique.
- Preuve de la présence de la douleur mise en évidence par des outils standardisés d'évaluation de la douleur pour les personnes qui ne peuvent l'exprimer verbalement (par ex. échelle de douleur du nouveau-né, évaluation de la douleur pour les personnes âgées présentant des capacités limitées à communiquer).
- Repli sur soi.
- Signalement par personne interposée (par ex. membre de la famille, aidant naturel) de douleur/changement d'activités.
- Technique de distraction.
- Transpiration abondante.

Facteurs favorisants

- Lésion de nature biologique (par ex. infection, ischémie, cancer).
- Lésion de nature chimique (par ex. brûlure, capsaïcine, chlorure de méthylène, agent moutarde).
- Lésion de nature physique (par ex. abcès, amputation).

Références disponibles sur http://www.em-consulte.com/em/e-complement/474757/emm017.pdf

00256

Douleur lors de l'accouchement

(2013 ; N.P. 2.1)

Définition

Expérience sensorielle et émotionnelle qui varie d'agréable à désagréable durant le travail et l'accouchement.

Caractéristiques

- Altération de la fonction urinaire.
- Altération de la pression artérielle.
- Altération de la tension musculaire.
- Altération des habitudes de sommeil.
- Altération du fonctionnement neuro-endocrinien.
- Altération du rythme cardiaque.
- Altération du rythme respiratoire.
- Baisse de la concentration.
- Contraction utérine.
- Diaphorèse.
- Dilatation pupillaire.
- Diminution ou augmentation de l'appétit.
- Douleur.
- Expressions non verbales.
- Gestes d'autoprotection.
- Masque de douleur (regard éteint, air abattu, visage figé ou ébahi, grimaces).
- Nausées.
- Position antalgique.
- Pression périnéale.
- Repli sur soi.
- Techniques de distraction.
- Vomissements.

Facteurs favorisants

- Dilatation du col.
- Expulsion du fœtus.

Références disponibles sur http://www.em-consulte.com/em/e-complement/474757/emm017.pdf

00133

Douleur chronique

(1986, 1996, 2013; N.P. 2.2)

Définition

Expérience sensorielle et émotionnelle désagréable, associée à une lésion tissulaire réelle ou potentielle, ou décrite dans des termes évoquant une telle lésion (Association internationale pour l'étude de la douleur). Le début est brusque ou lent; l'intensité varie de légère à sévère; elle est constante ou récurrente; l'arrêt est imprévisible; la durée est supérieure à 3 mois.

Caractéristiques

- Altération des habitudes de sommeil.
- Anorexie.
- Autoévaluation de l'intensité la douleur au moyen d'un outil standardisé (par ex. échelle des visages de Wong-Baker, échelle visuelle analogique, échelle numérique).
- Autoévaluation des caractéristiques de la douleur au moyen d'un outil standardisé (par ex. Questionnaire de douleur de McGill, score d'intensité de la douleur [Brief Pain Inventory, BPI]).
- Difficulté à poursuivre les activités antérieures.
- Masque de douleur (regard éteint, air abattu, visage figé ou ébahi, grimaces).
- Preuve de la présence de la douleur mise en évidence par des outils standardisés d'évaluation de la douleur pour les personnes qui ne peuvent l'exprimer verbalement (par ex. échelle de douleur du nouveau-né, évaluation de la douleur pour les personnes âgées présentant des capacités limitées à communiquer).
- Repli sur soi.
- Signalement par personne interposée (par ex. membre de la famille, aidant naturel) de douleur/changement d'activités.

Facteurs favorisants

- Âge > 50 ans.
- Altération des habitudes de sommeil.
- Anomalie génétique.
- Antécédents d'exercices violents.
- Antécédents de maltraitance (par ex. physique, psychologique, sexuelle).

- Antécédents de mutilation génitale.
- Antécédents de postures de travail statique.
- Antécédents de surendettement.
- Antécédents de toxicomanie.
- Augmentation prolongée du taux de cortisol.
- Compression nerveuse.
- Contusion.
- Déficit immunitaire (par ex. virus de l'immunodéficience humaine [VIH], varicelle).
- Déséquilibre des neurotransmetteurs, des neuromodulateurs et des récepteurs.
- Détresse émotionnelle.
- Dysfonctionnement métabolique.
- Fatigue.
- Fracture.
- Indice de masse corporelle (IMC) augmenté.
- Infiltration tumorale.
- Isolement social.
- Lésion du système nerveux.
- Lésion musculaire.
- Lésion[1].
- Lésion par écrasement.
- Maladie musculosquelettique chronique.
- Malnutrition.
- Manutention répétée de charges lourdes.
- Pratiques sexuelles inefficaces.
- Problème post-traumatique (par ex. infection, inflammation).
- Sexe féminin.
- Traumatisme de la moelle épinière.
- Trouble ischémique.
- Utilisation prolongée de l'ordinateur (plus de 20 heures/semaine).
- Vibrations corporelles.

Références disponibles sur http://www.em-consulte.com/em/e-complement/474757/emm017.pdf

12. Bien-être

[1] Peut être présente, mais n'est pas requise; la douleur peut être d'origine inconnue.

Domaine 12 : *Bien-être*
Classe 1 : *Bien-être physique*

00255

Syndrome de douleur chronique

(2013 ; N.P. 2.2)

Définition

Douleur récurrente et persistante qui dure depuis au moins 3 mois et qui affecte considérablement la vie quotidienne ou le bien-être.

Caractéristiques

- Anxiété (00146).
- Connaissances insuffisantes (00126).
- Constipation (00011).
- Excès de stress (00177).
- Fatigue (00093).
- Habitudes de sommeil perturbées (00198).
- Insomnie (00095).
- Isolement social (00053).
- Mobilité physique réduite (00085).
- Obésité (00232).
- Peur (00148).
- Régulation de l'humeur perturbée (00241).

Références disponibles sur http://www.em-consulte.com/em/e-complement/474757/emm017.pdf

Domaine 12 : *Bien-être*
Classe 1 : *Bien-être physique*

00134

Nausée

(1998, 2002, 2010 ; N.P. 2.1)

Définition

Phénomène subjectif d'une sensation désagréable dans l'arrière-gorge et dans l'estomac qui peut entraîner ou non un vomissement.

Caractéristiques

- Augmentation des mouvements de déglutition.
- Aversion pour la nourriture.
- Goût aigre dans la bouche.
- Haut-le-cœur.
- Nausées.
- Salivation augmentée.

Facteurs favorisants

Facteurs biophysiques

- Augmentation de la pression intracrânienne (PIC).
- Capsule de la rate étirée.
- Capsule du foie étirée.
- Distension gastrique.
- Dysfonctionnement biochimique (par ex. urémie, acidocétose diabétique).
- Exposition à des toxines.
- Grossesse.
- Irritation gastro-intestinale.
- Labyrinthite.
- Mal des transports.
- Maladie de l'œsophage.
- Maladie du pancréas.
- Méningite.
- Programme thérapeutique.
- Syndrome de Ménière.
- Tumeur intra-abdominale.
- Tumeur locale (par ex. neurinome du nerf auditif, tumeur cérébrale, métastase osseuse).

Facteurs situationnels

- Anxiété.
- Dégoût.
- Peur.
- Stimuli environnementaux nocifs.
- Stimuli visuels désagréables.
- Trouble psychologique.

Références disponibles sur http://www.em-consulte.com/em/e-complement/474757/emm017.pdf

Domaine 12 : *Bien-être*
Classe 3 : *Bien-être au sein de la société*

00053

Isolement social
(1982)

Définition
Expérience de solitude que la personne considère comme imposée par autrui et qu'elle perçoit comme négative ou menaçante.

Caractéristiques

- Absence d'un système de soutien.
- Absence de but.
- Actions répétitives ou dénuées de sens.
- Affection entraînant une incapacité.
- Antécédents de rejet.
- Désire être seul.
- Hostilité.
- Humeur taciturne.
- Incapacité de répondre aux attentes d'autrui.
- Incompatibilité culturelle.
- Maladie.
- Membre d'une sous-culture.
- Préoccupé par ses pensées.
- Regard fuyant.
- Repli sur soi.
- Retard dans le développement.
- Sentiment d'être différent des autres.
- Sentiment d'insécurité en public.
- Solitude imposée par autrui.
- Tristesse.
- Valeurs incompatibles par rapport aux normes culturelles.

Facteurs favorisants

- Altération de l'apparence physique.
- Altération de l'état mental.
- Altération du bien-être.
- Comportements sociaux incompatibles par rapport aux normes.
- Facteurs influençant des relations personnelles satisfaisantes (par ex. retard dans le développement).
- Incapacité de s'engager dans des relations personnelles satisfaisantes.
- Ressources personnelles insuffisantes (par ex. résultats médiocres, faible perspicacité, affect plat et mal contrôlé).
- Valeurs incompatibles par rapport aux normes culturelles.

00054

Risque de sentiment de solitude

(1994, 2006, 2013 ; N.P. 2.1)

Définition

Vulnérabilité à un sentiment de mal-être associé au désir ou au besoin de plus de contacts avec les autres, qui peut compromettre la santé.

Facteurs de risque

- Carence affective.
- Carence émotionnelle.
- Isolement physique.
- Isolement social.

Références disponibles sur http://www.em-consulte.com/em/e-complement/474757/emm017.pdf

Domaine 13
Croissance/développement

DOMAINE 13. CROISSANCE/DÉVELOPPEMENT		
Adéquation entre l'âge et la croissance physique, le développement des organes et/ou des étapes importantes du développement		
Classe 1. Croissance *Augmentation des dimensions physiques ou maturation des organes*		
Code	**Diagnostic**	**Page**
00113	Risque de **croissance** anormale	457
Classe 2. Développement *Accomplissement, manque d'accomplissement ou d'atteinte de certaines étapes importantes du développement*		
Code	**Diagnostic**	**Page**
00112	Risque de retard du **développement**	458

Diagnostics infirmiers

Domaine 13 : *Croissance/développement*
Classe 1 : *Croissance*

00113

Risque de **croissance** anormale[1]

(1998, 2013)

Définition

Vulnérabilité à un écart par rapport aux normes établies pour le groupe d'âge lorsque la courbe du poids et/ou de la taille de l'enfant franchit deux échelons et qu'elle est au-dessus du 97e percentile ou en deçà du 3e percentile, qui peut compromettre la santé.

Facteurs de risque

Facteurs prénatals

- Alimentation inadéquate de la mère.
- Anomalie congénitale ou génétique.
- Exposition à des agents tératogènes.
- Grossesse multiple.
- Infection maternelle.
- Toxicomanie.

Facteurs individuels

- Absence de satiété.
- Anorexie.
- Comportement alimentaire inadéquat de l'individu ou de l'aidant naturel.
- Infection.
- Maladie chronique.
- Malnutrition.
- Prématurité.
- Toxicomanie.

Facteurs environnementaux

- Catastrophe naturelle.
- Classe socio-économique défavorisée.
- Exposition à des agents tératogènes.
- Exposition à la violence.
- Misère environnementale.
- Saturnisme.

Aidant naturel

- Altération des fonctions cognitives.
- Maladie mentale (par ex. dépression, psychose, désordre de la personnalité, toxicomanie).
- Maltraitance (par ex. physique, psychologique, sexuelle).
- Problème d'apprentissage.

[1] Ce diagnostic sera retiré de l'édition 2018–2020 de la taxonomie de NANDA-I à moins qu'un travail supplémentaire ne soit accompli pour séparer le cœur (1) de la croissance au-dessus du 97e percentile et (2) de la croissance qui est en dessous du 3e percentile en deux concepts diagnostiques différents.

00112

Risque de retard du **développement**

(1998, 2013)

Définition

Vulnérabilité à un écart de 25 % ou plus par rapport aux normes établies pour le groupe d'âge dans un ou plusieurs des domaines suivants : socialisation, autorégulation, comportement, cognition, langage et motricité globale ou fine, qui peut compromettre la santé.

Facteurs de risque

Facteurs prénataux

- Alimentation inadéquate.
- Analphabétisme.
- Classe socio-économique défavorisée.
- Grossesse non planifiée ou non désirée.
- Infection.
- Mère âgée ≤ 15 ans ou ≥ 35 ans.
- Soins prénatals tardifs ou insuffisants.
- Toxicomanie.
- Trouble génétique ou endocrinien.

Facteurs individuels

- Alimentation inadéquate.
- Catastrophe naturelle.
- Convulsions.
- Dépendance technologique (par ex. respirateur, aide pour améliorer la communication).
- Enfant adopté ou présence en foyer d'accueil.
- Lésion cérébrale (par ex. hémorragie, syndrome de l'enfant secoué, maltraitance, accident).
- Maladie chronique.
- Perte d'élan vital.
- Prématurité.
- Programme thérapeutique.
- Résultat positif au test de dépistage de drogues.
- Saturnisme.
- Toxicomanie.
- Trouble congénital ou génétique.
- Troubles auditifs ou otites moyennes fréquentes.
- Troubles du comportement (par ex. déficit de l'attention, trouble oppositionnel avec provocation).
- Troubles visuels.

Facteurs environnementaux

- Classe socio-économique défavorisée.
- Exposition à la violence.

Aidant naturel

- Difficultés d'apprentissage.
- Maladie mentale (par ex. dépression, psychose, désordre de la personnalité, toxicomanie).
- Maltraitance (par ex. physique, psychologique, sexuelle).

Diagnostics infirmiers acceptés pour développement et validation clinique 2015–2017

Un diagnostic, *champ énergétique perturbé* (00050), a été placé à un nouveau niveau de preuve : niveau théorique (1.3). Cette décision, entraînant le retrait du diagnostic de la taxonomie, se justifie par le fait que toute la documentation utilisée pour étayer ce diagnostic se réfère aux interventions et non au concept de champ énergétique lui-même, pas plus qu'au concept de champ énergétique perturbé.

Pour être accepté avec ce niveau de preuve, la définition, les caractéristiques, les facteurs favorisants ou les facteurs de risque doivent être soumis avec des références théoriques répertoriées, si elles sont disponibles. L'avis d'un expert peut être utilisé pour justifier la nécessité d'un diagnostic. L'acceptation de diagnostics à ce niveau a pour objectif de permettre la discussion du concept, de tester l'utilité clinique et l'applicabilité, et de stimuler la recherche. À ce stade, le titre et ses composants sont classés comme « Acceptés pour développement et validation clinique », et identifiés comme tels sur le site de NANDA-I (www.nanda.org) et dans une section distincte dans le texte *Définitions et classification*.

Champ énergétique perturbé (répertorié anciennement sous le code 00050) – *Retiré de la taxonomie, classé avec un N.P. 1.3 en 2013 (1994, 2004)*

Définition

Interruption du flux énergétique entourant la personne, se traduisant par une dysharmonie du corps, de la pensée et/ou de l'esprit.

Caractéristiques

- Perception des changements dans le flux énergétique, tels que :
  - mouvement (onde pic, fourmillements, densité, fluidité) ;
  - sons (ton, paroles) ;
  - variation de température (chaleur, fraîcheur) ;

- modification visuelle (image, couleur) ;
- perturbation du champ énergétique (insuffisance, absence, pic, renflement, obstruction, engorgement, diminution du flux énergétique).

Facteurs favorisants

- Ralentissement ou blocage du flux énergétique résultant de :
  - Facteurs liés au développement :
    - Crise de développement liée à l'âge.
    - Difficultés de développement liées à l'âge.
  - Facteurs physiopathologiques :
    - Blessure.
    - Grossesse.
    - Maladie.
  - Facteurs situationnels :
    - Anxiété.
    - Deuil.
    - Douleur.
    - Peur.
  - Facteurs liés aux traitements :
    - Chimiothérapie.
    - Expériences péri-opératoires.
    - Immobilité.
    - Travail et accouchement.

Partie 4
NANDA International, Inc. 2015–2017

Énoncés de position de NANDA International

Le Conseil d'administration de NANDA International présente de temps à autre des énoncés de position qui découlent de demandes formulées par des membres ou des utilisateurs de la Taxonomie de NANDA-I. Actuellement, il y a deux énoncés de position : le premier énoncé se rapporte à l'utilisation de la Taxonomie de NANDA-I comme cadre de l'évaluation infirmière ; le second porte sur la structure de l'énoncé diagnostique lorsqu'il est inclus dans le plan de soins. NANDA-I publie ces déclarations afin d'éviter que d'autres interprètent ses positions sur des questions importantes et d'éviter une compréhension erronée ou une fausse interprétation.

Énoncé de position 1 de NANDA International : l'utilisation de la Taxonomie II comme cadre de l'évaluation infirmière

Le point de départ pour déterminer des diagnostics infirmiers est l'évaluation infirmière. Il est essentiel qu'un cadre reconnu pour une évaluation infirmière soit utilisé en pratique pour déterminer les problèmes, les risques et les résultats escomptés pour améliorer la santé du patient[1].

NANDA International ne préconise pas l'utilisation d'un outil ou d'une méthode d'évaluation particulière. L'utilisation d'un cadre pour une évaluation infirmière fondée sur des données probantes comme celui des Modes fonctionnels de santé de Gordon devrait guider l'évaluation infirmière pour aider les infirmier(e)s à déterminer les diagnostics infirmiers de NANDA-I.

Pour favoriser la détermination exacte de diagnostics infirmiers, la meilleure pratique consiste aussi à utiliser une trame pour l'évaluation infirmière fondée sur des données probantes.

[1] NANDA-I définit le patient comme « un individu, une famille, un groupe ou une collectivité ».

Énoncé de position 2 de NANDA International : la structure de l'énoncé diagnostique lorsqu'il est inclus dans le plan de soins

NANDA International estime que la structure du diagnostic infirmier en tant qu'énoncé, incluant l'intitulé et les facteurs favorisants se manifestant par des caractéristiques, est la meilleure pratique clinique et peut représenter une stratégie d'enseignement efficace.

L'exactitude du diagnostic infirmier est validée lorsque l'infirmier(e) est capable d'identifier clairement les caractéristiques, les facteurs favorisants ou les facteurs de risque retrouvés dans l'évaluation infirmière du patient[2], et de relier ces éléments au diagnostic.

Bien que cette façon de faire soit considérée comme la meilleure pratique, il se peut que certains systèmes d'information ne permettent pas de procéder ainsi. Les responsables en soins infirmiers ainsi que les infirmier(e)s informaticien(ne)s doivent travailler ensemble pour s'assurer que des solutions de fournisseurs soient disponibles, qui permettent à l'infirmier(e) de valider l'exactitude des diagnostics par la formulation d'un énoncé diagnostique clair, avec des facteurs favorisants et/ou des facteurs de risque et des caractéristiques.

[2] NANDA-I définit le patient comme « un individu, une famille, un groupe ou une collectivité ».

Processus et procédures de NANDA International pour la soumission d'un diagnostic ou pour sa révision

Les diagnostics et les révisions de diagnostic proposés sont soumis à un examen systématique pour déterminer s'ils correspondent aux critères établis. Toutes les soumissions sont ensuite classées en fonction des preuves étayant le niveau de développement, ou de validation des diagnostics proposés.

Les diagnostics peuvent être présentés à différents niveaux de développement (par exemple titre et définition ; titre, définition, caractéristiques ou facteurs de risque ; niveau théorique pour le développement et la validation clinique ; ou titre, définition, caractéristiques et facteurs favorisants).

Les directives de NANDA-I pour la soumission de diagnostics infirmiers sont disponibles sur le site internet de NANDA-I (www.nanda.org). Les diagnostics devraient être soumis par voie électronique en utilisant le formulaire disponible sur le site internet de NANDA-I.

À la réception, le Comité de développement des diagnostics (CDD) désigne un examinateur principal en son sein. Cette personne travaillera avec l'auteur, pendant que le CDD examinera le diagnostic.

L'information sur le *processus d'examen complet* et le *processus d'examen accéléré* pour toute nouvelle soumission ou demande de révision d'un diagnostic est disponible sur notre site internet (www.nanda.org) dans la section sur le développement de diagnostic. Il est fortement recommandé à tous les auteurs potentiels de consulter ces informations avant toute soumission.

L'information concernant la *procédure d'appel d'une décision du CDD sur l'examen d'un diagnostic* est également disponible sur notre site internet. Ce processus explique le recours possible pour un auteur lorsqu'une soumission n'est pas acceptée.

Critères déterminant le niveau de preuve de la soumission d'un diagnostic infirmier

Le Comité d'éducation et de recherche de NANDA-I a été chargé d'examiner et de réviser, le cas échéant, ces critères afin qu'ils reflètent au mieux l'état de la science liée aux soins infirmiers fondés sur des données probantes. Les personnes intéressées par la soumission d'un diagnostic sont invitées à consulter les mises à jour disponibles sur le site internet de NANDA-I (www.nanda.org).

1. Reçu pour développement (consultation du CDD)

1.1 Titre seul

Le titre est clair, formulé le plus simplement possible et appuyé par des références bibliographiques, lesquelles doivent être identifiées. Le CDD consultera l'auteur de la soumission et fournira de l'aide sur le développement du diagnostic sous forme de directives imprimées et au cours de rencontres. À ce stade, le titre est qualifié de « reçu pour développement » et identifié comme tel sur le site internet de NANDA-I.

1.2 Titre et définition

Le titre est clair et formulé le plus simplement possible. La définition correspond au titre. Le titre et la définition sont distincts des autres diagnostics et définitions de NANDA-I. La définition diffère des caractéristiques et du titre, et ces composants ne sont pas inclus dans la définition. À cette étape, le diagnostic doit être conforme à la définition du diagnostic infirmier de NANDA-I (voir le « Glossaire des termes »). La définition est appuyée par des références documentées et celles-ci doivent être identifiées. À ce stade, le titre et la définition sont qualifiés de « Reçus pour développement » et identifiés comme tels sur le site internet de NANDA-I.

1.3 Niveau théorique

La définition, les caractéristiques et facteurs favorisants ou facteurs de risque sont soumis accompagnés de références théoriques répertoriées si elles sont disponibles. L'avis d'un expert peut être utilisé pour justifier la nécessité du diagnostic. L'acceptation de diagnostics à ce niveau a pour objectif de permettre la discussion du concept, de tester l'utilité clinique et l'applicabilité, et de stimuler la recherche. À ce stade, le titre et ses composants sont classés comme « Reçus pour développement et validation clinique », et identifiés comme tels sur le site de NANDA-I et dans une section distincte de ce livre.

2. Accepté pour publication et inclusion dans la Taxonomie de NANDA International

2.1 Titre, définition, caractéristiques ou facteurs de risque, facteurs favorisants et références

Les références sont citées pour la définition, pour chaque caractéristique ou facteur de risque et chaque facteur favorisant. De plus, il est exigé de fournir pour chaque diagnostic des résultats et des interventions de soins infirmiers issus de terminologies infirmières standardisées (par exemple CRSI [NOC], CISI [NIC]).

2.2 Analyse de concept

Les critères 2.1 sont satisfaits. De plus, une revue complète de la littérature à l'appui du diagnostic proposé, menant à un rapport d'analyse conceptuelle, est exigée pour démontrer l'existence d'un corpus de connaissances suffisant pour étayer le diagnostic. La revue de littérature et l'analyse conceptuelle corroborent le titre et la définition, et incluent des éléments de discussion et de preuve sur les caractéristiques et les facteurs favorisants (pour les diagnostics focalisés sur le problème), les facteurs de risque (pour les diagnostics de type risque) ou sur les caractéristiques (pour les diagnostics de promotion de la santé).

2.3 Études de consensus avec des infirmier(e)s expert(e)s utilisant des diagnostics

Les critères du niveau 2.1 sont satisfaits. Les recherches comprennent des enquêtes d'opinion, la méthode Delphi et les recherches similaires sur les composants du diagnostic auprès d'infirmier(e)s.

3. Étayé cliniquement (validation et tests)

3.1 Synthèse de la littérature

Les critères du niveau 2.2 sont satisfaits. La synthèse se présente sous forme de revue complète de la littérature. Les mots clés/termes de MESH utilisés pour la recherche bibliographique sont précisés pour faciliter les travaux de recherches ultérieurs.

3.2 Recherches cliniques sur le diagnostic, mais dont les résultats ne peuvent être généralisés à l'ensemble de la population

Les critères du niveau 2.2 sont satisfaits. L'exposé comprend la description de recherches sur le diagnostic incluant les caractéristiques ou facteurs de risque et les facteurs favorisants. Il peut s'agir d'études quantitatives ou qualitatives non randomisées dans lesquelles les patients sont les sujets de l'étude.

3.3 Recherches cliniques rigoureuses portant sur un nombre restreint de patients

Les critères du niveau 2.2 sont satisfaits. L'exposé comprend la description de recherches en lien avec le diagnostic incluant les caractéristiques ou facteurs de risque et les facteurs favorisants. Il s'agit de recherches randomisées sur un échantillon restreint.

3.4 Recherches cliniques rigoureuses avec échantillon randomisé suffisamment représentatif pour permettre la généralisation des résultats à l'ensemble de la population

Les critères du niveau 2.2 sont satisfaits. L'exposé comprend la description de recherches en lien avec le diagnostic, incluant les caractéristiques ou facteurs de risque et les facteurs favorisants. Il s'agit d'études dont les échantillons sont aléatoires, et le nombre de sujets est suffisant pour permettre de généraliser les résultats à l'ensemble de la population.

Glossaire des termes

Diagnostic infirmier

Définition du diagnostic infirmier

Un diagnostic infirmier est un jugement clinique concernant une réaction humaine aux problèmes de santé/aux processus de vie, ou une vulnérabilité à cette réaction d'un individu, d'une famille ou d'une collectivité. Un diagnostic infirmier sert de base pour choisir les interventions de soins visant l'atteinte des résultats dont l'infirmier(e) a la responsabilité. (Définition approuvée lors de la 9e conférence de NANDA ; amendée en 2009 et 2013.)

Diagnostic infirmier focalisé sur un problème

Le diagnostic infirmier focalisé sur un problème est un jugement clinique concernant une réaction humaine indésirable à des problèmes de santé ou des processus de vie qui est présente chez un individu, une famille, un groupe ou une collectivité.

Diagnostic infirmier de promotion de la santé

Un diagnostic infirmier de promotion de la santé est un jugement clinique concernant la motivation et le désir d'augmenter son bien-être et de réaliser son potentiel de santé. Ces réactions sont exprimées par la motivation à adopter des conduites spécifiques favorables à la santé. Les diagnostics de promotion de la santé peuvent être utilisés quel que soit l'état de santé. Les réactions de promotion de la santé peuvent être présentes chez un individu, une famille, un groupe ou une collectivité.

Diagnostic de type risque

Le diagnostic infirmier de type risque est un jugement clinique concernant la vulnérabilité d'un individu, d'une famille, d'un groupe ou d'une collectivité à développer une réaction humaine indésirable à des problèmes de santé ou des processus de vie.

Syndrome

Un syndrome est un jugement clinique concernant un groupe spécifique de diagnostics infirmiers qui sont très souvent observés ensemble et qui se traitent mieux ensemble par des interventions similaires.

Les axes d'un diagnostic

Axes

La définition opérationnelle d'un axe est une dimension de la réaction humaine considérée dans le processus diagnostique. Pour un diagnostic infirmier, il y a 7 axes correspondant au Modèle international de référence terminologique standardisée.

- Axe 1 : Cœur du diagnostic
- Axe 2 : Sujet du diagnostic (individu, famille, groupe, aidant naturel, collectivité)
- Axe 3 : Jugement (inefficace, perturbé, etc.)
- Axe 4 : Topologie (vésical, auditif, cérébral, etc.)
- Axe 5 : Âge (nourrisson, enfant, adulte, etc.)
- Axe 6 : Temps (aigu, chronique, intermittent)
- Axe 7 : Type de diagnostic (focalisé sur le problème, de type risque, promotion de la santé)

Les axes sont représentés par leurs valeurs dans les intitulés des diagnostics infirmiers. Dans certains cas, ils sont nommés explicitement : *stratégies d'adaptation inefficaces d'une collectivité* et *stratégies d'adaptation familiale compromises*, dans lesquels le sujet du diagnostic (« collectivité » et « famille ») est nommé, en utilisant ainsi deux valeurs empruntées à l'axe 2 (sujet du diagnostic), tandis que les deux valeurs « inefficaces » et « compromises » proviennent de l'axe 3 (jugement).

Dans certains cas, l'axe est implicite, comme pour le diagnostic *intolérance à l'activité*, dans lequel l'individu est toujours le sujet du diagnostic (axe 2). Dans certains cas encore, un axe peut ne pas être pertinent et, ainsi, ne pas faire partie de l'intitulé diagnostique. Par exemple, l'axe du temps ne s'applique pas nécessairement à chaque diagnostic. Dans le cas où le sujet du diagnostic n'est pas explicite, on doit se rappeler que NANDA-I définit le patient comme étant *« un individu, une famille, un groupe ou une collectivité »*.

L'axe 1 (le cœur du diagnostic) et l'axe 3 (jugement) sont les composantes essentielles du diagnostic infirmier. Cependant, dans certains cas, le cœur du diagnostic inclut le jugement (par exemple *nausée*) ; dans ces cas, le jugement n'est pas explicitement séparé de l'intitulé. L'axe 2 (sujet du diagnostic) est aussi essentiel, mais, comme décrit plus haut, il peut être implicite et ainsi ne pas être inclus dans l'intitulé. Le Comité de développement des diagnostics exige la présence de ces axes lors d'une soumission ; les autres axes peuvent être utilisés pour plus de clarté.

Définition des axes

Axe 1 : cœur du diagnostic

Le cœur du diagnostic constitue l'élément clé, la partie fondamentale et essentielle, la racine du concept diagnostique. Il décrit la « réaction humaine » ou l'expérience qui est la partie centrale, le noyau du diagnostic.

Le cœur du diagnostic peut comporter un ou plusieurs substantifs. Lorsque deux substantifs sont utilisés (par exemple *intolérance à l'activité*), chacun contribue à donner une signification unique au cœur du diagnostic, comme si les deux substantifs n'en formaient qu'un seul; le sens diffère alors de la signification de chaque substantif pris isolément. Souvent, un adjectif (*spirituelle*) peut être utilisé avec un nom (*détresse*) pour indiquer le cœur du diagnostic *détresse spirituelle* (voir le tableau 4.1, p. 97–98).

Axe 2 : sujet du diagnostic

Le sujet du diagnostic désigne la population à qui s'applique le diagnostic infirmier. Les valeurs de l'axe 2 représentent la définition du « patient » pour NANDA-I.

- *Individu :* un être humain distinct des autres, une personne.
- *Aidant naturel :* un membre de la famille ou un aidant qui s'occupe régulièrement d'un enfant ou d'une personne malade, âgée ou handicapée.
- *Famille :* deux personnes ou plus ayant des liens continus et durables, conscientes de leurs obligations réciproques, percevant le sens des choses de la même façon et partageant certaines obligations envers les autres; elles peuvent être apparentées par le sang ou liées par choix.
- *Groupe :* un nombre de personnes qui ont des caractéristiques communes.
- *Collectivité :* un groupe de personnes vivant dans la même localité sous la même administration et comprenant, entre autres, des voisinages et des villes.

Axe 3 : jugement

Le jugement est un descripteur qui permet de circonscrire ou de spécifier le sens du cœur du diagnostic. Le cœur du diagnostic associé au jugement de l'infirmier(e) forme le diagnostic infirmier. Les valeurs de l'axe 3 sont reprises dans le tableau 4.2, p. 100–101.

Axe 4 : topologie

La topologie décrit les parties ou régions du corps ou leur fonction – tissus, organes, sites anatomiques ou structures. Pour la topologie de l'axe 4 consultez le tableau 4.3, p. 102.

Axe 5 : âge

L'âge fait référence à celui de la personne qui est le sujet du diagnostic (axe 2). Les valeurs de l'axe 5 ainsi que leur définition figurent ci-dessous.

La définition de la personne âgée est celle de l'Organisation mondiale de la santé (2013).

- **Fœtus** : un être humain à naître ayant plus de 8 semaines après la conception
- **Nouveau-né** : un enfant âgé de <28 jours
- **Petit enfant** : un enfant âgé de >28 jours et <1 an
- **Enfant** : personne âgée de 1 à 9 ans inclus
- **Adolescent** : personne âgée de 10 à 19 ans inclus
- **Adulte** : personne âgée de plus de 19 ans, sauf si la législation nationale définit une personne comme étant un adulte à un âge antérieur
- **Personne âgée** : une personne >65 ans

Axe 6 : temps

Le temps est la durée de l'épisode du diagnostic infirmier (axe 1). Les valeurs de l'axe 6 sont :

- *Aigu :* durée <3 mois
- *Chronique* : durée ≥3 mois
- *Continu :* ininterrompu, incessant
- *Intermittent :* cesse ou revient par intervalles, périodique, cyclique
- *Péri-opératoire :* survient lors de la période opératoire
- *Situationnel :* lié à un ensemble de circonstances dans lesquelles on se retrouve

Axe 7 : type de diagnostic

Le type de diagnostic se réfère à l'actualité ou à la potentialité du problème ou du syndrome, ou à la catégorisation comme diagnostic de promotion de la santé. Les valeurs de l'axe 7 sont : *Focalisé sur le problème, Promotion de la santé* et *Risque*.

Composantes d'un diagnostic

Titre

Le titre donne un nom au diagnostic. Il inclut au minimum le cœur du diagnostic (de l'axe 1) et le jugement infirmier (de l'axe 3). C'est une phrase ou un terme concis qui représente un ensemble d'indices en lien les uns avec les autres. Les titres des diagnostics peuvent être accompagnés de descripteurs.

Définition

La définition donne une description claire et précise du diagnostic; elle précise la signification et aide à différencier ce diagnostic d'autres diagnostics semblables.

Caractéristiques

Ce sont les indices observables ou les inférences regroupés constituant les manifestations d'un diagnostic infirmier focalisé sur le problème ou de promotion de la santé ou d'un syndrome. Cela ne concerne pas seulement les choses que l'infirmier(e) peut voir, mais aussi celles qui sont vues, entendues (par exemple le patient, la famille nous dit), touchées ou senties.

Facteurs de risque

Les facteurs de risque sont des facteurs environnementaux et des éléments physiologiques, psychologiques, génétiques ou chimiques qui augmentent la vulnérabilité d'un individu, d'une famille, d'un groupe ou d'une collectivité à un événement nuisible pour la santé. Seuls les diagnostics de type risque ont des facteurs de risque.

Facteurs favorisants

Des facteurs qui semblent montrer un certain type de relation avec le diagnostic infirmier. De tels facteurs peuvent être décrits comme antécédent à, associé à, relié à, contributif de ou déterminant. Seuls les diagnostics focalisés sur le problème ou les syndromes doivent avoir des facteurs favorisants ; les diagnostics de promotion de la santé peuvent avoir des facteurs favorisants s'ils contribuent à clarifier le diagnostic.

Définitions relatives à la Classification des diagnostics infirmiers

Classification

La classification est l'agencement systématique de phénomènes en groupes ou en classes, en fonction des caractéristiques communes de ces objets.

Niveau d'abstraction

Il s'agit des aspects concrets et/ou abstraits d'un concept.

- Les concepts très abstraits sont théoriques et ne peuvent pas être mesurés de façon directe. Ils sont définis par des concepts concrets dissociés de tout exemple spécifique et indépendants du temps et de l'espace, ayant des descripteurs plus généraux. Ils ne sont pas très utiles dans les milieux cliniques pour planifier les soins.

- Les concepts concrets sont observables et mesurables, limités dans le temps et l'espace. Ils constituent une catégorie spécifique, sont plus exclusifs, nomment une chose ou une classe de choses réelles, et sont par définition restreints. Ils peuvent être utiles pour planifier un traitement.

Nomenclature

Une nomenclature est un système ou un ensemble de termes ou de symboles spécifiques dans une science, une discipline ou un art particuliers. C'est une action, un processus ou une instance d'appellation (Merriam-Webster, 2009).

Taxonomie

Une taxonomie est la « classification particulière des plantes et des animaux en fonction de leur relation naturelle ». Le préfixe taxo- est dérivé de *taxon* – « le nom appliqué à un groupe taxonomique dans un système formel de nomenclature » (Merriam-Webster, 2009).

Références

Merriam-Webster, Inc. (2009). *Merriam-Webter's Collegiate Dictionnary* (11th ed). Springfield, MA : Author.

Oxford Dictionary On-Line, British and World Version. (2013). Oxford University Press. Disponible à l'adresse : http://www.oxforddictionaries.com/.

Pender, N. J., Murdaugh, C. L., & Parsons, M. A. (2006). *Health promotion in nursing practice*. (5th ed.). Upper Saddle River, NJ : Pearson Prentice-Hall.

World Health Organization (2013a). Health topics : Infant, newborn. Disponible à l'adresse : http://www.who.int/topics/infant_newborn/en/.

World Health Organization (2013b). Definition of key terms. Disponible à l'adresse : http://www.who.int/hiv/pub/guidelines/arv2013/intro/keyterms/en/.

Une invitation à devenir membre de NANDA International

Le pouvoir des mots est indéniable. Ils nous permettent de communiquer des idées et des expériences afin que d'autres puissent partager notre point de vue. Les diagnostics infirmiers sont des exemples d'une terminologie puissante et précise qui met en évidence et rend visible la contribution exceptionnelle des soins infirmiers à la santé mondiale. Les diagnostics infirmiers permettent de communiquer à nos patients, à nos collègues, aux membres d'autres disciplines et au public en général le jugement professionnel que les infirmier(e)s ont posé quotidiennement. Ils sont nos mots.

NANDA International : une organisation portée par ses membres

Notre vision

NANDA International, Inc. (NANDA-I) deviendra le moteur universel du développement et de l'utilisation d'une terminologie infirmière standardisée et contribuera ainsi à l'amélioration des soins de santé de l'ensemble de la population.

Notre mission

Favoriser le développement, l'amélioration, la diffusion et l'utilisation d'une terminologie standardisée des diagnostics infirmiers.

- Nous offrons, en tant que leader mondial, des diagnostics infirmiers fondés sur des données probantes pouvant être utilisés en pratique et déterminant les interventions et les résultats.
- Nous supportons la recherche grâce à la Fondation de NANDA-I.
- Nous sommes un réseau mondial d'infirmier(e)s dynamiques et engagé(e)s, valorisant l'amélioration de la qualité des soins infirmiers par une pratique fondée sur des données probantes.

Nos buts

L'implantation des diagnostics infirmiers met en valeur tous les aspects de la pratique des soins infirmiers, de la reconnaissance du respect professionnel à la rédaction précise d'une documentation appuyant le remboursement des services offerts.

NANDA International a pour objectif de développer, d'améliorer et de promouvoir une terminologie qui reflète précisément les jugements cliniques des infirmier(e)s. Cette perspective unique fondée sur des données probantes inclut les dimensions sociale, physiologique, psychologique et spirituelle des soins.

Notre histoire

NANDA International Inc., d'abord appelée North American Nursing Diagnosis Association (NANDA; en français ANADI), a été fondée en 1982 en remplacement du National Conference Group, un groupe de travail formé lors de la première conférence nationale sur la Classification des diagnostics infirmiers, qui s'est tenue à St-Louis, dans le Missouri, en 1973. Cette conférence et le groupe de travail qui en a résulté ont attisé l'intérêt sur le concept de standardisation d'une terminologie en soins infirmiers. En 2002, le nom de NANDA a été modifié en NANDA International afin de refléter l'intérêt grandissant, sur la scène mondiale, pour le développement d'une terminologie en soins infirmiers. Même si nous n'utilisons plus le nom de North American Nursing Diagnosis Association – et il n'est pas correct d'utiliser cette appellation à moins de faire référence à des éléments datant d'avant 2002 –, l'appellation correcte actuellement étant *North American Nursing Diagnosis Association International* (NANDA International), nous avons voulu maintenir NANDA dans notre nom comme label ou marque déposée en raison de sa reconnaissance internationale en tant que chef de file de la terminologie en soins infirmiers.

Jusqu'à cette édition, NANDA-I a approuvé 235 diagnostics à des fins de validation clinique et d'approfondissement. Un processus international dynamique de révision des diagnostics et de la classification approuve et actualise les termes et définitions pour identifier les réactions humaines.

NANDA-I a des groupes de travail au Brésil, en Colombie, en Équateur, au Mexique, au Nigéria–Ghana, au Pérou et au Portugal, de même qu'un groupe de langue allemande. Les autres pays, ou spécialités et/ou groupes linguistiques intéressés par la formation d'un groupe de travail doivent communiquer avec la directrice du bureau de NANDA-I à l'adresse suivante : execdir@nanda.org. NANDA-I a aussi des liens avec d'autres sociétés de terminologie en soins infirmiers dont la Japanese Society of Nursing Diagnosis (JSND), l'Association for Common European Nursing Diagnoses, Interventions and Outcomes (ACENDIO), l'Asociación Española de Nomenclatura, Taxonomia y Diagnóstico de Enfermeria (AENTDE), l'Association francophone européenne des diagnostics, interventions et résultats infirmiers (AFEDI), la

Classification des interventions en soins infirmiers (NIC) et la Classification des résultats de soins infirmiers (NOC).

Responsabilités de NANDA International

NANDA-I est une organisation portée par ses membres et engagée dans le développement de la terminologie des diagnostics infirmiers. Elle vise à fournir aux infirmier(e)s, de tout niveau et dans tous les champs d'exercice une terminologie en soins infirmiers standardisée pour :

- nommer les réactions réelles ou potentielles de la personne à des problèmes de santé et aux processus de vie ;
- développer, affiner et diffuser la terminologie fondée sur les données probantes qui représente les jugements cliniques effectués par les infirmier(e)s ;
- favoriser l'étude des phénomènes propres aux soins infirmiers et ainsi améliorer le soin au patient, la sécurité du patient et les résultats dont l'infirmier(e) a la responsabilité ;
- documenter les soins infirmiers et ainsi permettre le remboursement des services offerts ;
- contribuer au développement des systèmes informatiques et d'information standardisée permettant d'inclure la terminologie des soins infirmiers dans les dossiers de santé électroniques.

La terminologie des soins infirmiers est un élément clé pour définir l'avenir de la pratique infirmière et pour s'assurer que le savoir infirmier soit représenté dans le dossier du patient. NANDA International est le chef de file mondial dans cet effort. Rejoignez-nous et faites partie de ce processus passionnant.

Participation des membres

La participation des membres de NANDA-I est essentielle au développement et à l'avancée de la terminologie en soins infirmiers. Il existe plusieurs possibilités de participer à des comités qui se préoccupent du développement et de l'utilisation des diagnostics infirmiers de même que de la recherche. La participation peut s'étendre au plan international et permettre d'établir un réseau de communication avec des leaders en soins infirmiers.

Pourquoi devenir membre de NANDA International ?

Réseau professionnel

- Les relations professionnelles sont tissées en siégeant dans des comités, en assistant à nos diverses conférences et en participant aux débats dans les forums de discussion sur les diagnostics infirmiers, en figurant dans l'annuaire d'adhésion, en échangeant sur nos réseaux sociaux (par exemple Facebook, Twitter).

- Les NANDA-I Membership Network Groups mettent en communication les collègues d'un même pays, d'une même région, d'une même spécialité, ou qui parlent la même langue.
- Les contributions et les réalisations professionnelles sont reconnues par nos membres fondateurs, nos mentors, les prix de Contribution unique, et de l'éditeur. Les bourses de recherche sont offertes par la Fondation NANDA-I.
- Les membres sont identifiés par NANDA-I comme chefs de file en soins infirmiers ayant une expertise du langage standardisé en soins infirmiers dans les domaines de l'éducation, de l'administration, de la pratique clinique, de l'informatique et de la recherche.

Ressources

- Les membres reçoivent un abonnement gratuit à notre journal trimestriel l'*International Journal of Nursing Terminologies and Classifications* (IJNTC). L'IJNTC communique les efforts de développement et d'implantation du langage standardisé en soins infirmiers à travers le monde.
- Le site internet de NANDA-I offre des ressources sur le développement, l'amélioration, la soumission des diagnostics ainsi que sur les mises à jour de la Taxonomie de NANDA-I et un mode d'adhésion en ligne.

Avantages d'être membre

- Les membres reçoivent une réduction sur les tarifs des publications internes incluant les versions papier et électronique ainsi que les listes résumées de *NANDA-I Diagnostics infirmiers : définitions et classification*.
- Nous sommes partenaires d'organismes qui offrent des produits et services intéressants pour la collectivité des soins infirmiers. Nos membres peuvent en profiter à des prix avantageux. Des réductions sont appliquées à nos membres pour les conférences bisannuelles, et pour nos produits tels que des T-shirt et des sacs fourre-tout.
- Nos frais d'adhésion sont fondés sur la répartition géographique des pays par l'Organisation mondiale de la santé. Nous espérons que cela favorisera l'accroissement du nombre des personnes intéressées par le travail de NANDA-I pour participer à la vision future de l'organisation.

Comment devenir membre ?

Pour plus de renseignements et pour accéder à un formulaire d'adhésion en ligne, consulter www.nanda.org

Qui utilise la Taxonomie de NANDA International ?

La Taxonomie de NANDA International est :

- compatible avec l'International Standards Organisation (ISO) ;
- enregistrée avec Health Level 7 (HL7) ;
- répertoriée dans SNOMED-CT ;
- compatible avec l'Unified Medical Language System (UMLS) ;
- une terminologie reconnue par l'American Nurses' Association (ANA).

La Taxonomie de NANDA International est actuellement disponible en allemand, anglais, basque, chinois, espagnol (édition européenne et hispano-américaine), estonien, français, indonésien, islandais, italien, japonais, néerlandais, portugais, suédois et tchèque.

Pour plus de renseignements et pour faire une adhésion en ligne, consulter www.nanda.org.

Index

474757 – (II) – (3) – CMM90

Elsevier Masson S.A.S
65, rue Camille-Desmoulins
92442 Issy-les-Moulineaux Cedex
Dépôt Légal : janvier 2016

Composition : SPI

Imprimé en Pologne par Dimograf en mai 2017